LA ALEGRÍA Y LA SALUD

RUBEN DELAURO

LA ALEGRÍA Y LA SALUD

***

Con la colaboración de **MIRTHA MANNO**

***

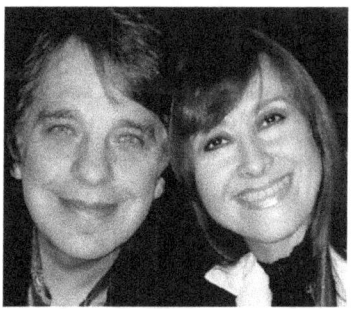

(Continuación de "La Risa y la Salud")

***

Colección NUEVA SALUD

Delauro, Rubén - Manno, Mirtha
La Alegría y la Salud
1ª.ed.- Buenos Aires: Nueva Risa Ediciones, 2016
255 p.; 22,5 x 15,5 cm.

ISBN: 9781790262632

1. Autoayuda. I. Título

Diseño de tapa: Rubén Delauro
Ilustraciones internas: Rubén Delauro (excepto las que se indican)
Ilustraciones internas en color: Valentín Delauro

Primera edición: Noviembre, 2018

LA FOTOCOPIA
MATA AL LIBRO
Y ES UN DELITO

Este libro está dedicado
a todos nuestros alumnos
y ex -alumnos…
a quienes asistieron a nuestros talleres
y encuentros…
a quienes coordinaron
presentaciones nuestras…
a quienes compartieron los viajes grupales…
en recuerdo de tantas vivencias.

PRÓLOGO

Este libro nació del desmembramiento de nuestro libro anterior: *"La Risa y la Salud"* (escrito con la colaboración de mi compañera de vida, **Mirtha Manno**, ahora autora de *"Telepatía entre planos"*). Hay aquí, por lo tanto, muchos temas que componían aquella primera edición y que, obviamente no están en la segunda edición corregida del libro sobre la risa.

Por otra parte, de aquel material inicial, varios temas pasaron a engrosar nuevos títulos que corresponden a lo que hemos llamado "Colección Nueva Salud": *"El Alma y la Salud"* (también autoría de Mirtha Manno), *"La Energía y la Salud"* (continuación del anterior)*, y "Los Maestros y la Salud"*. Igualmente, existe otro libro (aunque no corresponda a la colección) que es *"Sobre Jesús. Quien quiera oír que oiga"*.

Y, por supuesto, el muy especializado *"La Voz y la Lírica"*.

Hay también en este libro sobre la Alegría, muchos conceptos nuevos que intentan responder a las preguntas: ¿nos enferman los HMN (hábitos mentales negativos) como la tristeza (para hablar del polo opuesto a la alegría)? ¿nos sana o nos conserva la salud la alegría? ¿es nuestra mente un depósito personal de emociones, además de pensamientos? Sin duda, todos experimentamos que vivimos emocionados y pensando, aunque por mucho tiempo se consideró que la emoción y el pensamiento eran cosas distintas o al menos separadas.

¿Y el habla, convertida en lenguaje, interactúa con lo que pensamos y sentimos?...

Anticipamos que así es.

Y, por último, ¿cuáles son las diferencias sustanciales entre dos EP (emociones positivas), o conceptos, que las personas confunden mucho: la felicidad y la alegría?

Para dar un buen y alegre inicio, repetimos una parte del Prólogo de *Memorias de un amante sarnoso*, escrito por Groucho Marx: "Escribí este libro durante las interminables horas que empleé esperando a que mi mujer acabara de vestirse para salir. Si hubiera andado siempre desnuda, nunca habría tenido la oportunidad de escribirlo".

Rubén Delauro – Mirtha Manno
Buenos Aires, Argentina, 2016

CONCEPTOS INTRODUCTORIOS

1

LA MENTE ¡QUE NEGACION!

Lo que provoca la infelicidad emocional no
es tanto lo que sucede como lo que nos
decimos a nosotros mismos que sucedió.
ALBERT ELLIS

¿Será un buen comienzo empezar un libro sobre la Alegría, continuación de nuestro libro anterior sobre la Risa (11)*, desarrollando los aspectos negativos de nuestra mente? Bueno, creemos que es **El comienzo**. Lo que ocurre es que usted se está introduciendo en el mundo más insólito y difícil de explicar: ¡*usted*!

Tenga confianza, es necesario saber reconocer cómo es y cómo funciona en nosotros la maquinaria de la negatividad. También cuáles son los factores externos que pueden provocarla. De esta manera, estaremos mejor preparados para hacerle frente, para producir el cambio, para advertir el momento en que comienza el alivio de alternar con lo positivo hasta que logramos instalarlo en nuestras vidas.

En esta primera parte del libro que ya levantó el telón, se va a encontrar con mucha información "entrecruzada". Anímese... ¡el resto del libro es igual!

Cuando se trata de aprender un conocimiento diferente como el que se propone en este libro (que es el resultado de varios años de seminarios, talleres y cursos), hay quienes pretenden probarlo algunas veces y que luego se convierta, instantáneamente, en parte de su naturaleza. Como si la propuesta fuese realmente "mágica". Y no es así. Se necesita aplicar la misma disciplina rígida que se aplicó --la mayoría de las veces sin darse cuenta-- para aprender a pensar, hablar y actuar de forma autofrustrante.

No haga usted como ocurre en muchas personas que cuando conocen un método o comienzan a estudiar una disciplina, no practican los ejercicios, no hacen las tareas, es decir no lo incorporan a sus vidas y, obviamente, no

---

* *Este número al lado de algunos nombres de autores remite a la referencia*
  Bibliográfica.

11

obtienen resultados, por lo cual abandonan. Lo más lamentable es que salen a comentar que dicho método "no sirve". Cualquier sistema de enseñanza requiere "comprometerse" con las técnicas, y si el método ha sido coherente y honestamente construido y posee un importante conocimiento, *sólo la práctica producirá cambios y resultados positivos.*

1. Actos reflejos y hábitos

Un "acto reflejo" es una *respuesta a un estímulo de manera involuntaria*, es decir sin que intervenga la consciencia, o sea sin ningún esfuerzo voluntario. Los llaman reflejos *incondicionados.*

Es el típico ejemplo del tendón rotuliano, cuando "salta" nuestra pierna al ser golpeada la rodilla con un martillito de goma por parte del médico. También el caso fisiológico de nuestro estómago cuando, solito, segrega jugos gástricos al oler nosotros el aroma de la comida. Hay actos reflejos incondicionados que están incorporados en el ser humano desde el momento del nacimiento y allí podemos hablar de *instinto.* El más notorio es el de *succión,* además, única posibilidad de supervivencia. También, por ejemplo, cerrar los ojos ante la luz intensa, o estremecerse ante un ruido fuerte o encoger un miembro cuando se lo pincha, se lo pellizca o se le hace cosquillas.

Pero al reflejo incondicionado (el caso del instinto de succión), se lo puede ir *condicionando*, por la reiteración de una conducta, como lo hacen notar Calleja y Aguilar (5), y pasar a ser un *acto reflejo condicionado*: es el caso del bebé acostumbrado a succionar el seno de su madre y no el biberón, o a la inversa, si se lo "acostumbra" al biberón, no tendrá ninguna reacción cuando se le acerque el pezón. O si no hubiéramos "aprendido" a comer con cubiertos, el instinto nos haría usar las manos, como lo hacían los hombres primitivos, es genético.

Por lo tanto, el reflejo incondicionado y el instinto es igual en todos los seres humanos, en cambio, los reflejos *condicionados* dependen de la *conducta asumida,* y aquí nos acercamos a los *hábitos.* Un **hábito** es individual, personal, adquirido por medio de la *reiteración de una conducta,* consciente o subconsciente, o por medio del *aprendizaje.*

Los hábitos representan la verdadera causa de la condición económica, social, profesional, laboral, familiar y espiritual de cada hombre y mujer. Estamos donde estamos y somos lo que somos a causa de nuestros hábitos. Y también podemos estar donde deseamos únicamente si desarrollamos y mantenemos *hábitos voluntarios positivos.* Claro que existen hábitos **físicos** (que pueden ser "buenos o saludables" y "perniciosos o enfermantes") y hábitos **mentales**.

Cuando hablamos de hábitos mentales se ha distinguido desde ya hace mucho tiempo entre *negativos* y *positivos,* y la poderosa influencia que sobre nuestro psiquismo primero, y sobre nuestro cuerpo después, tienen por igual unos y otros. A los positivos nosotros los llamamos **EP: emociones positivas**. Con referencia a los negativos los llamamos **HMN: hábitos mentales negativos**, y de ellos nos ocupamos ahora.

Habitualmente se dividen los hábitos en *físicos* y *mentales*. A los primeros se los subdivide en *buenos* y *malos*, y a los segundos en *positivos* y *negativos*. De lo último, hábitos mentales negativos, surgen lo que hemos dado en llamar HMN.

En el siguiente cuadro sinóptico, se visualiza claramente de dónde aparece nuestra sigla.

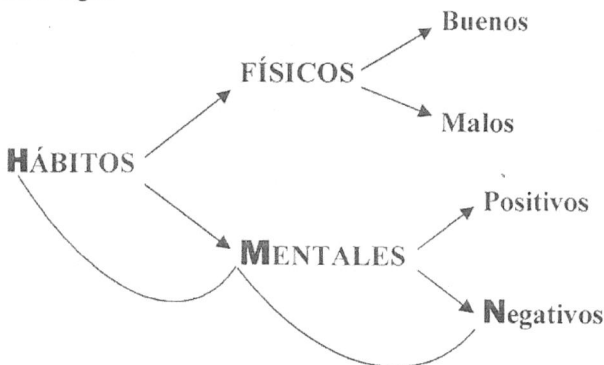

Nos interesa dejar en claro que vivenciar emociones o sentimientos de los llamados "negativos" es perfectamente normal y muchas veces necesario en el transcurrir de nuestra vida. Si nos ocurre algo triste, tenemos derecho a nuestra "cuota" de tristeza, si alguna circunstancia nos preocupa, tenemos derecho a una cierta preocupación, si alguien "nos saca de las casillas" es normal que evidenciemos mal humor, etc.

Lo que es necesario advertir es si continuamos, en especial pasado un tiempo desde el acontecimiento, vivenciando dichas emociones, pues allí si comienzan a convertirse en **hábitos**, y permanecemos todo el tiempo tristes, o preocupados o malhumorados.

Ahora bien, para nosotros un HMN es la **combinación** de varios aspectos: pensamientos negativos + emociones negativas + imágenes o recuerdos negativos + lenguaje negativo. Con esto queremos decir que no

13

solo es "mental".

Una persona es aquello en lo que sus hábitos lo convierten. Pero podemos elegirlos, podemos desarrollar los más positivos. ¿Cómo? Igual que como adquirimos los indeseables: a través de la *repetición de una conducta determinada*. "Siembra una conducta y cosecharás un hábito; siembra un hábito y cosecharás un carácter; siembra un carácter y cosecharás un destino", aseguraba William James, el padre de la psicología moderna.

Se es realmente inteligente --asegura Wayne Dyer (14)-- según como se escoja sentirse al enfrentarse con las circunstancias de la vida, desde las muy difíciles hasta las más cotidianas. Las dificultades de la vida son muy parecidas para todos: conflictos, dinero, vejez, desamor, enfermedades, muerte, accidentes, etc. Pero mientras algunas personas logran evitar el desaliento o la frustración que lleva a la germinación de algún HMN al enfrentarse con estos hechos, hay otros que se desploman y caen en la inacción.

Piense ahora: ¿cuántos HMN se anima a reconocer en el amplio espectro de la conciencia humana? ¿Puede hacer una *lista*?

¡Que pronto le estamos pidiendo que trabaje! Y bien, así es. Pero no se desanime, ni se moleste, es muy poquito lo que deberá trabajar durante la lectura de este libro. Por lo tanto, deje, por favor, el libro a un costado. Tome un papel y un lápiz y empiece a escribir qué HMN reconoce en usted o en otras personas, o en el ser humano en su totalidad.

El poder radica en la acción. Reconozca desde el comienzo que todos los obstáculos cederán ante su voluntad y ante su empuje, es decir que nada se puede obtener por nada. El Universo no opera de ese modo. No piense que dejar el libro, tomar una hoja y una lapicera, ponerse a pensar y a escribir es una pérdida de tiempo. Usted se está entrenando. Si estuviera en nuestros cursos también debería hacerlo. Complete este primer trabajo tal como se lo solicitamos. Anímese. Se llevará una sorpresa. Dedique, por lo menos, 10 minutos a pensar y escribir con su respectivo nombre cada uno de los HMN.

Nosotros le ayudamos con uno, muy generalizado en la segunda mitad de este siglo, y que unos párrafos más arriba lo mencionamos: la *depresión*. Bueno, también mencionamos otro, mucho más antiguo, casi que nació con el ser humano: el *miedo*. Tenga en cuenta que no debe considerar estados morbosos o patológicos más propios de la clínica psicoterapéutica que de la vida cotidiana. Sólo son estados de ánimo que responden a cierta "normalidad" del diario vivir. También cuídese de no incluir sinónimos. Lo que puede agregar son los "siete pecados capitales" (¿los recuerda?).

Adelante, haga la lista y luego siga leyendo.

¿Terminó la lista? Gracias. El objetivo de confeccionar una lista de HMN es para que usted los reúna y los pueda apreciar en conjunto.

Nos vamos a introducir --una vez más-- en el insondable mundo de las emociones, sobre el tema, hay un ejemplo muy lindo que da Laura Esquivel (15): "...cuando estás deprimido se te encoge el corazón, no impulsa a la sangre igual; cuando estás enamorado el sistema inmunológico mejora, hay luz en los ojos. Hay una forma de reaccionar del cuerpo sana y otra enferma. ¿Cómo nos influye la alegría y la tristeza? Si tomamos en cuenta que el cerebro funciona mejor con una correcta irrigación sanguínea, que el encargado de sostenerla es el corazón y que el funcionamiento del corazón está determinado en gran parte por las emociones: no late de la misma manera un corazón triste que uno alegre, y por lo tanto, no envía al cerebro la misma cantidad de sangre...y sabemos los trastornos de todo tipo que puede traer un cerebro con insuficiente irrigación sanguínea..."

Veamos seguidamente algunos de los HMN más típicos en el ser humano.

2. El miedo

El miedo parece estar en la raíz de todo sentimiento humano y hasta de todo intelecto humano, ya lo dijo Balzac: "cuanto más inteligente el hombre, más de qué preocuparse", o ¿más de qué temer? Sin embargo, también sentía miedo el hombre primitivo, cuya inteligencia era casi nula. Temía a la oscuridad de la noche, temía ante la aparición en el negro firmamento de una inexplicable bola redonda de luz blanca. Teme el niño cuando no encuentra *explicación* a ciertas situaciones, también teme el adulto ante circunstancias parecidas a las que asustan al niño.

Entonces ¿que es el miedo? En primer lugar, como dice el maestro Maitreya (45) es una *vibración* --una vibración negativa-- que deviene de entender mal la vida y sus propósitos.

Tal vez allí radica el sustrato del miedo; no pasa por el poco o mucho intelecto, sino por el desconocimiento y la no aceptación del verdadero fin que debe perseguir el ser humano: su *desapego* y la consiguiente *evolución* de su alma.

En segundo lugar, el miedo es una mala costumbre, un HMN verdadero. Muchas de las experiencias repetitivas de la humanidad --continúa Maitreya-- han sido indeseables; por lo tanto, conscientes de que el así llamado "mal" puede volver a acontecerles, los seres humanos están *temerosos*, no solo de su presente, sino también de su futuro; se preguntan si tendrán éxito y si serán capaces de retenerlo una vez que éste sea concedido o logrado. Éxito en todas las facetas de la vida: la salud, la pareja, los hijos, la profesión, el trabajo, los bienes materiales y mentales, etc. "El recuerdo de los fracasos pasados, pues, mantiene vivos los registros del miedo en el presente".

La humanidad, dice Napoleón Hill (26), está frenada desde miles de años atrás, porque es muy poco lo que se ha hecho para conseguir el control de los impulsos que corren desatados por el mundo. Ha sido, y sigue siendo, mucho más fácil dejar que las cosas vayan al azar, que desarrollar la voluntad necesaria para dirigirlas. La línea divisoria entre el éxito y el fracaso se encuentra en la etapa en que se cesa de ir a la deriva sin objetivo: donde empieza la claridad de propósito, sobre todo, el *propósito de vida*.

Si escucha o atiende a sus miedos --nos aclara Horacio M. Valsecia (64)-- es probable que usted no salga de su casa, aferrándose a las mismas personas de siempre, con temor a perder su trabajo o a no ganar lo suficiente. El miedo paraliza y lleva a vivir en lo que se llama "zona de confort" o "de lo ya conocido": hablando lo mismo con la misma gente, frecuentando los escasos mismos lugares, comiendo el mismo tipo de comida, etc. Cuando se siente miedo de o por algo, la persona está utilizando todas las técnicas en *forma negativa*: **pronuncia** las palabras que describen su miedo; **visualiza** con claridad lo que podría pasarle y **siente** en su cuerpo todas las reacciones que el miedo produce.

De esta manera, la manifestación de aquello que se teme se realizará con mucha facilidad. Un caso muy notable es el de las personas que más le temen a los robos: ¡son las que terminan siendo asaltadas!

Cuando éramos niños, el miedo nos daba los límites de lo que debíamos o no hacer. De adultos el miedo inmoviliza. Ya no se trata de cruzar o no una calle, o de poner los dedos en el enchufe, ahora la decisión de "hacer o no hacer" es más trascendente: está involucrada "mi" vida, "mi" futuro, "mi" salud, el destino de "mis" seres queridos.

Poco a poco van aumentando este número de miedos y aparecen respuestas de *pánico* muy superiores al estímulo que lo provoca. Así es como se forman las *fobias* (claustrofobia, agorafobia, etc.), y son estas reacciones desmedidas de *angustia* (pánico a los ascensores, a las muchedumbres, a salir a la calle, etc.) las que deben ser tratadas.

El miedo nos lleva a la *inacción*, todos alguna o muchas veces lo hemos sentido y reconocemos cuánto nos empequeñece y disminuye. El miedo sólo nos devuelve aquello de lo que deseamos deshacernos.

16

Cuanto más tiempo mantenemos vigentes nuestros temores, más nos inmovilizan. Con el tiempo, un creciente número de pensamientos-creencias negativos mantienen su dominio apoyándose mutuamente entre sí. Es un proceso vicioso cada vez más difícil de detener. Y... ¿a qué tememos?

Tememos a la **pobreza** en medio de una superabundancia de riquezas provenientes de la Naturaleza, de bienes materiales, mentales y espirituales, de muchísimo conocimiento a nuestro alcance, de la presencia y la compañía de seres queridos.

Tememos a la **mala salud** a pesar del ingenioso sistema con que un poder superior ha provisto al cuerpo y mediante el cual es automáticamente mantenido, reparado y conservado en funcionamiento.

Tememos la **pérdida del amor** de amigos y familiares, aunque conscientemente y subconscientemente sabemos muy bien que nuestra propia actitud, la gran mayoría de las veces, es suficiente para retenerlo.

Tememos la **desocupación** o la falta de trabajo cuando el mundo entero necesita de más y más seres humanos que ocupen sus puestos y cumplan sus funciones. La oferta sigue siendo mayor que la demanda.

Tememos la **vejez**, cuando deberíamos aceptarla y gozarla como una etapa de mayor comprensión y sabiduría. Y tememos a la **muerte**, a pesar de que es inevitable y es el paso obligado.

"Los temores y limitaciones más graves son los que uno se impone a sí mismo", dice Anthony Robbins. El swami Satchidananda, citado por Deepak Chopra, dice: "Si nos damos cuenta de que no somos solamente un individuo, sino que somos una parte de todo el universo, no le tendremos miedo a nadie. Un hombre que no teme, vive siempre; *un hombre que teme, muere cada día, cada minuto*".

La vida necesita inmenso valor. Los cobardes simplemente existen, no viven. Viven en una clase de paranoia, tienen miedo de todo; y no solamente de cosas reales, sino también de cosas irreales. Le tienen miedo al infierno, a los fantasmas, a Dios. Tienen miedo de mil y una cosas que ellos mismos u otros como ellos, se han imaginado. Es tanto el miedo que vivir se hace imposible. Sólo los valientes pueden vivir. A pesar de todos los miedos, uno debe empezar a vivir.

El primer paso para aprender a vivir, es el **valor**. ¿Y por qué se necesita valor para vivir? Pues porque la vida es inseguridad. Si usted le da demasiada importancia a la seguridad, a la estabilidad, permanecerá confinado en un pequeño rincón, casi en una prisión fabricada por usted mismo. Será segura, pero no tendrá vida. Será segura pero no tendrá ni aventura, ni éxtasis. ¡La vida consiste en explorar, en ir hacia lo desconocido, en alcanzar las estrellas!

Sea valiente y sacrifíquelo todo por la vida; nada vale más que ella. No sacrifique su vida por pequeñas cosas: dinero, seguridad, estabilidad. Nada de eso tiene valor. Uno tiene que vivir su propia vida tan totalmente como le sea posible; entonces, la **alegría** se manifiesta. Aquellos que quieren vivir realmente tienen que afrontar muchos riesgos. Tienen que adentrarse más y más en lo desconocido. Tienen que aprender una de las lecciones más fundamentales: que no existe hogar, que la vida es un peregrinaje sin principio ni fin. Sí, hay lugares donde se puede descansar, pero son simplemente para pasar la noche y a la mañana siguiente habría que irse de nuevo. La vida es un continuo movimiento, nunca llega a ningún final. Por eso la vida es eterna.

Claro que el temor es bueno en algunas circunstancias. De no ser por el temor al agua, por ejemplo, muchos niños o adultos que no saben nadar, se ahogarían. Muchas veces, el temor nos acerca a la precaución, a la prevención, y como decía nuestra abuelita inmigrante con toda esa filosofía "hogareña": *el que se cuidó se salvó.*

Pero todavía hay más. Este miedo --prosigue Maitreya-- es la ansiedad y la incertidumbre que surgen desde lo profundo de las entrañas de la *consciencia* humana en el momento en que ésta se separa de Dios. De este temor se deriva toda forma oscura, toda manía y toda influencia maligna, de las que la raza humana es la heredera. Por esta falta de sintonía con lo espiritual, los humanos estamos en una *vibración inferior*, con conceptos ensombrecidos, ideas lóbregas y llenas de autocompasión.

Finalmente, pregunta Maitreya: ¿que es, entonces, lo que tenemos que temer, excepto el *miedo mismo?*

3. Culpa y preocupación

Hemos optado --al igual que otros autores-- por poner juntos estos dos HMN, porque los consideramos muy interrelacionados.

Sostiene Wayne W. Dyer que, a lo largo de la vida, las dos emociones más inútiles son la **culpabilidad** por lo que se ha hecho o ha ocurrido y la **preocupación** por lo que se podría hacer o podría ocurrir, y que, en realidad pueden ser vistas como los extremos opuestos de lo que él llamó "zonas erróneas". Y lo ejemplifica de la siguiente manera:

$$\text{PASADO} \longleftarrow \text{PRESENTE} \longrightarrow \text{FUTURO}$$

PASADO	PRESENTE	FUTURO
Culpabilidad		**Preocupación**

La culpabilidad quiere decir que se despilfarran los momentos presentes al estar *inmovilizado* por un acontecimiento que ya pasó. No existe culpabilidad, por más grave que sea, que pueda cambiar la historia. En tanto la preocupación también inmoviliza en el presente por algo que está en el futuro, que *tal vez pueda ocurrir*, y sobre lo cual no se tiene ningún control. Ambas emociones influyen sobre el momento actual, produciendo una inmovilización, o *inacción*. Y lo que es peor, hay personas que se sienten culpables por *algo que aún no ha sucedido*, con lo cual agregan preocupación a la culpa.

La culpa

Dyer distingue dos tipos de culpa: la **residual** y la **autoimpuesta**.

La primera, es una reacción a normas que nos fueron impuestas en la crianza y la educación. Por ejemplo, "nosotros, que tanto nos hemos sacrificado por tí": los *padres*, que nos hacen recordar los momentos difíciles cuando sacrificaron su propia felicidad por la nuestra. O que enfermaron por nuestras actitudes o comportamientos: "has hecho que me suba la presión", "me estás matando" o "provocarás un ataque a mi corazón". De igual manera lo relacionado a nuestros comportamientos: "¿no te da vergüenza ser tan mal hijo?" o "¿tan mala alumna?".

La segunda, es el resultado de esforzarse por vivir a la altura de normas autoimpuestas y de las cuales muchas ni siquiera nos satisfacen: haber reñido con alguien y luego detestarse por haberlo hecho; o sentirse emocionalmente nulo por haberse ido sin pagar en un comercio; no haber asistido a la iglesia; o haber dicho algo indebido o haber cedido al impulso de comer una gran cantidad de helado.

La causa de la culpa en el momento presente que vivimos es *no aceptar en uno mismo* algunos pensamientos, actitudes y comportamientos que hemos elegido y que sabemos que le pueden afectar a *cierta* gente (padres, jefe, compañeros de trabajo, vecinos, pareja) que por supuesto, no los van a aprobar (¿o solo *creemos* que no los van a aprobar?). Cuando se logre no necesitar aprobación de los demás, desaparecerá la culpa.

O provocar la culpa en los demás, como el "si tú me quisieras" o "yo no te voy a hablar, así vas a aprender" o "ni te me acerques ¿cómo pretendes que te quiera después de lo que has hecho?" o apelando a los resentimientos, los silencios pronunciados y las miradas doloridas.

Por otra parte, la culpa genera el fenómeno de **proyección**: es más fácil encontrar al "culpable" fuera de nosotros. Cada uno tiene el perfecto culpable de su propia infelicidad: su pareja, alguno de sus padres, sus hijos, su jefe, sus amigos, sus vecinos, su hogar, sus tareas, su trabajo, su profesión; si eso no alcanza, se culpa a "la mala suerte", a la economía del país, al presidente de turno, a la religión y hasta al clima. Muchos creen que si determinada situación que los aqueja fuera diferente, vivirían mejor.

En esto radica el gran engaño de la proyección. Cuando se proyecta la culpa hacia fuera se perpetúa la supremacía del ego. Claro que si la culpa se *introyecta*, como hemos visto, genera --al igual que la mayoría de los HMN-- inmovilización y frustración; es común que la persona se vuelva muy perfeccionista y estructurada. Y en realidad, fuera de lo *ilusorio* que nuestra mente consciente (a través del ego) nos presenta la vida, pocas veces existen verdaderos culpables. Más aún, pocas veces somos nosotros mismos realmente culpables.

Lo explica claramente Horacio M. Valsecia cuando dice: "cada uno de nosotros está haciendo lo mejor que puede, de acuerdo con su grado de cultura y consciencia. Cuando nos equivocamos es porque no sabemos hacerlo mejor. Si retrocediéramos en el tiempo hasta el momento justo en que cometimos un gran error diez años atrás, volveríamos a hacer lo mismo, porque ése era nuestro estado de consciencia. Siempre hacemos lo que creemos es mejor en cada momento, aunque estemos totalmente equivocados". Se dice que uno de los aspectos más importantes para la disminución del *karma* (ley impersonal), es el del reconocimiento de la proyección que hacemos hacia los demás: sólo hemos cometido errores, que debemos reparar corrigiendo nuestra *percepción* de todas las cosas de la vida.

Claro que el "sentimiento de culpabilidad" es **positivo** en algunas circunstancias. Por ejemplo, la persona que no lo experimenta tras haber cometido una mala acción es a menudo incapaz de distinguir entre el bien y el mal... o no se lo han enseñado. En todos los casos en que a alguien se le ha enseñado un determinado código moral, ético o social, es bueno que experimente un sentimiento de culpabilidad cuando lo transgrede.

El **egoísmo** es un sentimiento que nos lleva a la culpa cuando nos comportamos egoístamente. Y eso también es bueno ya que nos hace pensarlo bien cuando surge la ocasión entre complacernos a nosotros o complacer a alguien que se lo merece o lo necesita. Algunos pueden sentirse culpables al constatar cuánto han recibido sin ofrecer nada a cambio. Este sería otro aspecto para aceptar un sentimiento de culpabilidad "sano".

Las religiones suelen convertirse en el origen de muchas culpas, sobre todo cuando predican que primero hay que sufrir para después morir, cuando se basan en un Dios iracundo y castigador y no en un Dios que es todo amor, comprensión, perdón y misericordia. El concepto insalvable e insoslayable de "pecado" y su inevitable y necesario castigo con fuegos infernales. ¡Qué susto! Además, muchas religiones suelen decirnos a quién debemos amar, cómo debemos hacerlo, quién es digno de amar y quién es indigno de merecerlo.

¿Y la preocupación?

Sólo queremos o nos gustan los hechos que justifican nuestros actos, los hechos que encajan en nuestro modo de pensar y nuestros deseos y sirven de apoyo a nuestros juicios preconcebidos. En cuanto aparecen situaciones que no son, o que creemos que *no van a ser* como a nosotros nos gusta (o *nos gustaría que fuesen*) aparece la preocupación (relea este párrafo).

Una aclaración respecto del criterio de descomponer la expresión "preocupación" para explicar el concepto.

La gran mayoría separa "pre-ocupación"/"pre-*ocuparse*", diciendo que equivale a *"ocuparse anticipadamente"*. Pues bien, a nuestro entender es un error, ya que si **me ocupo** (aunque sea anticipadamente), estoy **entrando en acción**, por lo cual no debería aparecer la "preocupación". ¿Cómo deberíamos, entonces, definir a la "preocupación? Veamos.

Herbert E. Hawkes, citado por Dale Carnegie, atribuía la preocupación a la **confusión** de las personas al **intentar tomar *decisiones* sin el conocimiento ni el análisis suficiente** sobre el problema que los preocupa. Esto lleva a la gente a los derrumbamientos nerviosos y a situaciones insoportables como el dar una y mil vueltas al no llegar a la decisión más conveniente. Cuando se arriba a una decisión y *se pone en práctica*, sin vacilar, sin engendrar dudas ni detenerse en nuevas reflexiones, desaparecerá el estado de preocupación.

¿En que se diferencian --pregunta Carnegie (6)-- la **inquietud** de la *preocupación*?

Por ejemplo, cruzar una gran avenida atestada de tránsito nos produce inquietud pero no preocupación. La inquietud significa comprender los problemas y tomar con cierta calma las medidas para solucionarlos. La preocupación, es dar vueltas enloquecedoras e inútiles a un asunto.

Un día, cuando contaba con siete años de edad, nos dijo nuestro hijo Valentín: "papis, no se preocupen porque todo es de Dios". Con lo que nos quiso decir que nada es nuestro: ni la vida, ni la salud, ni la profesión u oficio, ni la pareja, ni los hijos, ni el auto, ni el piso, ni las deudas... Todo nos ha sido "prestado" durante un *tiempo* para continuar nuestro aprendizaje evolutivo. Ni siquiera el tan mentado "tiempo" nos pertenece, y eso que se dice que "el tiempo es oro" ("¡que bueno sería poder apresarlo y depositarlo en un banco!", decía mi abuelita inmigrante italiana).

Y es el "tiempo", y sobre todo lo que nos parece su "falta", lo que muchas veces nos trae preocupación. Efectivamente, el tiempo, al menos en este plano de tercera dimensión --mundo físico-- en el que vivimos, es un bien escaso. En la sociedad occidental todos vamos de prisa y pendientes de las agujas del reloj (invento del hombre para medir el tiempo). La agenda de la mayoría de las personas está repleta de reuniones, encuentros, obligaciones laborales y familiares. Hasta los niños tienen el tiempo cronometrado: al salir de las escuelas, les espera un alud de actividades complementarias, porque esta sociedad hipercompetitiva obliga a formarse cada vez más y "aprovechar" el tiempo al segundo.

Un padre obsesionado por su trabajo difícilmente estará atento a las dificultades de su hijo adolescente. Una madre que no se detiene a ver crecer a su hija, difícilmente encontrará tiempo para descubrir el problema y saber por qué cada noche llora sola, en su habitación... No saber detenernos hace que nos cueste meditar y reflexionar. Y claro, cómo lograrlo si nos cuesta estar quietos, en silencio. Cómo encontrar el famoso espacio de "tiempo libre". De esta manera ¿cómo combatir el desasosiego y la preocupación?

Lo más importante es saber y aceptar que el ¡noventa por ciento! de las cosas que nos preocupan y amargan la existencia **no suceden nunca**. Recapacite: ¿el paso del tiempo, numerosísimas veces, no le ha demostrado que aquello que le preocupó, le hizo temer, le trajo tristeza de sólo pensar qué haría o qué sería de usted o de algún ser querido cuando ocurriera, *no ocurrió o no sucedió de la manera tan dramática como imaginó que iba a ocurrir*?

¿Cómo se siente *ahora* respecto de algo que mucho le preocupó hace un tiempo atrás? (haga una pausa y piense un poco, por favor). "Recuerde que hoy es el mañana que le preocupó ayer", afirma con mucha lucidez Dale Carnegie.

El maestro Jesucristo lo ejemplificó maravillosamente cuando dijo: "No os inquietéis diciendo: *¿qué comeremos?* o *¿qué beberemos?* o *¿cómo vestiremos?*... no os inquietéis por el día de mañana, que el mañana traerá su inquietud. A cada día le basta su afán".

Es estúpido e insensato preocuparse por acontecimientos que no han sucedido, o que están fuera de nuestro dominio, y que tal vez no sucedan nunca. ¿Que certeza tiene usted que ésto que le preocupa hoy ha de suceder

22

necesariamente? De aquí el dicho popular: "no te *pre-ocupes*, sólo *ocúpate*". O el oriental: "si las cosas no tienen solución *¿por qué te preocupas?*, y si las cosas tienen solución *¿de qué te preocupas?*".

Dice con humor el sacerdote Ballarín, citado en el libro de Eduard Romero (48), que el mono desciende del hombre, porque hace muchos años, los hombres dejaron de pensar, de reflexionar, de detenerse y estar quietos para meditar, y les salió cola. Y se convirtieron en monos, saltando y brincando de rama en rama.

El maestro Sai Baba dice que la mente del hombre es como un mono loco, salta por las ramas del "árbol de los deseos". Nuestra mente es más caprichosa que un mono. Salta de un pensamiento a otro, va de deseo en deseo, pasa de una preocupación a otra, crea una maraña que finalmente nos atrapa. Las situaciones que vivimos y que son creadas por nosotros mismos, son el *cuello de botella* que nos atrapa.

Cada vez está más aceptado por la medicina tradicional de occidente, lo que siempre supieron las más variadas líneas orientales de pensamiento: que la preocupación es la "madre" de casi todas las enfermedades, psíquicas y físicas. Y sin necesidad de contraer alguna severa enfermedad, basta con observar los cambios físicos "externos" que se producen en las personas con preocupación constante: un ceño fruncido permanente, las mandíbulas apretadas y el rostro lleno de profundos surcos y arrugas, oscuras ojeras, rápido y prematuro encanecimiento de los cabellos o la caída de los mismos, manchas, erupciones y granos en el cutis, flaccidez muscular, pérdida de una buena postura corporal y halitosis (mal aliento).

Reflexione: si está con demasiada preocupación por lo que va a pasar no podrá vivir ni disfrutar lo que está pasando.

4. La tristeza

Para Raimon Samsó, la tristeza es el *peor sentir que el corazón admite*. La tristeza es una contradicción al carácter sagrado del alma y la *negación del amor* en el corazón (50). Nada ni nadie pretende que llevemos una vida de dolor, sufrimiento y desánimo. Ningún Dios ha creado la tristeza. Es una actitud errónea del ser humano, que nace de una idea equivocada. Una creación y confusión de la mente humana.

Si usted permanece triste demasiado tiempo es que el criterio de su personalidad confundida prevalece sobre el de la intención de su corazón. La *insatisfacción* --y allí radica el centro de la tristeza-- de la personalidad confundida, arrastra a las personas a una búsqueda crónica e interminable de satisfacción. Muchas veces relacionada con el dinero y la tecnología exhuberante que una sociedad de consumo nos la presenta como "imprescindible" para una "mejor calidad de vida". Y nuestro ego intenta hacer encajar al mundo en nuestra interminable lista de *deseos*.

El aburrimiento es un gran comienzo

He descubierto que estoy aburrido de mí mismo... Siento que no tengo vitalidad....

El ser humano es el único animal que siente aburrimiento. Y eso ocurre porque usted está viviendo con esquemas **sin** vida ya que le fueron dados o inculcados por otros. Es necesario comenzar a vivir los propios esquemas, comience a vivir por usted mismo.

¿Cómo sentir mayor vitalidad? Cuando usted empieza a hacer lo que realmente quiere y siente que debe hacer.

Vincent Van Gogh era inmensamente feliz solamente pintando. No vendió ni un sólo cuadro, nadie lo apreció, pasó inadvertido; casi se moría porque su hermano sólo le daba una pequeña cantidad de dinero para que por lo menos pudiera sobrevivir. Durante cuatro días por semana ayunaba y tres comía. Tenía que ayunar esos cuatro días porque, ¿de dónde sino iba a sacar para pagar sus lienzos, pinturas y pinceles? Pero, él era inmensamente feliz, su sangre fluía.

Murió cuando tenía sólo treinta y tres años. Se suicidó; pero sólo cuando hubo pintado lo que quería pintar. El día en que terminó un cuadro del atardecer --que había sido su más ferviente deseo-- escribió una carta diciendo: "Mi trabajo está terminado, estoy satisfecho. Dejo este mundo inmensamente contento".

Dice Osho que para que un loto se convierta en loto, tiene que arrastrarse por el lodo: este lodo es el mundo. Un monje que ha escapado del lodo, nunca llegará a ser un loto. Es como si una semilla de loto tuviera miedo de caerse en el lodo, como si su ego, dijera: "¡Soy una semilla de loto y no puedo caer en el lodo!" Pero de esta manera permanece como semilla; nunca florecerá como un loto. Si quiere florecer como un loto, tiene que sumergirse en el lodo, tiene que vivir esta contradicción. Sin esta contradicción, sin vivir en el lodo, no hay más allá.

La tristeza tiene su propia belleza, pero...

Nuevamente nos aclara textualmente Osho: "No te identifiques con la tristeza. Cuando te entristeces piensas que te ha sucedido algo malo. El que

24

algo malo te ha ocurrido es sólo una interpretación y entonces tratas de escapar. Nunca meditas sobre ello. Luego quieres ir a ver a alguien; a una fiesta, al club, o enciendes la televisión o la radio, o empiezas a leer el periódico; haces algo para poder olvidar. Ésta --que la tristeza es algo malo-- es una actitud errónea que te ha sido transmitida: no hay nada malo en ella. Es otro polo de la vida.

"La alegría es un polo, la tristeza es el otro. La dicha suprema es un polo, la infelicidad es el otro. La vida es ambos. Una vida de pura dicha tendrá extensión, pero no tendrá profundidad. Una vida de pura tristeza tendrá profundidad, pero no tendrá extensión. Una vida de ambas, tristeza y alegría, es multidimensional; se mueve en todas las direcciones conjuntamente.

"¿Estás triste? Empieza a cantar, porque la tristeza es la *silenciosa flor del ser*. Canta, disfruta de lo que cantas, y de pronto sentirás que la tristeza está desapareciendo; se crea una distancia. Poco a poco olvidarás la tristeza y estarás celebrando. Habrás transformado tu energía. Pero claro, cuando estás triste no eres capaz de pensar en cantar. ¿Por qué no hacer de tu tristeza una canción?".

Un sabio se paró ante un público, contó un chiste y todos se rieron. Al cabo de un rato de hablar, contó el mismo chiste y muy pocos se rieron...el caso es que contó el chiste una y otra vez hasta que nadie se reía...Entonces les dijo: "¿Si no pueden reírse varias veces de una misma cosa...por que lloran por lo mismo una y otra vez?"

Con el paso del tiempo observamos como que nuestros cuerpos simplemente sobreviven mientras nuestra energía interior se apaga poco a poco... hemos entrado en los *"pantanos mortales de la tristeza"*. Como aquél que era tan triste que el día que fue a un entierro todo el mundo abandonó el féretro y se puso a llorar detrás de él.

Por supuesto, este estado de ánimo se traduce en el lenguaje (o el lenguaje nos refleja el verdadero estado de ánimo, como vemos en el capítulo cinco), y escuchamos expresiones como ésta: "...hasta hoy sólo tuve un momento de alegría, y gracias a Dios, me duró poco"... O como esta otra: "...me siento tan triste que cuando alguna persona suelta una carcajada, me acerco condolido y le doy mi pésame".

"Cuando estás triste --continúa Samsó-- olvidas que tú no estabas triste antes de poner en tu cabeza las ideas que te hacen sentirte así". No existen animales tristes, ni bebés tristes: existen sólo hombres y mujeres que han aprendido a serlo.

A veces, como afirma Torkom Saraydarián (51), llega un tiempo en que uno se siente desdichado y desvalido para afrontar debidamente la vida.

Puede deberse --asegura este autor-- a que se abren paso a través de nuestro subconsciente *recuerdos de otras vidas,* donde ocurrieron sucesos en los cuales perjudicamos a la gente, o los explotamos, o robamos, o incluso fuimos criminales. Ese estado puede durar la vida actual o muchas, o podemos tener la suerte que solo dure unos pocos años. Puede ser útil someterse, *muy bien guiados,* a terapias de vidas pasadas. Otros aconsejan trabajar la llamada Ley del Perdón, para transmutar algunas pesadas cargas *karmáticas* que sin duda pueden entorpecernos esta vida. Anticipemos que también se habla de entidades negativas *obsesoras,* que intentan influir nuestros pensamientos y estados de ánimo; y a veces lo consiguen, siendo los resultados bastante serios y lamentables.

No obstante tantas teorías, con muchos aspectos factibles, se hacen obligatorias algunas preguntas: ¿necesitamos ser tristes?, ¿existe alguna razón para que la tristeza se instale **definitivamente** en nuestra vida, contraponiéndose al objetivo de la existencia humana que es *retornar* a la alegría y a la felicidad? Claro que cuando la tristeza se instala, su contrapartida, esa importantísima "emoción positiva" llamada *alegría*, se aleja mucho más de lo que suele estar de nuestra vida y se vuelve imperiosa la necesidad de trabajar sobre ella como lo sugerimos más adelante. Como sea, es necesario pensar y trabajar mucho la alegría para aliviar y hasta "cortar" con esa carga.

Por último, piense, ¿que consigue sintiéndose infeliz y triste? Escriba a los editores de este libro (o al autor --si lo desea--), si tiene una respuesta realmente convincente que justifique transitar por la vida dando lugar a la tristeza.

5. La depresión

La tristeza prolongada produce la depresión, que tiene algunas "estadísticas deprimentes": parece que el 6% de la población mundial sufre depresiones tan graves que requiere tratamiento clínico y el 50% de la población mundial ha sufrido más de una depresión no tan seria en su vida. Es la responsable del 60% de los suicidios, en especial entre los jóvenes. Además, por razones que aún no están muy claras, las mujeres sufren depresión el doble de veces que los varones y el porcentaje más elevado se da entre las viudas o las separadas. Entre los hombres, los profesionales son los más propensos a los disturbios depresivos. Las clases media y alta son más afectadas que la clase humilde. Para todos, hombres y mujeres, la etapa más depresiva es la que va de los cuarenta a los sesenta años.

26

El judaísmo y el cristianismo ofrecen un terreno más apto para las crisis depresivas que otras religiones, debido a sus insistencias sobre culpabilidad.

Los síntomas clínicos de cualquiera de los estados o tipos de depresión son: tristeza, insomnio, despertar temprano, impulsos suicidas, inquietud, irritabilidad, pérdida del apetito, fatiga, incapacidad para concentrarse, falta de interés en actos por lo general agradables como el sexo, aparición de otras enfermedades que no responden a los tratamientos específicos.

Dice Penélope Russianoff: "es el miedo a levantarse por la mañana, preferiríamos taparnos hasta la cabeza y que el mundo se terminara". El depresivo tiene una dificultad inmensa para tomar decisiones y hacer algo para salir de la situación. Hay un profundo y prolongado abatimiento, perdiendo las facultades de comunicación. Desaparecen la alegría, el buen humor y la risa, la musculatura se hace fláccida, las funciones digestivas se vuelven perezosas.

Afirma Ignacio Larrañaga que llorar es de por sí una *catarsis*, hay una liberación parcial del sufrimiento. Pero muchas veces, el depresivo ni siquiera tiene ganas de llorar (pese a que tiene una rápida propensión al llanto). A lo sumo, llora hacia adentro. Y, para peor, todos sus órganos están sanos, los estudios médicos y bioquímicos no detectan nada. Sus compañeros de trabajo, amigos y familiares abundan en suposiciones gratuitas: "...son caprichos, se hace el enfermo, es pura pereza..." Y tratan de levantarle: "haz un esfuerzo"; "lo tienes todo para ser feliz"; "convéncete: es todo mental y subjetivo". Es inútil. La persona depresiva no puede levantarse porque sus emociones positivas están bloqueadas por recuerdos y pensamientos desdichados. Y se expresan de igual manera, dicen frases como ésta: "sí, hoy me siento bastante bien... pero esto no quiere decir nada... mañana, seguro que me sentiré peor".

Dice el psiquiatra y neurólogo William Fry que u*na hora de angustia equivale a cinco horas de trabajo físico por la cantidad de energía que se consume.*

Siguiendo a los lineamientos médicos tradicionales, se distinguen dos "estados" o "tipos" depresivos: la depresión *biológica* u *orgánica* (*endógena*), y la depresión *reactiva* (o *exógena*).

Depresión endógena

Es la que no tiene una causa aparente y evidente --en especial *externa*-- que la haya provocado (suelen ser personas que nacen con esa *predisposición*, o son depresivas desde lo genético). Aunque también la pueden causar aspectos fisiológicos muy concretos, como los relacionados especialmente con cambios hormonales, adolescencia, menstruación, menopausia, andropausia;

los relacionados con la disminución del aminoácido *triptofano* responsable de la producción del neurotransmisor **serotonina** en el cerebro que --junto a la *noradrenalina*-- no debe ser reabsorbida para que continúe con su función en la transmisión del impulso nervioso entre las neuronas; o los relacionados con la extrema sensibilidad a otro neurotransmisor: la *acetilcolina*; y también las irregularidades, por ejemplo, en el funcionamiento de la glándula tiroides.

El mecanismo cerebral implicado en la depresión parece relacionarse con la disminución de unas hormonas llamadas *catecolaminas,* liberadas por las glándulas suprarrenales (a cuya familia pertenece la conocida adrenalina).

Estas sustancias aminadas derivadas del catecol son consideradas hormonas de la "agudeza mental". También se agota la producción de neurotransmisores, y las placas de la sangre se tornan más pegajosas y propensas a aglutinarse.

Hasta las lágrimas de la depresión contienen rastros químicos diferentes de las lágrimas de la alegría (cuando uno "llora de risa"); incluido el *sabor*: las primeras son amargas o saladas y las de la risa son dulzonas. Un buen paliativo para todo esto es la administración de carbono de *litio*, un mineral común, o de la misma serotonina (presente en casi todos los antidepresivos).

Esta depresión la suelen tratar los endocrinólogos y, por supuesto, los psiquiatras. Sólo que no todos estos profesionales prescriben los estudios bioquímicos que están al alcance (que podrían determinar, por ejemplo, la ausencia de litio o de fósforo en el organismo y ser de más fácil resolución) y suelen medicar con mucha --y aparentemente solvente-- rapidez, sin lograr los resultados esperados. La medicina farmacológica --sobre todo la psiquiátrica-- ha creado toda clase de comprimidos, con sus contrapartes: calmantes-euforizantes, relajantes-excitantes, inhibidores-desinhibidores, para restablecer el orden y la armonía orgánicas e incluso intentar "renacer la alegría". Pero el problema por ese camino sólo está controlado y no solucionado.

Al igual que con las interminables y, a veces, dudosas *psicoterapias* que pretenden llegar al verdadero y profundo origen de la patología. Como dice Lauro Trevisan (62), el enfermo, muchas veces, prefiere ser un "curado" que desconoce la causa de la enfermedad en vez de un eterno "paciente ilustrado".

Depresión exógena

La depresión *reactiva*, es aquella cuyo origen es una causa **externa** específica e identificable que produce una pena profunda --como la pérdida de un ser muy querido-- y que tiene un ciclo de más o menos dos años de recuperación psicológica.

Otros casos tienen otros tiempos: ¿depresión producida por la pérdida de algún trabajo? dos o tres meses; ¿depresión provocada por el olvido de un amigo de nuestro cumpleaños? uno o dos días. Estos períodos, dados en llamar *"estatuto de limitaciones"* tienen, por suerte, un final predecible.

Aquí se incluyen ciertas enfermedades que, por su rigor o gravedad, desencadenan en quienes las padecen una secuela de disturbios depresivos que no hacen otra cosa que empeorar la enfermedad, formándose un círculo vicioso muy difícil de tratar.

También se suele distinguir entre *trastorno depresivo* (episodios discontinuos de depresión) y la *depresión bipolar* (síndrome maníaco-depresivo) que alterna períodos de depresión con otros de euforia-manía.

Conviene destacar el Trastorno Disfórico Premenstrual (TDP), síntomas depresivos que ocurren una semana antes de la menstruación y desaparecen después de menstruar; y el Trastorno Afectivo Estacional (TAE), que ocurre con mayor frecuencia durante las estaciones de otoño e invierno, muy probablemente debido a la falta de luz solar.

Antes, una aclaración: existe una depresión causada, también, por energías (*frecuencias vibratorias negativas* y/o *entidades*) provenientes de los llamados "otros planos" que pueden actuar sobre nosotros, provocándonos un malestar bastante más agudo. Este tema está desarrollado en nuestro libro *"El Alma y la Salud"* (aquí no es el lugar).

Nosotros agregamos **dos tipos** más de depresiones que se podrían considerar: la causada por convivir con demasiados HMN y la depresión que podemos denominar *crónica*.

Depresión por HMN

Partiendo del esquema que vimos para culpa y preocupación (pág. 18), podemos establecer otro cuya pendiente descendente lleva también a las personas a una depresión.

Creemos que, actualmente, es éste el tipo depresivo más común: cuando una persona (ya "tironeada" por la culpa y la preocupación), convive además, en su *presente*, con una considerable cantidad de HMN, generando derivaciones que pueden abarcar desde una pequeña *inquietud*, que se convierte luego en *angustia*, la que al prolongarse en semanas y meses, provoca la aparición de la *tristeza*. Y si ésta también se prolonga en el tiempo (los "pantanos mortales" de la tristeza) nos hunde en la *depresión*.

Aquí un simple gráfico que lo explica.

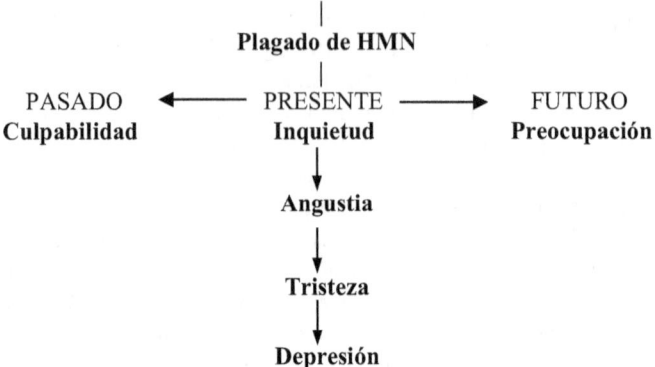

(mal humor, pesimismo, disconformismo, frustración, apego, intolerancia,
impaciencia, **estrés**, rencor, resentimiento, insatisfacción,
miedo, inseguridad, escasez, etc.)

Plagado de HMN

PASADO ← PRESENTE → FUTURO
Culpabilidad   **Inquietud**   **Preocupación**

Angustia

Tristeza

Depresión

Depresión crónica

Es cuando la depresión, sea cual sea su inicio y aún estando la persona bien medicada y asistida psicoterapéuticamente, sobrepasa el predecible tiempo de recuperación y se convierte en depresión *crónica*: es un verdadero HMN.

Además, puede ocurrir que la persona entre en una etapa de "manipulación" de los demás, **se siente bien estando mal**... pero atendida y justificada por las personas que la rodean.

Para Deepak Chopra, el modo natural de recuperación de la depresión es a través de ejercicios físicos --y nosotros agregamos *hacerle reír* y ayudarle a "trabajar" las *emociones positivas*--, que producen una euforia natural. Las caminatas a paso acelerado y la carcajada ayudan a sustituir el ensimismamiento depresivo (la inercia que conduce a la apatía) por un agotamiento sano.

Robert Thayer, citado por Trevisan, comparó comer una barra de chocolate (tendencia de muchos depresivos) con dar una enérgica caminata de diez minutos. Aunque ambas estrategias tenían por resultado levantar el ánimo, las personas que comieron dulces estaban aún más fatigadas y tensas una hora más tarde. En cambio, aquellos que habían dado la enérgica caminata --y que pueden soltar la *carcajada*, volvemos a agregar nosotros, ambas cosas que nos liberan *endorfinas* de manera "natural"-- habían recuperado el buen humor.

Además, la risa aumenta los niveles de *serotonina*.

La depresión se da con personas que no saben cómo trabajar con el lado positivo de las situaciones, cómo "polarizar" lenguaje, pensamiento y actitudes. O conociéndolo, se resisten a hacerlo.

Todos hemos pasado por etapas en que la vida nos pareció extremadamente difícil: cuando nos quedamos solos, cuando tuvimos inconvenientes para pagar nuestras deudas, cuando nos quedamos sin empleo, cuando perdimos a un ser querido. Son en esas circunstancias que nos preguntamos si lograremos sobrevivir otra semana.

¡El hecho es que, de una forma u otra, generalmente lo logramos! De la depresión, felizmente, se sale.

6. Bipolaridad

La bipolaridad como patología (antiguo maníaco-depresivo) es semejante a la dislexia (dificultades de lenguaje y trastorno en la adquisición de la lectura.). En ambas configuraciones las personas carecen de un punto de orientación. No obstante, cuando pueden llegar a construir y manejar ese "punto de referencia", lo que inicialmente aparecía como una dificultad comienza a desaparecer. En el disléxico se trata de la carencia de un punto espacio-mental, en el bipolar de una "coordenada vincular".

Al trabajar con esta mirada y aplicando una metodología destinada a que la persona bipolar cree un "vínculo interior referencial" que le sirva de timón para alejarlo de los cambios extremos y de la confusión que le generan algunas situaciones cotidianas, los logros que se alcanzan son sorprendentes.

Hay cosas que la persona bipolar no puede representar, que le crean desorientación, desorden, caos y desconcierto, y entonces la **oscilación** es la respuesta para defenderse de esa circunstancia. La estabilidad que el bipolar tiene que lograr no debe provenir de afuera, sino surgir como una referencia interior, y no puede equivaler a la detención o quietud, sino a movimiento con sentido y proporción. No hay que pretender que deje de oscilar (su oscilación es su virtud), sino que sane la desproporción que lo "traga" en el remolino del eterno vaivén sin eje.

Es común observar que las dificultades y las desdichas vinculares llenan sus biografías. Es notorio el deseo de ser aceptados y amados, que los empuja a establecer relaciones a cualquier precio, construidas desde la necesidad y la dependencia y no desde el amor y el crecimiento.

En el momento de nacer y luego del corte del cordón umbilical, el ser humano no puede valerse por sí mismo para satisfacer sus necesidades básicas. Es el otro o son los otros, sus padres, quienes cumplen esta función, y si ese recién nacido no recibe protección, afecto, cobijo y nutrición, se hunde en el desamparo. Esta vivencia es muy radical, al punto que el bebé va desarrollando, con el paso del tiempo, un complejo mecanismo de defensa consistente en transformar ese desamparo en una creencia: "Si no me dan lo que quiero, es porque no lo merezco, y si no lo merezco, es que soy indigno".

Tal sentimiento de indignidad luego es encubierto, en el futuro bipolar, tras una máscara de prodigalidad exagerada mediante la cual pretende comprar afectos y reconocimiento que sanen su estima dañada; cuando no los recibe, surge una profunda indignación por sentir que lo tratan injustamente y la represión de esta indignación vuelve como el polo de exceso (maníaco) de la bipolaridad.

Estas circunstancias (la herida en la estima y el temor de aniquilación ante una pérdida de afecto) llevan, a los bipolares, a establecer vínculos enmarañados, complejos y destructivos, que son la expresión de un profundo barullo afectivo, y reiteradas y frustrantes relaciones de pareja. El resultado de estas condiciones hace que el paciente bipolar quede apartado de los vínculos sociales, se recomiende a sí mismo cuidado en sus relaciones e inclusive puede ir desarrollando una empeorante actitud de aislamiento.

Lo que sí se debería impulsar, es que estos pacientes realizaran experiencias vinculares, porque nada es peor, para un bipolar, que la ausencia de vínculos. Los encuentros interpersonales son como columnas que --por más disfuncionales que sean-- los sostienen. Las relaciones humanas, las actividades de servicio, el desarrollo sensorial, la danza, el Yoga, el Tai Chi, la alegría y la risa, son excelentes herramientas para construir y sostener el eje interior.

Por otra parte, también es innegable que la **bipolaridad forma parte del proceso de la vida.** No la patológica, por supuesto. Es una obviedad, pero vale aquí recordar que la infelicidad es causa de muchos padeceres psicofísicos y la alegría es un buen remedio para los males del cuerpo y del alma. Cuando uno está deprimido los candados que protegen el organismo se vuelven vulnerables a las llaves de los virus, y las infecciones se apoderan del cuerpo. De manera que, la experiencia de la alegría y de toda la gama de EP (emociones positivas) producen un equilibrio neuropsicohormonal sanador.

Ahora bien, la oscilación es clave para el logro del placer, tanto o más que el equilibrio. La homeostasis no es quietud; por el contrario, es un estado de equilibrio adecuado que en psicosomática se denomina "buena oscilación" y que orgánicamente puede atribuirse a un balance correcto de hormonas y neurotransmisores.

Pero, cuando esta oscilación se agudiza, se producen las "subidas y bajadas" desmesuradas en cualquier plano. Cuando una persona lucha de un modo constante por conservar este equilibrio, entre grandes subidas y bajadas, su organismo se vuelve incapaz de soportar tal tensión y comienzan a producirse "cortocircuitos". Paul Pearsall afirma: "El desgaste se nos manifiesta en el rostro, en el corazón, en la reacción inmunitaria y en el carácter emocional. La receta del placer dice: sube con un poco de felicidad estresante, pero recuerda que siempre tienes que volver a bajar. Baja con un poco de infelicidad estresante, pero recuerda que puedes volver a subir. Algunas personas se estresan tanto intentando reducir y controlar su estrés, intentando mantener constantemente una actitud positiva o trabajando duramente para conseguir la felicidad, que se pierden todo lo que tiene de divertido estar sometidos a presión y todo lo que podemos aprender del hecho de estar tristes".

Sin duda, podemos suscribir las palabras del Dr. Pearsall y aplicarlas a la bipolaridad; es decir, sostener que vivir con pasión y alegría y oscilando proporcionadamente es hacer posible una experiencia placentera, que representa, en sí misma, un psicofármaco excelente para la inevitable bipolaridad de la vida cotidiana.

El "tercer elemento"

¿Tres en un mundo bipolar? ¿Dónde queda el *tercer* elemento?

Estamos acostumbrados a concebir nuestro mundo como algo *bipolar*, como un mundo de contrarios, de elementos positivos y negativos, de bien y mal, de hombre y mujer, de materia y energía; en principio, los opuestos tendrían como función el equilibrio del uno por el otro.

Pero no estamos ni formamos parte de un mundo "bi", sino **"tri"**.

Hay siempre, entre un polo y otro polo, un tercer elemento que une los otros dos sin fundirlos. Quiere decir que los une conservando la identidad y la individualidad de ambos.

El polo positivo ha de continuar siendo positivo siempre, así como el negativo ha de continuar negativo; entre ambos surgirá un tercer elemento, que sin anular la individualidad de cada uno de los otros dos, establecerá entre ellos una unión tan perfecta que dará origen a una nueva realidad. Si entre el polo positivo y el polo negativo de la corriente eléctrica coloco una bombilla, obtendré luz; si lo que coloco es una resistencia, lo que conseguiré será calor y si es una máquina, el resultado será fuerza.

¡Interesante! Tres elementos diferentes, en unidad perfecta, creando algo nuevo. Veamos algunos ejemplos:

1) En el átomo: Protón (+), electrón (-) = neutrón --*tercer elemento*-- (neutro).

2) En la relación humana: hombre (+), mujer (-) = amor --*tercer elemento*-- (neutro).

3) En el amor: amar (+), ser amado (-) = **amarse a sí mismo** --*tercer elemento*-- (neutro).

En la vida, la destrucción que existe es tanta porque en la mayor parte de los casos, el elemento neutro entre los polos positivo y negativo está ausente. Si eliminásemos el *neutrón* del átomo tendríamos una destrucción. Eliminando el *amor* entre el hombre y la mujer, lo que tenemos es actitud posesiva, enfermedad, despersonalización y destrucción. Sin el *"amor a sí mismo"*, lo que tenemos es también destrucción: cuando un hombre y una mujer, que **no** se aman a sí mismos, dicen que se aman, lo que en realidad sienten es una necesidad de amor que acarrea posesión, dominación, despersonalización y destrucción.

¿Por qué dos personas que dicen amarse tanto (¡!) no son felices? ¿Por qué la sociedad es tan agresiva, violenta y destructora? ¿Por qué hay tan poca realización?

Porque para que exista realmente el amor, es necesario que tengamos la unidad perfecta de tres elementos, y normalmente sólo conocemos dos: amar (polo positivo) y ser amado (polo negativo). El tercer elemento, clave de todo el problema es algo muy mal comprendido y muchas veces visto incluso como un defecto.

El tercer elemento --amarse a uno mismo-- es lo que hace que el amor sea realmente amor y que no destruya al ser amado.

Pero nos enseñaron a verlo como "egoísmo", por eso hemos luchado frecuentemente con uñas y dientes contra este tercer elemento en la tentativa de superarlo, ya que nos parecía incorrecto. Sin embargo, es oportuno recordar aquí un "principio" que es decisivo para este problema: "Nadie da lo que no tiene".

¿Cómo podrá alguien dar mil pesos si sólo tiene cien? Esto es fácil de entender cuando se trata de cosas materiales, pues estas no nos dejan engañarnos, pero en otros campos podemos utilizar juegos de palabras y engañarnos con gran facilidad.

Con relación al amor en particular, frecuentemente nos encontramos con palabras y gestos bonitos, que parecen una cosa y son otra. En general, cuando decimos que amamos estamos queriendo decir que tenemos **necesidad** de la persona a la que amamos, o sea, que necesitamos de ese amor porque hay

34

en nosotros una carencia. Y es exactamente por eso por lo que tenemos celos y cercenamos la libertad de la persona amada impidiéndole hacer cualquier cosa que en nuestro modo de pensar represente un peligro de perderla; y tenemos miedo de perderla porque sentimos necesidad de ella, de su amor, de su cariño, de su presencia, de todo lo que ella pueda darnos.

Cuando dos personas coinciden en que cada una de ellas siente necesidad de la otra, expresan eso diciendo que se aman. Pero muchas veces lo que hacemos es lo opuesto al amor. Anulamos la "personalidad", de esa persona, la sofocamos, la dominamos, la presionamos. Y si hubo verdadero amor en algún momento por parte de esa persona, conseguimos aniquilarlo.

Una cosa es **amor** y otra, **necesidad de amor**.

No podremos amar a otra persona si primero no nos *amamos a nosotros mismos*, **pues no tendremos amor para dar**. Sólo podemos amar si hay amor dentro de nosotros, si *nos amamos a nosotros mismos* y conseguimos que ese amor desborde de alguna forma en nuestra vida. Esto no significa que no tengamos necesidad de nadie; al contrario, ese amor desbordante sólo puede efectuarse si encontramos alguien a quien amar, alguien por otra parte que nos dé recíprocamente el amor que él (o ella) también rebosa.

Quien se ama a sí mismo irradia amor. Esta irradiación que le lleva a amar naturalmente sin exigir nada para sí hace posible que sea amado. *Amarse a sí mismo es mantener la unidad dentro del propio ser.*

Pensamos que ahora es más fácil entender aquella máxima del Maestro Jesucristo: **Ama a tu prójimo como a ti mismo.** Nunca, ninguna filosofía, ninguna religión dijo: Ama a tu prójimo **más** que a ti mismo. No se podría decir tal cosa, pues... ¿como alguien podría dar más de lo que tiene? ¡Imposible!

Sin embargo, cuando ese prójimo empieza a aproximarse, empezamos a criticarlo, a juzgarlo, (con razón, según nosotros), porque piensa de manera distinta, porque se conduce de forma diferente de la correcta (¿cuál es la "correcta"?), porque adopta un modo de vivir extraño (¿extraño a quien?). Lo criticamos, lo juzgamos, lo condenamos, y siempre, por supuesto, con razón (¿?!!). Terminamos este apartado con un poema escrito por el inolvidable Charles Chaplin titulado *"Cuando me amé de verdad"*:

Cuando me amé de verdad, comprendí que en cualquier circunstancia,
yo estaba en el lugar correcto y en el momento preciso.
Y, entonces, pude relajarme.
Hoy sé que eso tiene nombre, **autoestima**.

Cuando me amé de verdad, pude percibir que mi angustia y mi sufrimiento emocional, no son sino señales de que voy contra mis propias verdades.
Hoy sé que eso es **autenticidad**.

Cuando me amé de verdad, dejé de desear que mi vida fuera diferente, y comencé a ver que todo lo que acontece contribuye a mi crecimiento.
Hoy sé que eso se llama **madurez**.

Cuando me amé de verdad, comencé a comprender por qué es ofensivo tratar de forzar una situación o a una persona, solo para alcanzar aquello que deseo, aún sabiendo que no es el momento o que la persona
(tal vez yo mismo) no está preparada.
Hoy sé que el nombre de eso es **respeto**.

Cuando me amé de verdad, comencé a librarme de todo lo que no fuese saludable: personas y situaciones, todo y cualquier cosa que me empujara hacia abajo. Al principio, mi razón llamó egoísmo a esa actitud.
Hoy sé que se llama **amor hacia uno mismo**.

Cuando me amé de verdad, dejé de preocuparme por no tener tiempo libre y desistí de hacer grandes planes, abandoné los mega-proyectos de futuro.
Hoy hago lo que encuentro correcto, lo que me gusta, cuando quiero y a mi propio ritmo. Hoy sé que eso es **simplicidad**.

Cuando me amé de verdad, desistí de querer tener siempre la razón y, con eso, erré muchas menos veces. Así descubrí la **humildad**.

Cuando me amé de verdad, desistí de quedar reviviendo el pasado y de preocuparme por el futuro. Ahora, me mantengo en el presente, que es donde la vida acontece. Hoy vivo un día a la vez. Y eso se llama **plenitud**.

Cuando me amé de verdad, comprendí que mi mente puede atormentarme y decepcionarme. Pero cuando yo la coloco al servicio de mi corazón, es una valiosa aliada. Y esto es **saber vivir**.

No debemos tener miedo de cuestionarnos. Hasta los planetas chocan y del caos nacen las estrellas.

7. El apego: incapacidad de aceptar

El **desapego** no es una condición negativa, como algunos lo entienden, sino una condición vigilante, positiva, que nos libera de algo que impide en nosotros el contacto con nuestra alegría, nuestra paz interior y, en última instancia, con nuestra alma.

La autonomía es la condición del alma, del contacto de la personalidad con el alma. Solamente cuando seamos autónomos, nos aceptemos, nos reconozcamos, y seamos nosotros mismos, entonces recién el alma podrá anclarse en nuestro vehículo. Solo piense en esto: somos fundamentalmente el alma que utiliza a la personalidad.

Tenemos apego cuando tenemos miedo de la libertad (la propia y la de nuestros seres queridos). Tenemos apego cuando perdemos el poder interior. Tenemos apego cuando nos volvemos dependientes de una persona, de un objeto, de un evento, de una circunstancia. Pero no hay peor separación que la de la proximidad física cuando no hay libertad. Puede que estemos muy juntos y muy cerca. Puede que nos besemos, puede que nos abracemos, puede que ocupemos el mismo techo, pero si la relación se basa en el apego, estamos profundamente separados en nuestra esencia. Mientras más cerca estén nuestros cuerpos y nuestras personalidades, si hay apego, más lejanas están nuestras almas.

El apego, en realidad, no solo es la dependencia de otro o de algo, el apego siempre es la dependencia de un sentimiento. Una relación es de apego si produce sufrimiento; sin apego no hay sufrimiento. Se está utilizando lo de "afuera" como un instrumento para compensar carencias. Quien necesita de personas y de cosas para llenar vacíos solo va a lograr atrapar en la propia prisión a esas personas y a esas cosas.

De esa manera solo se puede brindar carencia, sombra, inseguridad y pobreza, a pesar de creer que se brinda todo lo contrario. El mejor regalo desde el corazón es la **libertad**, propia y ajena.

De tal manera que la mejor manera de unirse es paradójicamente liberarse. La mejor manera de encontrarse es desaparecerse. La mejor manera de no rechazarse es aceptarse a uno mismo.

Otra condición de sufrimiento es la **incapacidad de aceptar lo que sucede**. Cuando usted está sufriendo, ¿qué síntomas tiene? Veamos cómo reconocer algunas "formas" que toma la **NO** aceptación:

Si experimento:	NO estoy aceptando:
Rechazo a la Vida	La oportunidad de aprendizaje que ofrecen las dificultades
Sobreprotección	La experiencia de destino y misión que cada persona trae
Perfeccionismo	Que existen diferentes formas de organización y manejo
Ganas de Condenar	Comportamientos y actitudes diferentes a los míos

Si experimento:	NO estoy aceptando:
Preocupación	Que puedo perder algo que ya no necesito y que siempre tengo todo lo necesario
Fanatismo	Otras formas, caminos, creencias, opciones diferentes a las mías
Mal Humor	Lo que otros hacen o dicen, o lo que está sucediendo
Ganas de Criticar	Las costumbres, ideas y decisiones de los demás
Ganas de Juzgar	Que cada quien hace lo correspondiente con lo mejor que sabe
Rebeldía	La necesidad de adaptarme al medio que me correspondió
Angustia	Que perdiendo algo, puedo vivir de otra manera
Tristeza	La experiencia y comportamientos de otros y míos propios
Rencor	Que los demás no tienen la culpa de mis propias experiencias (medir a todos con la misma vara)
Apegos	Que nada ni nadie me pertenece
Estrés	Que las cosas pueden salir de otra manera y solo doy lo que puedo
Miedo	La posibilidad de perder lo que tengo, o de no lograr lo que quiero
Celos	Que no soy dueño de nadie y que solo el amor puede unirnos
Culpa	Que yo no soy responsable de las experiencias de los demás
Enfermedad	Que el problema no está en mi cuerpo sino en mi mente

Egoísmo y separatividad

Nosotros, los seres humanos, constituimos un grupo de **Mónadas** (almas únicas), unidas unas a las otras mediante un origen común y un destino también común con un propósito común. Esto lo tratamos extensamente en nuestro libro *"El Alma y la Salud"* (autoría de Mirtha Manno, con colaboración de nuestro hijo **Valentín Delauro**).

La **indiferencia** hacia el sufrimiento y las penas de los demás demuestra una falta de desarrollo espiritual. Un testigo de un accidente, aunque no sea físicamente afectado, puede sentirse enfermo, y aún desmayarse, como resultado de este sentimiento de unidad interna con la víctima. Cuando vemos u oímos de algún hecho heroico, o algún acto de abnegación, experimentamos un afecto de corazón, y una fe renovada de que existe algo noble o divino en nuestros prójimos.

Por otra parte, la aparente **separatividad** que sentimos externamente, no es tan completa. Cuando abordamos un autobús o un tren, por ejemplo, nuestra custodia está en las manos de quienes manejan esos vehículos. Nuestra vida puede depender en el mecánico que reparó nuestro auto, y cuando estamos viajando en él, nuestra vida está casi tan dependiente del cuidado de otros automovilistas, como lo está del nuestro. Cuando cruzamos un puente, o usamos un ascensor, estamos confiando nuestras vidas en quienes los diseñaron y los construyeron. Lo que hacemos, afecta a los demás, y lo que ellos hacen, nos afecta a nosotros. Somos responsables, recíprocamente, por nuestros actos.

Existe abundancia de evidencia de que no estamos separados, porque vemos el resultado desastroso que sigue cuando los hombres actúan **egoístamente** y contra los Principios de Leyes Universales. Esos Principios no pueden romperse impunemente, porque se hacen respetar por ellos mismos. Si vamos a construir una casa de piedra, las piedras deben ser labradas y colocadas de acuerdo a las leyes de la mecánica. No existe autoridad externa que nos obligue a obedecer esas leyes, pero si fallamos al hacerlo, la casa se nos viene abajo. Tampoco la Naturaleza nos exige a vivir en armonía con nuestros prójimos, pero dejar de hacerlo resulta en el colapso de una sociedad organizada, y por rebote de todo el planeta.

Egoísmo e **indiferencia** por los derechos de otros, practicado por algunos individuos, acarrea sufrimiento e infelicidad, e incrementa las cargas sobre otros. Si una nación agresora ataca a un vecino más débil en alguna parte remota del mundo, podemos pensar que no tiene que ver con nosotros, pero antes de que la cadena de sucesos que ha sido puesta en acción se detenga, podemos haber sido arrastrados dentro del conflicto, y nos damos cuenta que sí tuvo que ver con nosotros también. Debemos darnos cuenta que vivimos en "la gran casa de departamentos de la Naturaleza", y así, por ejemplo, un incendio en cualquier departamento de un edificio, si no es controlado, al final nos afectará a todos los inquilinos. Como naciones, estamos comenzando a aprender que nuestra paz, libertad y prosperidad, dependen de otras naciones que también gozan de esos privilegios.

Las enseñanzas éticas de las grandes religiones y líneas filosóficas hablan de la práctica de la fraternidad, el altruismo, la reciprocidad. El fracaso del ser humano no se ha debido a la falta de enseñanzas éticas sobre el tema. Es el **egoísta** quien causa la disensión y la discordia en el mundo. A él también se le han presentado las enseñanzas de las religiones, las filosofías y la ciencia, pero las ha ignorado durante las edades pasadas, y está haciendo lo mismo ahora.

El egoísta siente que el egoísmo ofrece ventajas inmediatas y concretas, mientras que los beneficios que resultan del altruismo son inciertos y que nunca podrían materializarse; ve que otros practican egoísmo con resultados aparentemente favorables, y por ello, concluye que el egoísmo "paga" mejor. El egoísmo, la corrupción y el crimen no pueden ser eliminados en tanto la humanidad crea que le son lucrativos. Debemos notar que todos los éxitos obtenidos mediante el egoísmo están basados en la suposición de que podemos recoger utilidades sin sembrarlas antes, y de sembrar maldad sin recoger sus consecuencias, en otras palabras, que es factible con nuestra habilidad burlar el Principio de Causa y Efecto.

El egoísta vive en un plano inferior. Su conciencia está centrada en su Personalidad; y por lo tanto, está más conocedor de su **separatividad** física de su prójimo, que de la unidad espiritual con los demás. Cuando el egoísta se convenza de que recogerá lo que sembró, se dará cuenta que cualquier acto que ejecute para el beneficio de alguien más, inevitablemente resultará en un beneficio similar que regresa a él.

Pero el ser humano todavía no ha evolucionado hasta el punto en donde pueda reconocer esta **unicidad**, por lo cual se aísla por sí mismo, al retirarse dentro de la personalidad inferior, y toma refugio en la separatividad que existe allí. Los niños que crezcan en estos conocimientos, enseñados por sus padres y por sus educadores, se empaparían desde sus primeros años de la idea de que ellos son responsables por todos sus actos, y de que, inevitablemente, sufrirán por cualquier daño que le puedan causar a los demás.

La noción ilógica de que estamos aquí por una sola vida es lo que engaña al hombre para que crea que puede obtener ventajas mediante el egoísmo. Visto a la luz del Karma y la Reencarnación, es aparente que tales ganancias son solamente transitorias e imaginarias. En verdad estamos incurriendo en deudas, las que finalmente tienen que ser liquidadas. Son estas verdades cósmicas las que superan a las religiones, las filosofías y las ciencias.

8. Estrés

Normalmente se lo piensa al estrés como una patología más, y en verdad son solo síntomas. Es una respuesta inespecífica del organismo, donde suelen aparecer todas las "itis" (inflamaciones): gastritis, conjuntivitis, bronquitis, otitis, artritis, etc. Además de cefaleas, insomnio, taquicardia, dolores vertebrales (cervicales y lumbares especialmente) y muchos síntomas más que dependerá del organismo de cada persona, por donde se manifestará esa situación de estrés y para muchos explicado como la "descarga" sobre nuestro cuerpo físico de la cantidad de archivos negativos almacenados en nuestra mente subconsciente (ver capítulo 4). En muchos aparece el cuadro de la hoy llamada *depresión bipolar*, que ya analizamos.

Pensamos que existe una relación entre los HMN (especialmente preocupación) y ese *estado psicofísico* tan popular en los últimos años llamado *estrés*. Pero antes debemos definir a qué se llama "estrés".

Esto lo determinó bastante claramente Hans Selye (1907-1982), un neuroendocrinólogo austrohúngaro, en la McGill University de Montreal, al estudiar el fenómeno que, para la época (desde 1935), ya se advertía y que lo llamaban "surmenage", y que denominó **estrés** (por su concepto en la física mecánica de *fricción*) y al análisis de sus efectos médicos y psicológicos. El doctor Selye, fue uno de los primeros en estudiar más completa y profundamente las implicancias del estrés sobre nuestro organismo.

Estableció tres Fases de reacción psicofísica ante la presencia del estrés. Fase A (reacción de alarma): todas las facultades del organismo se movilizan para disminuir las tensiones, liberando hormonas como la mismísima endorfina. Fase B (reacción de resistencia): el metabolismo se adapta a la presencia del estrés. La persona comienza a percibir síntomas y cambios psicofísicos. Fase C (agotamiento) el sistema en general se desmorona y algún órgano o alguna función de nuestro cuerpo no reaccionan como corresponde.

En esta última etapa pueden aparecer incremento en las tasas del alcoholismo y adicción a drogas, así como los conflictos matrimoniales, trastornos psiquiátricos, depresión y suicidio, y morbimortalidad por enfermedad cardiovascular, cirrosis hepática, cáncer y hasta accidentes de tránsito.

Las situaciones estresantes impactan sobre la *amígdala* (estructura cerebral del sistema límbico, asociada al comportamiento) que reacciona liberando el CRF (factor de liberación de corticotropina) el cual hace que la pituitaria libere la hormona ACTH (adrenocorticotropina) que viaja hacia las glándulas suprarrenales y las hace liberar las hormonas típicas de reacción o huída (adrenalina) y especialmente la hormona para aliviar inflamaciones: el cortisol, las cuales, al no encontrar una causa concreta de su *repetida* liberación, no tienen "vía de escape" y terminan intoxicando al organismo, principalmente el cortisol (la típica hormona del estrés), que disminuye nuestro sistema inmunológico.

Tal vez no es un hábito mental negativo en sí mismo, sino la *consecuencia* de *convivir* con varios HMN, y que ya hemos visto nos impiden "fluir" de un modo natural y espontáneo. Eso es lo que nos provoca una especie de *roce erosivo* --como lo llama Jack Lawson-- que nos obliga a adaptarnos o a padecerlo. Al padecerlo, es cuando estamos frente al *estrés*. Ese "roce" es debido principalmente a la *sobrecarga* y a la *rutina* diaria (o a cualquier cambio en la misma) con la que debemos enfrentarnos, y que pone a prueba cotidianamente nuestra capacidad para superarla o adaptarnos. Y que, en caso de prolongarse, desencadena síntomas propios de cualquier tipo de enfermedades. No hay síntomas específicos de estrés, cada persona reacciona psicofísicamente de distinta manera.

Existe el llamado "Test de asertividad", en el cual a través de 15 situaciones cotidianas, se debe responder por "si" (vale 3 puntos), por "algunas veces" (vale 2 puntos) o por "no" (vale 1 punto), y cuya sumatoria final nos daría una pauta de si somos "seguros o asertivos" ante esas situaciones, para que las mismas nos estresen o no.

Entre los **factores más estresantes** se encuentran los de origen *psicofísico* (divorcio, jubilación, muerte de seres queridos, accidentes o enfermedades graves); las situaciones de índole *financiera* (compromisos económicos, pérdida de empleo, créditos o hipotecas, escasez de dinero); y algunos aspectos aparentemente *no tan complejos* (cambios de horarios o condiciones laborales, problemas o discusiones en el trabajo, exámenes, mudanzas, cumpleaños). También hasta se podría hablar de un *estrés alérgico*.

Las reacciones alérgicas son parte natural del mecanismo de defensa de tu cuerpo. Cuando somos confrontados con una sustancia (alergeno) que nuestro cuerpo considera que es tóxica, tratará de librarse de ella, ya sea atacándola o neutralizándola de alguna manera. Si es una sustancia en la nariz, producirá una rinitis alérgica; si es una sustancia en la piel, o a nivel circulatorio, producirá vasculitis y manchas (petequias); si se inhala producirá asma; si se ingiere saldrán ronchas por todo el cuerpo. Definitivamente ¿la alergia es una fuente de estrés que requiere de grandes cambios de energía por parte del sistema inmunológico, o el estrés provoca reacciones alérgicas?

En 1967, los psiquiatras Thomas Holmes y Richard Rahe realizaron un estudio consistente en el análisis de registros médicos de más de 5.000 personas. Gracias a este estudio, elaboraron lo que se conoce como "Escala de estrés Holmes-Rahe", o "Escala de Readaptación Social" o "Test de Eventos de Vida", una lista de 43 acontecimientos vitales del último año vivido, a los que se otorga una puntuación, un valor numérico, en función de lo estresantes que son para la persona que los experimenta. Desde "muerte de un cónyuge o hijo/a" (mayor valor numérico: 100) hasta "infracción menor de tránsito" (valor: 11). Si el número resultante se halla por debajo de 150 sólo hay un pequeño riesgo de enfermar a causa del estrés, entre 151 y 299 el riesgo es moderado, mientras que por encima de 300 puntos, se está en riesgo importante.

Otra causa de estrés es la falta de cualquier *ejercicio* físico. La vida rutinaria y sedentaria de las ciudades. Para los antiguos chinos una de las claves de la longevidad consiste en caminar veinte minutos cada mañana antes de desayunar, fundamentalmente para flexibilizar el cuerpo que se ha endurecido durante las horas de sueño. Además de prepararlo mejor para las actividades del día.

En esta sociedad actual, las personas viven situaciones que no fueron previstas por la Naturaleza: desde la contaminación ambiental, pasando por las reducidas y apretadas unidades de vivienda llamadas "departamentos", hasta la fabricada *necesidad de consumir* cuanto invento (sobre todo electrónico) sean capaces las empresas de desarrollar. Por esta razón, el hombre "civilizado" necesita cada día más sustitutos a los placeres naturales: consumir más televisión, más tabaco, más alcohol, más alimentos envasados y/o congelados y más drogas. Necesitamos cada vez más periódicamente de "descanso", cuando nuestros abuelos vivieron bastante más felices sin saber siquiera cómo era viajar y salir de vacaciones.

Se suelen distinguir actualmente ciertas situaciones que provocan distintos **estados de estrés**: a) *estrés agudo*: causado por un acontecimiento shockeante (muerte, accidente, diagnóstico de enfermedad terminal); b) *miniestrés*: causado por distintas y cotidianas situaciones estresantes (trámites, largas colas, embotellamiento del tránsito) que al ser reiterativos son acumulativos; c) *estrés prolongado*: el caso de no gustar el trabajo que se tiene, pero no poder cambiarlo, por lo cual necesariamente deberemos "adaptarnos".

También se habla del **estrés anticipatorio** que puede dividirse en dos categorías: **distal** y **proximal**.

a) Distal. Es el estrés que provoca pensar en acontecimientos amenazadores que pueden suceder, o no, en el futuro. Factores que ocasionan este tipo de estrés son las preguntas del tipo: "¿y si...?" como por ejemplo: "¿y si tuviera un cáncer", "¿y si perdiera mi empleo", "¿y si no tuviera dinero suficiente para vivir cuando me jubile?", "¿y si me asaltaran o me secuestraran?".

Tratar el estrés anticipatorio distal modificando la perspectiva de la situación consiste en intentar desafiar el objeto del peligro o la amenaza, haciéndonos otro tipo de preguntas que nos ayuden a tener los pies sobre el suelo, como por ejemplo: "¿que posibilidades hay de que esto ocurra", y "¿que puedo hacer para evitar que esto ocurra?".

Una persona obsesionada por el temor a contraer una enfermedad grave debe concentrarse en pensamientos (y afirmaciones) opuestos mas positivos: "mi salud es optima", "llevo una dieta equilibrada y nunca he fumado", o "las probabilidades de desarrollar cáncer son ínfimas".

Y además, ponerse en acción, por ejemplo, tomar medidas preventivas a fin de minimizar el riesgo de caer enfermo; contratar un plan de jubilación a una edad temprana para garantizar nuestra solvencia económica durante la vejez; o asistir a clases de autodefensa para aumentar la confianza en uno mismo y sentirse mas seguro en situaciones potencialmente peligrosas, como ir solo por la calle de noche, etc.

b) Proximal. El estrés que surge de la anticipación a situaciones y acontecimientos inminentes: un cambio de vivienda, el matrimonio o una intervención quirúrgica. De la misma manera, cambiar la actitud e intentar resolver el problema puede resultar de gran ayuda.

Una persona que debe enfrentarse a una operación delicada puede, por ejemplo, cambiar su actitud concentrándose en la idea de que la intervención le ayudará a aliviar sus problemas de salud y aumentará las probabilidades de vivir mas años, en lugar de obsesionarse con los riesgos que entraña un paso por el quirófano. Una visión mas práctica consiste en informarse en la medida de lo posible sobre la dolencia que sufre y el tipo de cirugía al que será sometido, y luego preguntar todo aquello que se considere necesario y descubrir la mejor forma de acelerar el proceso de recuperación.

De este modo, el enfermo vera que puede desempeñar un papel activo y positivo durante el restablecimiento en lugar de caer en la desesperanza.

Vislumbrando una explicación

Dice Louise L. Hay (24): "el estrés es carencia de armonía interior, y la armonía interior es estar en paz con uno mismo. No es posible tener estrés y armonía al mismo tiempo. Cuando uno está en paz hace una cosa por vez, no permite que las cosas le dominen". Y aconseja: "la próxima vez que pienses en el terrible estrés que tienes, pregúntate qué es lo que te da miedo en esos momentos. Pregúntate: *¿de qué manera me estoy sobrecargando y agobiando? ¿por qué he cedido mi poder?*".

¿Y a qué le **cedemos poder**? A las situaciones, a la culpa, a las responsabilidades extremas, a la preocupación, a la falta de tiempo, al trabajo sin terminar, a la rutina, al jefe, a la pareja, al hijo o hija adolescente, a las colas, a las demoras en el tránsito... Donde estamos, donde vivimos, donde trabajamos, está la totalidad de las posibilidades, pero sólo de nosotros depende encontrarlas y usarlas.

Razona Viktor Frankl, neurólogo y siquiatra, fundador de la Logoterapia, y sobreviviente desde 1942 hasta 1945 en varios campos de concentración nazis, incluidos Auschwitz y Dachau: "¿Quién te hace sufrir? ¿Quién te rompe el corazón? ¿Quién te lastima? ¿Quién te roba la felicidad o te quita la tranquilidad? ¿Quién controla tu vida?...¿Tus padres? ¿Tu pareja? ¿Un antiguo amor? ¿Tu suegra? ¿Tu jefe?... Podrías armar toda una lista de sospechosos o culpables.

"Probablemente sea lo más fácil. De hecho sólo es cuestión de pensar un poco e ir nombrando a todas aquellas personas que no te han dado lo que te mereces, te han tratado mal o simplemente se han ido de tu vida, dejándote un profundo dolor que hasta el día de hoy no entiendes. Pero ¿sabes? No necesitas buscar nombres. La respuesta es más sencilla de lo que parece, y es que nadie te hace sufrir, te rompe el corazón, te daña o te quita la paz. Nadie tiene la capacidad al menos que tú le permitas, le abras la puerta y le entregues el control de tu vida.

"No podemos pasarnos la vida cediendo el poder a alguien más, porque terminamos dependiendo de elecciones de otros, convertidos en marionetas de sus pensamientos y acciones.

"Cada día estoy más convencido de que el hombre sufre no por lo que le pasa, sino por lo que interpreta. Tal vez no podamos controlar lo que pasa, pero sí decidir cómo reaccionar e interpretar aquello que nos sucede. La siguiente vez que pienses que alguien te lastima, te hace sufrir o controla tu vida, recuerda: No es él, no es ella...**Eres Tú** quien lo permite y está en tus manos volver a recuperar el control".

Hans Selye distingue específicamente dos tipos de estrés: el *positivo,* al que llamó *eu-estrés* (o normal), y el *negativo* o *di-estrés* (del inglés: aflicción, desesperación).

El "positivo", estaría ocasionado por ciertas circunstancias de la vida diaria: tomar una decisión, hacer cola para entrar a un cine, conducir en la ciudad. Cuando somos capaces de soportar los desafíos y notamos que éstos nos excitan, nos sentimos *eufóricos*, asumimos un comportamiento que, marcado por nuestra capacidad de adaptación, nos permite alcanzar objetivos, triunfar, crecer, aprender y hasta gozar de cuanto nos ocurre.

El "negativo", es todo cuanto nos resulta perjudicial, como una crisis de vida, y que termina en mal humor, picos de presión arterial, depresión, *síndrome de fatiga crónica* (para algunos el sustituto actualizado del estrés*)*, impotencia sexual, insomnio, úlceras de estómago, infartos, ACV (accidentes cerebro vasculares con sus secuelas de hemiplejías), tumores, cánceres...

Nosotros establecemos una diferencia muy práctica entre uno y otro. Y es la siguiente: una persona puede estar muy estresada porque tiene mucha actividad que desarrollar, supongamos desde las ocho de la mañana hasta las ocho de la tarde, y cumple con ella **sin** estar con HMN encima; esencialmente sin *preocupación*. Más aún: le gusta lo que hace, está de buen humor, alegre, cuenta chistes. Padece un *estrés* **positivo**.

En cambio, otra persona en iguales circunstancias está, *además,* **muy** preocupada, o malhumorada, o triste, o depresiva, o no le agrada su actividad; o bien está en su casa, con poca actividad y sin embargo se siente estresada porque *también* convive con muchos HMN. Padece un *estrés* **negativo**.

Los HMN determinan la diferencia, pues nos impiden adaptarnos y superar el roce, la rutina y la sobrecarga cotidianos.

Síndrome Burnout (quemado)

Se lo asocia con el síndrome de *Neurastenia* siempre que sus síntomas estén asociados a la actividad laboral (en especial en empresas) y profesional (en especial en la actividad médica). Llamado *síndrome de desgaste profesional, síndrome de desgaste ocupacional (SDO), síndrome del trabajador desgastado, síndrome del trabajador consumido, síndrome de quemarse por el trabajo, síndrome de la cabeza quemada*. Parece ser una palabra compuesta: *burn* (quemar) y *out* (fuera).

Descrito por primera vez en 1969 por H.B. Bradley como un fenómeno psicosocial presente en oficiales de policía de libertad condicional utilizando el término *"staff burnout"*.

Posteriormente será desarrollado in extenso en 1974 por el psicólogo estadounidense Herbert Freudenberger a través de un estudio de campo al personal sanitario que trabajaba en una clínica para toxicómanos en Nueva York. Redefinido por la psicóloga social Cristina Maslach (1986), definiéndolo como un síndrome tridimensional: *agotamiento emocional*, *despersonalización* y *baja realización personal*, y que ocurriría entre sujetos que trabajan en contacto directo con clientes o pacientes, y creando un cuestionario que mide el **desgaste profesional** y **laboral**.

A la disminución y pérdida de recursos emocionales (sentimientos de vacío) hay que agregarle una creciente despersonalización, consistente en el desarrollo de actitudes negativas, de insensibilidad y de cinismo hacia los receptores del servicio prestado. También aparece un efecto ***paradojal***: una actitud *hiperactiva* para resolver rápidamente la cantidad de trabajo acumulado que termina incrementando el agotamiento; y una falta de realización personal, con tendencias a evaluar el propio trabajo de forma negativa, con vivencias de insuficiencia profesional y baja autoestima personal. Es frecuente apreciar nerviosismo, inquietud, dificultad para la concentración y una baja tolerancia a la frustración, con comportamiento paranoides y/o agresivos hacia los compañeros y la propia familia.

En lo personal, se hace necesario buscar un proceso adaptativo entre las expectativas laborales iniciales con la realidad que se nos impone, marcando objetivos mas realistas, que permitan a pesar de todo mantener una ilusión por mejorar sin caer en el escepticismo. Se impone un doloroso proceso madurativo en el que es necesario aceptar errores y limitaciones.

En cualquier profesión (y mas en medicina), y dentro de la actividad laboral en una empresa (cartera de servicios, adecuación eficiente de los escasos recursos disponibles, etc.), es trascendental aprender a equilibrar los objetivos de la actividad con nuestras áreas vitales: Familia-Amigos-Aficciones-Descanso, sin que ninguna absorba a las otras.

Los compañeros de trabajo tienen un papel vital en el burnout: son los primeros en darse cuenta, antes que el propio interesado y son quienes mejor comprenden, ya que pasan por lo mismo. Por el contrario, cuando las relaciones son malas, contribuyen a una rápida evolución del síndrome.

Es de vital importancia fomentar una buena atmósfera de trabajo:

• Facilitando espacios comunes no informales dentro de la jornada laboral.

• Fomentando la colaboración y no la competitividad (objetivos comunes).

- Formación de grupos de reflexión de lo emocional en las relaciones interpersonales.
- Minimizar las exigencias, y evitar el agregado de horas extras.

Suele ser muy útil la meditación-visualización, cambiar nuestros HMN hacia una mayor alegría y buen humor y la práctica de nuestro ejercicio de "estimulación de la glándula Timo", explicado en un vídeo subido a YouTube y en nuestro libro *"La Risa y la Salud"*.

Fatiga crónica

A pesar de que la causa o causas iniciales del Síndrome de Fatiga Crónica (CFS, de sus siglas en inglés, o Encefalomielitis Miálgica, o Síndrome de la Disfunción Inmunológica) aún se desconocen, la comunidad científica baraja como posible origen la combinación de varios factores entre los que se encuentran agentes infecciosos, anomalías cerebrales y un exceso de actividad del sistema inmune. Se han hallado niveles anormales de neurotransmisores (un exceso de serotonina y una deficiencia de dopamina). Y el síndrome es fantasma, porque todavía muchos especialistas desconocen su existencia, porque los pacientes pueden tardar años en recibir un diagnóstico y porque cuando lo tienen, en muchos casos, los médicos no saben qué hacer por ellos. Además es tremendamente invalidante.

Para poder llegar a dictaminar que existe el CFS, antes hay que descartar muchas otras patologías, dado que su sintomatología también es característica de otros muchos trastornos, aunque lo más característico es un cansancio fuera de lo común ante el cual el cuerpo pareciera que "se rinde", y no por un par de días o una semana; por meses, incluso, años, con la exclusión de otras condiciones médicas físicas o psíquicas, cansancio que no desaparece con el descanso y presencia de cuatro o más de los siguientes síntomas: pérdida de memoria y de concentración, dolor muscular, dolores en las articulaciones, inflamación de garganta, inflamación de los nódulos linfáticos en nuca o axilas, cefaleas de un nuevo tipo o nueva intensidad, problemas de sueño, sequedad de boca y ojos, mareos, congestión, diarrea, fluctuaciones en el peso, vómitos, alergias, hipotensión, cambios de humor brusco, tristeza, ansiedad, depresión y ataques de pánico, confusión y desorientación, hasta trastornos de la visión y de la coordinación motriz.

Se sabe, en cambio, que la enfermedad no hace distinción de sexo, edad (aunque es más frecuente en personas entre 20 y 50 años) o raza. Se los trata con antidepresivos y euforizantes al mismo tiempo, o con DHEA (dehidroepiandrosterona), hormona producida por las glándulas suprarrenales e involucrada en la producción de estrógenos y testosterona, o con NADH (nicotinamida adenín dinucleótido) una coenzima cuya función es la de disparar la producción de adenosin trifosfato (ATP), para convertir los alimentos en energía, o con coenzima Q 10.

Nosotros tenemos realizadas otras comprobaciones que explicarían el estado descrito y que tiene más que ver con lo **energético** que con lo físico. Solo piense esto: el cansancio solamente físico, en tanto uno haga diariamente lo que siempre hizo **no existe**. Este tema está desarrollado en nuestro libro *"La Energía y la Salud"*. Uno de los ejercicios (de liberación energética) que componen nuestra creación llamada "Secuencia de la Salud", también ayudaría bastante.

Y por último, puede ser debido a los síntomas devenidos del proceso llamado "mutación cósmica", en íntima relación con el cambio de *frecuencia vibracional* por el paso de la 3ª dimensión a la 4ª, a la que inevitablemente se ve afectada nuestra raza humana.

9. El mal humor, la ira y el odio

Nuevamente nos encontramos con dos HMN muy vinculados, el mal humor y la ira, hasta tal punto que uno genera al otro y viceversa. Y también aparece un tercero, el odio, como resultado de los anteriores.

El **mal humor** puede comenzar desde el simple "protestar o quejarse por todo" y, por supuesto, de la "lamentación por uno mismo". Esta actitud es, muchas veces, un mecanismo de autodefensa: para que los demás no se acerquen demasiado, o pidan cosas, o por el sólo hecho de atraer la atención sobre uno mismo. Pero el mal humor trae aparejado *mal carácter*, con muchos ingredientes de preocupación, amargura, resentimiento, insatisfacción, culpa, y todo eso comienza a generar "violencia interior". ¿Por que la gente se grita cuando están enojados? ¿por qué gritar cuando la otra persona está al lado?

Un Maestro lo explicó de la siguiente manera: "Cuando dos personas están enojadas, sus corazones se alejan mucho. Para cubrir esa distancia deben gritar, para poder escucharse. Mientras más enojados estén, más fuerte tendrán que gritar para escucharse uno a otro a través de esa gran distancia". ¿Y cuando dos personas se enamoran?, continuó el maestro: "se hablan suavemente, porque sus corazones están muy cerca, y de pronto ya ni siquiera susurran, sólo se miran y eso es todo. Eso ocurre cuando dos personas se aman". Y concluyó: "cuando discutan no dejen que sus corazones se alejen, no digan palabras que los distancien más, llegará un día en que la distancia será tanta que no encontrarán más el camino de regreso".

El déficit de testosterona, la hormona sexual masculina, está estrechamente relacionado con el denominado *síndrome de irritabilidad masculina*, llamado también "síndrome del hombre gruñón" (cuadro depresivo que se manifiesta por los síntomas llamados "los cuatro jinetes del Apocalipsis": hipersensibilidad, angustia, frustración y mal humor).

Cuando esta hormona comienza a decaer a partir de los 35 años, y desde los 40 desciende aproximadamente un 1,5 por ciento por año, aparecen síntomas en la esfera sexual (disminución de la actividad sexual, disfunción eréctil y de las erecciones espontáneas) y en la esfera corporal (reducción de la masa y fuerza muscular, disminución de la altura, osteoporosis y fracturas por traumas mínimos), además de las modificaciones en el ánimo.

Se considera que después de los 50 años, por lo menos uno de cada cuatro hombres tiene déficit de testosterona y que después de los 60 el problema lo padece el 35 por ciento de los hombres. A los 70 años, se calcula que el hombre perdió el 30 por ciento del nivel de testosterona que tenía a los 40 años.

El malhumorado (o la malhumorada) es una persona que genera mucha violencia interior, hasta que, finalmente, esa violencia se transforma en la válvula de escape hacia el exterior llamada **ira**: ¡por supuesto, porque de lo contrario explotaría como una caldera o generaría una reacción contraria a su físico como una úlcera o un ataque de hipertensión! Pero... ¿que pasa con las demás personas, y aún con los objetos, víctimas de esa ira? Ya sabemos que la violencia externa conduce a situaciones irreparables.

Si es contra los objetos, rompemos alguno, algo inútil pues luego debemos tal vez reponerlo. Si es contra otra persona, sea por agresión física o verbal, produce **desunión**. Nos terminamos alejando de nuestra pareja, de un hijo, de un padre, de un hermano, de la compañera de trabajo, del amigo, del socio, de la vecina... nos peleamos en la calle con el taxista o el conductor del ómnibus; nos disgustamos con la vida, con nosotros mismos, perdemos salud y ganamos una inocultable "cara de chupa-limón". En nuestra escuela, enseñamos lo que hemos denominado *"Los 10 pasos para erradicar el mal humor"*, y le contamos que uno de los pasos muy útil es: cultivar la *humorada*. La **ira** profunda --dice Wayne W. Dyer-- es una forma de locura.

Sin duda se es un poco loco cuando no se puede controlar el propio comportamiento. Así pues, cuando se está enfadado y se pierde el control, se sufre una locura temporal. El solo hecho de usar en el lenguaje (y ya veremos la fuerza que tienen las palabras) expresiones como "¡a éste lo mato!" estimulan la violencia o la ira.

La ira muchas veces aparece sin una causa aparente que la provoque, pero la mayoría de las veces ocurre cuando enfrentamos circunstancias que no van o no son como quisiéramos que vayan o sean. Razona Dyer: "te dices a ti mismo que las cosas no deberían ser así (frustración) y entonces eliges la acostumbrada reacción de enfado que sirve a un propósito". Por ejemplo, la ira cuando se conduce el auto (sumamente peligrosa) en contra de otros automovilistas, ciclistas o peatones; en juegos o deportes competitivos; o por comportamientos de los demás que creemos que no debieran comportarse así, cuando en realidad los demás son seres que *tienen derecho* a ser *diferentes.*

Se dice que es más sano expresar la ira que guardarla, y autores como Louise L. Hay, proponen ejercicios inofensivos como los de encerrarse y gritar y golpear almohadones. Sí, realmente la expresión de la ira es más saludable que su represión. Pero existe una postura aún más sana: *no sentir esa ira en absoluto.* En este caso, no habría que enfrentarse con el dilema de si será mejor echarla fuera o guardarla. Hay un viejo proverbio que afirma que es un necio quien no puede enfadarse, pero es un sabio quien no se enfada.

Todos hemos vivido alguna experiencia de ira en nuestra vida, cuyo espacio de duración habrá oscilado entre algunos minutos hasta media hora y luego sentimos que la furia se desvanece, la hayamos exteriorizado o no. Pero numerosas hormonas se liberaron en ese instante en nuestro torrente sanguíneo, igual que como sucede con el estrés (adrenalina, cortisol, etc.), sin encontrar un verdadero objetivo para su liberación, permaneciendo e intoxicándonos de alguna manera.

Por eso se dice vulgarmente "no te hagas *malasangre".* ¿Sabe usted, por ese momento de ira, cuánto tiempo le lleva a nuestro organismo recuperar el llamado *equilibrio homeostático,* es decir que la actividad glandular vuelva a su normalidad? ¡Entre tres y cuatro días! Solamente piense qué le pasa a quien vive permanentemente malhumorado o malhumorada. Desde hace unos años se ha creado un término en medicina: *distimia,* para denominar a las personas que tienen incorporado ese HMN, que dicen aqueja al 3 % de la población mundial. Así que si usted no siente alegría cuando le va muy bien en su trabajo, o cuando está por tomarse vacaciones o cuando está a punto de embarcar en un crucero por las islas griegas, bien puede ser una persona "distímica".

Finalmente, el hábito de mal humor e ira generan el nacimiento de un sentimiento profundo y oscuro como es el **odio,** donde ya cualquier cosa sirve de blanco para descargarlo. Dale Carnegie cuenta la historia del hombre de color Laurence Jones, a quien le preguntaron, luego de haber sido absuelto, si odiaba a los hombres blancos que lo habían arrastrado por el camino para colgarlo y quemarlo y él contestó: *"estoy demasiado ocupado en mi causa* *para odiar... no tengo tiempo para disputar ni para lamentarme y no hay hombre que me pueda obligar a rebajarme lo suficiente como para que lo odie".*

Efectivamente, cuando odiamos, les damos a las cosas o a las circunstancias o a las personas, poder sobre nosotros, sobre nuestro sueño, sobre nuestra tranquilidad, sobre nuestros deseos, sobre nuestra salud. Nuestros enemigos --dice Carnegie-- bailarían de alegría si supieran cómo nos preocupan, cómo nos torturan y cómo se nos imponen.

Desde muchas disciplinas esotéricas se asegura que le damos poder a ciertas *vibraciones o energías nocivas y contaminantes* de la misma *frecuencia energética* de estos sentimientos, pensamientos y hábitos negativos, que se "toman" o se "pegan" sobre nosotros y refuerzan nuestros HMN, sobre todo los de mal humor, ira, violencia, odio, y los estados depresivos, influenciándonos con ideas suicidas. Son llamados "obsesores ocultos".

Según una antigua teoría, que quedó registrada en la kabbalah judía, esto se explica desde el concepto del "*ibur* malo" (espíritu negativo) que se expresa a través de una persona encarnada provocándole perturbaciones de la personalidad y la conducta. Tal vez haya que reflotar estos criterios milenarios y reveer los muy actuales criterios psicologistas.

En su lenguaje infantil de seis años por ese entonces --y tal vez por eso muy acertado-- nuestro hijo nos dijo: "cuando te enojas te *gana el demonio*". Lo mismo ocurre con hábitos como fumar, beber, drogarse, etc.

El odio acumulado, o el "rencor prolongado en el tiempo" se transforma en *resentimiento*. Y este HMN es causante de una respuesta fisiológica de nuestro organismo muy concreta: el estreñimiento crónico, y ambos degeneran en un tipo de cáncer muy común: el cáncer de colon.

El mismo Carnegie le preguntó al hijo del presidente Eisenhower si su padre alimentaba resentimientos, y éste le contestó: "no, mi padre no *pierde* ni un minuto de tiempo *pensando* en las personas que le desagradan" (6).

Como siempre, orientando hacia los escalones de la real y verdadera evolución, el maestro Jesucristo predicaba: "amad a vuestros enemigos, bendecid a los que os maldicen, haced bien a los que os odian y rezad por los que malignamente os utilizan y os persiguen".

¡Qué desafío!

10. La envidia y la traición

Nuevamente tratamos juntos dos HMN porque el segundo, la traición, suele ser la consecuencia final del primero. Ha dicho Miguel de Unamuno:

"La envidia es mil veces más terrible que el hambre físico porque es hambre espiritual". ¿Será tan así? Veamos.

"La envidia constituye un punto neurálgico de la humanidad --nos dice Helmut Schoeck (52)-- cuya existencia surge no bien dos personas llegan a compararse mutuamente. El hecho de que el prójimo sea siempre y de manera potencial un envidioso y, probablemente tanto más intenso cuanto más cercano está, pertenece a los fundamentos más inquietantes y muchas veces bien ocultos, pero decisivos, de la existencia humana".

El envidiar es una fuerza impulsiva muy temprana, inevitable, que acecha ya desde los ojos de los pequeños, por ejemplo, cuando el amiguito le rompe a otro nene su juguete preferido. Está tan intrínsecamente ligada al sentir humano, que cada uno de nosotros la ha encontrado varias veces en la vida. Son pocos los que saben tomar, en el trato con otras personas (amigos, parientes, colaboradores, empleados, jefes, etc.) una posición que controle la envidia, y menos son los que saben evitarla.

Podría asegurarse que no existe persona alguna sin envidia en una sociedad. Sin embargo, siempre suele ser buena una leve susceptibilidad a la envidia, sin la cual no se podría imaginar el juego del intercambio social. Sólo la envidia profunda, el HMN, que suele suprimir casi todas las EP de una persona, es el sentimiento destructivo. Casi nadie le dice al otro: "¡No hagas eso porque provocarás mi envidia!"; más bien se calla sombríamente, o se intenta reemplazar esa actitud honesta con una especie de aceptación (que por supuesto, no es tal), expresando: "Yo tengo una envidia *sana*". La envidia corroe, enferma, lleva a la traición, nunca puede ser "sana". Si usted piensa, habla o siente de otra persona la necesidad de un *reconocimiento* sobre lo que hace o posee esa persona, en realidad usted no está envidiando, por lo tanto no hable de envidia "sana".

Por causa de la envidia cualquier persona puede convertirse en demoledora, pues ese sentimiento es un elemento destructor, inhibitorio, torturante, porque el envidiar implica, de alguna manera, *temer*: se envidia a algo o a alguien y, al mismo tiempo, se tiene miedo de ese algo o de ese alguien. La persona envidiosa termina, además, por avergonzarse en todas partes.

Siempre aparecen motivos para envidiar, los estímulos y la intensidad de la envidia dependen de la *distancia emocional* que pueda existir entre quien envidia y lo envidiado. El envidioso nunca podrá ser tal --asegura Schoeck-- sin el envidiado o lo envidiado, con quien aquél, sin embargo, evita tomar un contacto social o personal. El envidioso no quiere ser descubierto por el envidiado, por lo cual es un gran *simulador*.

El concepto más aproximado al sentimiento de envidia es que no se puede soportar que otro también sea, sepa, valga, o tenga algo de lo que esa persona que envidia carece; de ahí que encuentre una sensación de placer o satisfacción en ver destruido todo eso en la otra persona, sin que por eso quien envidia lo obtenga. Efectivamente, la recompensa de quien envidia consiste en el goce de haber privado al envidiado de algo, o de que alguien (otra persona, una circunstancia, la sociedad) lo "castigue" de alguna manera cuando el objeto de la envidia no pueda ser destruido, como por ejemplo, la gloria adquirida por acciones heroicas, o la fama, o la riqueza, o la popularidad resultantes de su actividad.

Cuenta una fábula que una serpiente empezó a perseguir a una luciérnaga. Ésta huía rápido, con miedo de la feroz depredadora, y la serpiente no pensaba desistir. Luego de varios días de persecución, y ya sin fuerzas, la luciérnaga se detuvo y dijo a la serpiente:

-- ¿Puedo hacerte tres preguntas?

-- No acostumbro dar estas prerrogativas a nadie pero como te voy a devorar, puedes preguntar.....

-- ¿Pertenezco a tu cadena alimenticia?

-- No...

-- Yo te hice algún mal?

-- No...

-- Entonces, ¿por qué quieres acabar conmigo?

-- Porque no soporto verte brillar...

La persona envidiosa piensa: "no es suficiente que a mí me vaya bien, es necesario que al otro le vaya mal". Esto es la "alegría por el mal ajeno" (Nietzsche). O justificar alguna carencia personal al ver que los demás tampoco la obtienen, de allí el dicho: "mal de todos consuelo de tontos". Quienes envidian ven de mala fe los valores personales o materiales de los demás, y normalmente están más interesados en aniquilarlos que adquirirlos ellos mismos. Detrás del deseo primariamente destructor del envidioso se halla el criterio de que requeriría gran esfuerzo por largo tiempo poseer las cualidades o bienes del envidiado, y de que un mundo mejor sería aquél en el cual ni uno ni otro los tuviera.

En el Génesis, 26:14, se lee: "Él (Isaac) poseía muchos bienes en ganado grande y pequeño... por eso lo envidiaron los Filisteos, y secaron todos los pozos que habían cavado los peones de su padre". No mucho ha cambiado desde los tiempos del Antiguo Testamento: la envidia por la hacienda y el sabotaje al abastecimiento de agua del vecino en muchos pueblos de la actualidad permanece igual.

Cita Helmut Schoeck una Enciclopedia inglesa de 1912, sobre Religión y Ética, en donde, en un artículo de Willian I. Avidson, se lee: "Quien posee lo que yo envidio parece, según mi sentir, aventajarme en algo; yo tomo eso a mal. Por eso me alegro cuando el envidiado advierte que su bien, por el cual lo envidio, no le causa plena satisfacción; pero más aún me alegro cuando le acarrea realmente desilusión y pena, pues esto disminuye su superioridad ante mis ojos y nutre más mi sentimiento de autovaloración. La envidia como tal es una emoción dolorosa aunque ligada con placer, cuando su objeto es alcanzado por una desgracia".

El filósofo inglés John Gay (1669-1745) define la envidia como "la *pena* que nace en nosotros al contemplar la prosperidad de los demás"; pero luego añade: "no de cualquiera, y tampoco de todos los demás, sino sólo la prosperidad de ciertas personas". ¿De cuáles?, generalmente de aquellas con las que alguna vez el envidioso/a había *competido* o está *compitiendo*.

De aquí surgen los conceptos de "competir" y "emular". Si ese sentimiento de que el otro es más capaz de obtener diversos logros nos lleva a capacitarnos y a "competir" (más que con el otro, conmigo mismo), para obtener lo que obtiene el otro y más aún para superarlo o "emularlo", ese sentimiento que inicialmente pudo tener algún matiz de envidia se transforma en una sana emoción, una EP que nos induce a automejorarnos, y si no logramos llegar a algún lugar parecido al que está el otro, debemos evitar los sentimientos de *impotencia* y *frustración*, pues serán los pilares de una próxima envidia, verdadero impedimento para que la persona automejore.

Algunos intentan suavizar esta actitud de envidiar usando la palabra "celos", quizás porque éstos son más aceptables para el que los confiesa. Los celos suelen ser más legítimos si los pensamos como resultado del afán de la persona de *conservar algo sobre lo cual tiene algún derecho adquirido*. Esto último marcaría la enorme diferencia entre celos y envidia.

Por otra parte, los celos descansan en una cuestión de confianza: según la concepción judía tradicional, los celos son el peor de los vicios humanos. Uno de los diez mandamientos dice: "No codiciarás la mujer de tu prójimo", pero esta intimación fracasó lamentablemente, por lo que deberemos dedicar nuestros esfuerzos a alguna versión modificada, por ejemplo: "vigilarás a tu mujer (o a tu esposo) lo mejor que puedas".

Relaciones peligrosas

El sentimiento de envidia subyacente en el ser humano hace que una gran mayoría de personas eviten hablar sobre sus logros: "si digo que me va bien me envidian", y si no lo pueden ocultar tratan de explicar todos los problemas que tendrán a raíz de tener un auto nuevo, o de cambiarse de casa, o un ascenso en el empleo, o haber ganado un dinero extra, con el afán de disminuir el logro para no ser víctima de esa energía nefasta de la envidia; y, a veces, esta acción obligatoria llega a tal punto que nadie puede declarar nada agradable sobre sí mismo o sobre algún miembro de su familia. Diversos proverbios expresan el pensamiento de que quien envidia sólo reconoce lo que es digno de envidia, y no la dificultad o el esfuerzo que tuvo que soportar el envidiado para llegar a esos logros, por ejemplo: **"La envidia ve sólo el puente, pero no el pantano sobre el cual fue construido"**.

La envidia es una forma de agresión psíquica. Y su insistencia y persistencia puede poner algunos palos en los engranajes de nuestra vida. No se trata de "creer", a ciegas, en la negatividad; se trata de analizar si existe hasta algo físico en estas perturbaciones. Tampoco se trata de suponer que bastará con el escepticismo o una alta autoestima para estar a cubierto. Porque precisamente no se trata de "creer", no es la creencia (como "profecía autocumplida") lo que nos hace vulnerables. Yo puedo **no** "creer" en la gravedad, quizás nunca haya escuchado hablar del señor Newton, pero si me asomo demasiado por el balcón de un quinto piso terminaré hecho trizas contra el suelo.

Tampoco la bondadosa pero ingenua actitud de **"Dios no permitirá que el mal triunfe sobre mí"**. Si así fuera, Dios no permitiría los asesinatos, las violaciones, tanta muerte inocente… Recordemos que el don más sagrado que Dios le dio al ser humano es, precisamente, el libre albedrío, la capacidad de optar por el bien o el mal (y asumir las consecuencias).

El ser humano siempre encuentra, o se inventa, algo para envidiar cuando lo cree o lo siente necesario. Quien posee la disposición o es impulsado a la envidia, sabrá encontrar siempre cualidades y bienes provocadores y dignos de envidiar. El envidiar es --según Schoeck-- un acto de experiencia: no existe ningún criterio *objetivo* para provocar la envidia. Se podría decir que "el envidioso sólo ve lo que confirma su envidia". De aquí que se habla de la envidia como la "mirada maligna".

Para algunos éste es casi el principal motivo del llamado "mal de ojo" u "ojeadura", que provoca ciertos síntomas, a veces muy agudos, en la víctima (intensos dolores de cabeza, náuseas, somnolencia, cansancio visual y fatiga general). Es un estado que --nos consta-- lo suele "cortar" el llamado "curandero/a".

Es tan energéticamente fuerte el HMN de la envidia que desde tiempos remotos se la relaciona con "sospecha de brujería". Los dichos populares reflejan esa creencia: "Primero la malicia, luego la magia maligna", o "Antes la codicia, luego la brujería", lo que llevó a muchos pueblos a aceptar que la persona envidiosa termina consultando a un brujo o hechicero o convirtiéndose personalmente en un conocedor de "malas artes" para llevar desdicha a otra persona o a toda una familia feliz. Y para ello existen prácticas de todo tipo transmitidas por tradición que, íntimamente ha convencido a mucha gente que cuando alguien sufre una desgracia u otro tipo de pérdida, suele preguntarse si un pariente o amigo o vecino no ha tenido acaso algún motivo para la brujería dirigida contra esa persona.

Aclara muy bien estos conceptos, una vez más, Helmut Schoeck, cuando dice que sin duda la persona primitiva que trata de perjudicar al envidiado mediante rituales o ceremonias irracionales y la persona más culta o instruida, por ejemplo un superior jerárquico, que sabotea calladamente el ascenso de un empleado por envidiar en secreto a este último, actúan impulsados por idénticos motivos, diferenciándose solamente por los medios utilizados. Y continúa este autor haciendo notar que en los países más civilizados existe, por ejemplo, el vándalo que esparce clavos "miguelitos" en el camino, puesto que no puede soportar a la gente que viaja en auto. Y hasta en la vida cotidiana suele aparecer una **"envidia existencial"** de parte de los más ancianos contra los que aún tienen toda una vida por delante.

Nosotros hemos observado, a causa de nuestro trabajo cotidiano desde el año 1995 de transmitir el conocimiento al que se refiere este libro, que mucha gente envidia tener alegría, o poseer la capacidad de silbar y cantar, o de mantener el don de la sonrisa y de la risa.

La envidia genera un sentimiento de *agresión* porque la persona ya es consciente de su impotencia de lograr el bienestar y las virtudes de los demás. Según muchos pensadores, la envidia constituye la principal de las pasiones capaces de mover al hombre a perjudicar abiertamente a su prójimo. Una de las armas a usar es, sin dudas, la **traición** (manifiesta o encubierta): la persona envidiosa se crea los medios de *venganza* para con el envidiado. Siempre tratará de arreglar las cosas de tal modo que su sentimiento de envidia encuentre satisfacción.

El centro de esta cuestión, tal vez, radica en ¿qué hacer ante la persona envidiosa? Primero, que normalmente no sabemos quien es el que nos envidia. Esta persona desarrolla sus sentimientos hostiles sin darse a conocer.

Luego, si "descubrimos" a quien nos envidia y queremos compensarle con algún regalo o un mejor trato o producirle algún mayor bien, tanto más se agrava la situación; porque esta actitud no le haría feliz en lo más mínimo: le agregaría un sentimiento de inferioridad ante la comprensión y la bondad del envidiado y la envidia recrudecería en odio. Aconsejan los metafísicos enviarle emocional y mentalmente: bendición, perdón y amor.

Una última reflexión: ¿qué hacer ante **su** envidia? Se la dejamos para que la procese. Pero le damos una pista: el envidioso es un **NO hacedor**.

11. Enfermedades autoprovocadas

Las consideradas *enfermedades autoinmunes* son un grupo de perturbaciones en las que el sistema inmunológico confunde partes del organismo con el enemigo, dañando de esa manera la capacidad defensiva del propio cuerpo.

Otros sostienen que también se suma un componente que es el débil lazo neuronal entre las dos mitades del cerebro. Para eso existe --en un tipo de medicina china-- el ejercicio de **apoyar la punta de la lengua hacia arriba contra el paladar blando**. De esta manera se estaría logrando un *equilibrio* entre ambos hemisferios.

Sólo puede hablarse de verdaderas enfermedades autoinmunes cuando los anticuerpos (los linfocitos en los casos de mediación celular), son responsables *directos* del síndrome que se trate. La clasificación bien estricta también es amplia: Tiroiditis de Hashimoto, Tirotoxicosis o enfermedad de Basedow, Enfermedad de Addison, Anemia perniciosa o de Biermer, Síndrome de Goodpasture, Anemia hemolítica autoinmune, Cirrosis biliar primaria, Reumatismo articular agudo, Miastenia, Esclerosis en placas, etc. Esto pertenece más a un estudio médico, aquí nos vamos a referir a patologías mucho más populares, para un entendimiento más masivo, con la advertencia que algunas no presentan las características de verdaderas enfermedades autoinmunes.

Aunque, obviamente, la ingerencia de nuestro sistema inmunológico sigue siendo preponderante.

Nos gusta llamarlas enfermedades **autoprovocadas**.

1. Resfrío y dolor de cabeza

Encabezamos la lista con estas sintomatologías no porque sean en sí mismas enfermedades autoinmunes sino porque el resfrío común "de nariz" --junto con el dolor de cabeza tipo *jaqueca*-- son uno de los primeros síntomas que aparecen cuando ha disminuido la potencia de nuestro sistema inmunológico al haber dado lugar a alguna emoción o pensamiento negativo.

El psicólogo de Harvard, David McClelland, estudioso y practicante de estos temas, creador del llamado "efecto Madre Teresa" (que consiste en pasarle a un grupo de control un documental sobre la mujer que cambió los

58

criterios de atención hospitalaria en el mundo y medir los cambios fisiológicos que se producen en el organismo al ver la película), se dedicó expresamente al resfrío y hasta apeló a la intervención de un "curandero". Aseguraba que él se curaba pensando intensamente en una época de su vida en que se sintió cuidado y querido y en buenas relaciones amorosas.

Sin duda, el "recuerdo de lo agradable" -que libera muchas endorfinas- y la **risa** --que triplica la presencia de inmunoglobulina salival A (IgA)-- contribuyen a combatir eficazmente el resfrío y el dolor de cabeza.

2. Infecciones

Tampoco podemos considerarlas como autoprovocadas, pero responden a las mismas circunstancias que del caso anterior. ¿Por qué si se expone a un grupo de personas tomadas al azar ante el mismo agente infeccioso no todas se enferman? Por el motivo del que venimos hablando. Cuando se viven situaciones estresantes, o se convive con HMN, se altera el sistema inmunológico haciendo más susceptibles, a quienes lo padecen, de producir alguna infección.

Cuentan Locke y Colligan que una familia de seis miembros (los padres y cuatro hijos) estuvieron expuestos a la visita de un tío con angina. Sólo enfermó la hija mayor que estaba muy tensionada pues debía aprender el catecismo a tiempo para su comunión.

3. Glucosemia

El organismo no puede romper los azúcares para convertirlos en energía debido a su deficiencia de, principalmente, la hormona insulina producida por el páncreas. Este trastorno puede determinar una hipoglucemia o una hiperglucemia (diabetes). Por lo pronto, hay dos clases de diabetes: Tipo I (insulinodependientes), llamada de la infancia, y Tipo II, llamada del adulto, (cuidarse con la dieta). Suelen ser las personalidades que no han podido asumir eficazmente situaciones *frustrantes* en su vida.

En un estudio, 19 pacientes mayores con diabetes tipo 2, y 5 personas de edad mediana no diabéticos debieron asistir a una aburrida conferencia durante 40 minutos. Al día siguiente, asistieron a un show cómico de igual duración. La mayoría de las personas informó haber reído durante este último. Los sujetos comieron las mismas comidas antes de las presentaciones.

La diferencia no fue significativa en las personas no diabéticas. Aún así, el azúcar en sangre post-comida aumentó menos durante la comedia que durante la conferencia. Para quienes padecían la enfermedad, el azúcar en sangre aumentó en promedio sólo 78 mg/dl durante la comedia, versus 123 mg/dl durante la conferencia, una diferencia significativa. Concluyeron que la risa frustró el aumento de azúcar que ocurre luego de comer.

4. Artritis

Es un extenso abanico en el cual el sistema inmunológico ataca el *colágeno*, componente del tejido conectivo del cuerpo, especialmente en las articulaciones. La de tipo *reumatoidea* es la más dañina y ataca tanto a niños como a adultos. La *osteoartritis*, en cambio, afecta a adultos mayores.

Suelen ser las personalidades faltas de *alegría*, con mucha represión de los sentimientos amorosos. También pueden ofrecer síntomas de *alexitimia*: la incapacidad de expresar oralmente las emociones (sobre todo las positivas). Hoy se aceptan como inevitables los ejercicios físicos de flexibilidad, de estiramiento y de fuerza. También caminar, nadar y reír (todas actividades que liberan endorfinas).

Las articulaciones representan los cambios en la orientación de la vida y la facilidad o la dificultad para llevarlos a cabo. Existe una sensación generalizada de no ser amado y/o de ser víctima. Se hace mucho lugar a las críticas y a los resentimientos.

Artritis en los dedos: deseo de castigar o (subconscientemente) de autocastigarse.

En las manos y muñecas: exceso de dudas y mucho espíritu crítico. Miedo a perder o a no tener nunca lo suficiente.

En brazos y hombros: incapacidad de "abrazar" a otras personas y a las distintas circunstancias de la vida.

En el cuello y las cervicales: inflexible ante otros puntos de vista.

En la cintura y vértebras lumbares: miedo al futuro.

En las rodillas: mucho amor propio e inflexibilidad, está en juego el Yo y la necesidad de justificarse permanentemente.

En las piernas y pies: mucha indecisión para avanzar y entrar en acción. Se quiere avanzar pero sin cambiar actitudes ni manera de ser.

Artritis reumatoidea: (poliartritis), profundo conflicto con la autoridad (padres, jefes, pareja), sentimiento de ser usado y explotado. Incapacidad para alegrarse, divertirse íntimamente y tener un "ánimo festivo" para compartirlo con los demás.

5. Alergias

La hiperreacción al antígeno es típica en el *asma*, en la que el organismo contrae los tubos respiratorios de los pulmones, los bronquios y bronquiolos produciendo desde dificultades para respirar hasta asfixia y muerte. Aunque muchos casos son derivaciones de HMN como inseguridad, timidez, miedo, etc. Emociones fuertes, llorar --e inclusive **reír** mucho-- pueden desencadenar el ataque.

6. Herpes

Es el llamado "virus universal", por ser muy común y padecerlo una enorme cantidad de personas. Existen tres importantes clases: virus Tipo I (produce llagas frías --aftas-- en la boca y en la cara, que aparecen en los pacientes deprimidos y estresados); virus Tipo II (se transmite por vía sexual y es extremadamente virulento) y el "herpes zóster", conocido a nivel popular como *culebrilla* (suele ser eficazmente "curado" por los llamados "curanderos").

Las enfermedades que afectan a la *piel* (el órgano más grande del cuerpo), por ejemplo *soriasis,* tienen una historia muy ligada a los HMN. Por algo se le llama a la piel "la envoltura del ego", porque su gran superficie refleja gráficamente el torbellino interior.

7. Lupus eritematoso

Hay de dos tipos: el *discoide* y el *sistémico* (más comprometido). Aquí el ataque es sobre los propios *tejidos* del cuerpo: músculos, corazón, pulmones, riñones, marcas o manchas en la piel (sobre todo en el rostro, como las ojeras oscuras en forma de "antifaz", tipo ojos de lobo --*lupus*-- o las manchas tipo alas de *mariposa*). No suele tener cura pero sí tiene períodos de remisión: desaparece repentinamente durante años tal como aparece. Sin duda debe haber un importante y muy fuerte componente anímico para que tenga esa sintomatología.

8. Cáncer

El cáncer es visto por mucha gente como una enfermedad devastadora con escasas o nulas posibilidades de curación y su diagnóstico ocasiona un impacto mayor del que produciría cualquier otra enfermedad por muy grave que ésta sea. No hay ninguna dolencia que esté tan estrechamente ligada en la mente humana a la idea de la muerte y al calificativo de "terminal".

Esta enfermedad sigue siendo un misterio científico en muchos casos, especialmente porque se reconocen más de 100 tipos distintos de cánceres y porque "no hay dos cánceres iguales". Dentro de los criterios médico-terapéuticos hay quienes consideran como origen de esta enfermedad, en un 80 %, a factores "externos" a la persona y en un 20 % restantes a factores de marcada influencia psicosomática. En el otro extremo, están los que consideran que solo un 30 % de los cánceres conocidos se deben a factores "externos" a la persona, y un 70 % a aspectos "internos" propios de las actitudes de cada persona.

Entre los factores **externos** se habla de: a) *hereditarios*: por ejemplo, 5 tipos de cáncer de mama y 14 clases de cáncer de colon; también los de próstata y ovarios; b) *raza* y *geográficos*: el cáncer de piel se da más en la raza blanca; el cáncer de paladar en los que viven en el sudeste de China; el cáncer de hígado entre los negros de Sudáfrica; el cáncer de mama es raro entre las japonesas que viven en Japón, no así entre las que viven en Occidente (se sospecha por el cambio en la dieta alimentaria); c) *ambientales*: las *intoxicaciones*: el agua potable con mucho arsénico o mucha dioxina (que filtra el agua de red); los *deshechos* tóxicos de las fábricas; los *pesticidas*; industrias donde se trabaje con radiación, uranio, níquel, cadmio, colorantes y amianto; el *radón*, gas radiactivo natural producido por la descomposición del uranio en la tierra, las rocas y el agua, capaz de penetrar en las casas sin ser detectado; d) antecedentes *clínicos* personales: papilomas, quistes ováricos, enfisemas pulmonares, gastritis crónica, enfermedades venéreas, etc.; e) el exceso en bebidas *alcohólicas*; las *dietas altas en grasas y sin fibra*; los causados por el *tabaco* (entre sus nocivos componentes: nicotina, alquitrán, cadmio --un metal tóxico que interactúa con los aminoácidos obstaculizando la producción de anticuerpos--).

El tabaco es perjudicial fumado, mascado o *aspirado*: es el caso de los que rodean al fumador y se vuelven víctimas pasivas, como por ejemplo los propios hijos (los padres fumadores debieran saber que los pulmones de un niño recién terminan de desarrollarse alrededor de los catorce años). En algunos países el tabaquismo es la primera causa de enfermedad y muerte evitable, y han creado fondos para contribuir a los programas de ayuda a superar la adicción, y a la *potenciación de los espacios sin humo,* no solo en los lugares públicos (en particular restaurantes) sino especialmente en el mundo laboral para su deshabituación. Respecto a los programas de **prevención** del tabaquismo, se orientan a *niños y adolescentes* con el objetivo de disminuir la incidencia del tabaquismo, así como retrasar la edad de inicio --que actualmente se sitúa lamentablemente en los 12 años--. Creemos que la adicción más perniciosa para terceras personas es la del fumador, y lamentablemente es el adicto más desaprensivo ya que no le importa en lo más mínimo si molesta o causa daño con su mal hábito, y si alguien se los hace notar ¡se molestan mucho! Es notable que, estadísticamente, los médicos son los profesionales más fumadores.

Sin embargo, ni todos los que fuman desarrollan cáncer de pulmón ni todos los que no incluyen fibras en su dieta desarrollan cáncer de intestino. Se sabe de personas que estando expuestas constantemente a sustancias que se identifican como cancerígenas continúan en perfecto estado de salud y otras que, a pesar de llevar una vida muy sana terminan por enfermar de cáncer. Lo mismo en los casos de cánceres infantiles hasta los 10 o 12 años de edad. Esto es lo que ha llevado a la necesidad de contemplar otros factores cancerígenos.

Respecto de aceptar aspectos **internos**, íntimos de cada persona, ¿por qué aparece este tipo de consideraciones ante el desarrollo de un cáncer? Porque aunque no se sepa la causa por la cual una célula anormal se reproduce de manera incontrolable, sí se sabe que esa célula sigue su curso y prolifera debido a que el sistema inmunológico, pese a que acudió a atacarla en sus comienzos, no pudo evitar el crecimiento o reproducción (cuando el tumor se ha convertido en una masa detectable --de 1 centímetro de diámetro-- ya está constituido por unos 10 billones de células anormales).

¿Y por qué no fue efectivo el sistema de defensa? Porque por la presencia de HMN, está inhibida o deprimida la potencia inmunológica. Escuchamos en una oportunidad, en un Congreso de Oncopsiquiatría, que "es una *perversión* decir que el cáncer se origina a causa de emociones negativas por parte de la persona". Sin embargo, hay un gran número de pacientes que reconoce haber pasado con anterioridad al diagnóstico por situaciones de crisis (divorcio, muerte de un ser querido, pérdida de trabajo, quiebra económica, etc.) que les provocaron fuertes estados emocionales (depresión, estrés, resentimiento, profundo pesimismo, etc.).

Por eso es que, en los últimos años, junto a avances espectaculares en las terapias contra el cáncer, se han abierto nuevas vías: hoy se sabe que la actitud del paciente ante la enfermedad es fundamental para emprender el camino hacia la salud.

No obstante, el impacto que sigue produciendo solamente la palabra "cáncer" sobre el enfermo y sobre su entorno socio-familiar es enorme. Inmediatamente se asocia a la disminución o pérdida de la capacidad laboral con el consecuente desajuste económico en algunos casos, las prácticamente obligadas alteraciones en las costumbres de los afectados (enfermo y familia), los cambios en la apariencia física ya sean como consecuencia de intervenciones quirúrgicas encaminadas a frenar el crecimiento del cáncer (mastectomía, colestomía, laringectomía, traqueotomía) o como resultado del tratamiento (alopecia), la falta de energía psicofísica sobre todo a raíz de la quimioterapia, pruebas médicas dolorosas con pérdida de la intimidad, complicaciones terapéuticas, cambios en las relaciones interpersonales, sumado a la confusión, la incertidumbre, la sensación de soledad y minusvalía, y el miedo a morir, traen aparejadas ansiedad, depresión y gran enojo o resentimiento que sólo consiguen agravar la situación del paciente.

Algunos mitos

De aquí se deduce que es importante comenzar a destruir **mitos** que rodean al cáncer (3):

1) Todo aquél que tiene esta enfermedad es paciente terminal. No es así, hay millones de personas en todo el mundo para quienes actualmente el cáncer es solo un recuerdo. Gracias al diagnóstico precoz, a los avances tecnológicos, a las nuevas alternativas de tratamiento, a cambios en las actitudes de vida, y especialmente a la forma de entender la enfermedad, el cáncer debe verse hoy como una enfermedad a veces demasiado larga, o casi crónica, pero que puede ser remisible y nunca necesariamente terminal. A pesar de que las estadísticas mundiales, si debemos creer en ellas, lo colocan entre la segunda y la cuarta causa de muerte de la población.

2) Cuando se lucha contra esta enfermedad no hay lugar en la vida para la alegría ni para la intimidad. Hay miles de personas que conllevan   el desafío de esta enfermedad y mantienen una vida muy cercana a la que normalmente tenían en estado de salud. Por otra parte, es necesario imponerse esta conducta de vida.

3) No hay en ningún lado garantías de curación. Esto es en parte real, pero también es cierto que no hay ningún "veredicto" de solamente un cierto tiempo de sobrevida. A la hora de evaluar las posibilidades de remisión de un cáncer se tiende a pensar que ésta depende única y exclusivamente del tipo de cáncer diagnosticado, de su estado y grado de evolución y que la curación puede ser posible si el cáncer es de menor importancia que otros tipos. Es cierto que no todos los cánceres son iguales y que unos revisten mayor gravedad que otros, pero aún así no hay dos cánceres que se comporten del mismo modo.

En la práctica clínica, y aún en contra de cualquier *pronóstico*, los resultados no siempre son los mismos. Es imprescindible que la persona afectada tome conciencia de que su cáncer es único y que ningún otro, por parecido que sea, va a desarrollarse o a responder de la misma manera. Dos pacientes con el mismo diagnóstico, el mismo tratamiento y la misma medicación, uno se cura y el otro fallece…

4) No hay nada que el enfermo pueda hacer para recuperar su salud, más que someterse a los profesionales y a los tratamientos. Nada más incorrecto, la participación activa del paciente puede hacer más probable su recuperación.

Sabemos que nuestro comportamiento y el modo en que reaccionamos ante las cosas que nos ocurren en la vida, a través de nuestros pensamientos, nuestras emociones, nuestro lenguaje, afectan decididamente nuestra salud. Pero muchas veces el modo incorrecto en que estos conceptos son transmitidos hace que cualquier enfermo (incluido el de cáncer) piensa que se les está diciendo que ellos son los responsables de que la enfermedad se les manifieste o que de alguna manera tienen la culpa si su enfermedad no mejora del modo deseado. No hay culpas, pero sin dudas cualquier actitud que se tome para lograr **o no** una recuperación es una actitud correcta para bien o para mal de la persona. Hay mucho que aún está en las manos y en las posibilidades del enfermo.

Las emociones y las actitudes negativas al enfrentarse a una enfermedad considerada de diagnóstico grave pueden ser tan dañinas como la propia enfermedad. Es necesario aceptar que vivenciar emociones positivas aumentan la habilidad del sistema inmunológico y que, por lo tanto, la curación no es solo monopolio de la medicina, hay un alto grado de responsabilidad en la búsqueda de la salud por parte del enfermo. En la psicología de la personalidad, se distinguen dos clases de personas: las de Tipo A: individuos airados, tensos, candidatos de alto riesgo hacia los trastornos cardiovasculares; y los de Tipo B: más relajados y seguros. La psicóloga de la UCLA, Lydia Temoshock, incluyó a los de Tipo C: son los que *necesitan* sentirse felices y *controlando* la situación. No manifiestan sentimiento negativo alguno. Serían los más predispuestos a desarrollar un cáncer. O una vez contraído, son los que sufren recaídas, o algún agravamiento o muerte. Son "agradables y muy buenos pacientes". Se mantienen firmes por la estabilidad de su familia. Sobre todo las pacientes de cáncer de mama, son las que dicen: "yo me siento muy bien, pero me aflige mi marido, él toma todo a la tremenda".

Otra observación es que los pacientes que reaccionan *negando* que tuvieran algo malo o demostrando "espíritu de lucha" y no pierden la ***alegría de vivir***, son los que sobreviven más tiempo o terminan derrotando a la enfermedad. Los que sucumben con mayor rapidez son los que reaccionan mostrando una actitud estoica o desvalida. También se cree que la *depresión* tenga un efecto cancerígeno. Donde no hay duda es que casi todos los pacientes de cáncer padecen de una importante depresión que agrava el proceso.

Es alentador que en una encuesta nacional entre especialistas de cáncer emprendida por la UCLA, se obtuvo 649 respuestas, en las cuales el 90% de los oncólogos asignaban la importancia más elevada a las actitudes de optimismo y esperanza. Había un acuerdo contundente en que una fuerte voluntad de vivir, unida a la necesaria confianza en el médico, y el apoyo incondicional de la familia y los amigos, creaban una atmósfera conducente a un tratamiento eficaz. También un buen porcentaje reconoció que los pacientes que adoptan una actitud negativa (depresión, amargura, frustración, desesperación) o que recientemente se han jubilado o han fracasado en alguna empresa vital, o se han *quedado sin trabajo*, experimentan un rápido avance de la enfermedad.

Sigue vigente el hecho irrefutable de que hay personas que sobreviven a ataques terribles de cáncer contra todo pronóstico médico desfavorable. Son las llamadas *remisiones espontáneas del cáncer*. Y hasta se las relaciona con un santo patrón: San Peregrino. Alrededor del año 1290, cuando era un cura joven, estuvo a punto de que se le amputara una pierna a causa del cáncer. La noche anterior a la operación oró fervorosamente y soñó que se curaba. Cuando despertó, su sueño se había realizado. Vivió hasta los ochenta años y murió en 1345, sin evidencia ulterior del cáncer. Durante su vida se dedicó al servicio de quienes sufrían esa enfermedad.

En la actualidad, hay decenas de tratamientos para el cáncer fuera de la órbita médica tradicional de quimioterapia, bioquimioterapia, radioterapia, cirugía y la muy orientada inmunooncología. Así tenemos desde la bioenergía (por ejemplo una disciplina como el reiki), pasando por compuestos de hierbas y florales; la crotoxina (venenos de ofidios); los gorgojos de la provincia de Misiones (Argentina); el HANSI (Homeopático Activador Natural del Sistema Inmunológico = oligoelementos + fosfolipasa A2); el bicarbonato introducido por catéter directamente en el interior del tumor, creado por el actual Dr. Tulio Simonsini, de Italia (según él, el cáncer es un hongo: el Cándida Albicans), a quien se le quitó el título médico por el uso de estos conceptos y de la nueva terapia. Pasó lo mismo con el ya fallecido Dr. Ryke Geerd Hamer, de Alemania, quien hablaba de las 5 Leyes que producían desde lo psíquico-emocional, el cáncer.

Dentro de estas terapias cabe mencionar la creada por el radioterapeuta Carl Simonton, su esposa Stephanie Matthews-Simonton y la psicóloga Jeanne Achterberg-Lawlis, donde en diez días de internación los pacientes aprenden técnicas para controlar o vencer la enfermedad (especialmente el cáncer de mama), basadas en la relajación, la meditación y principalmente visualizar al propio sistema inmunológico atacando y venciendo a las células cancerosas.

También se trabaja hacer frente al miedo (sobre todo al miedo de la muerte y al de la quimioterapia) en lugar de ignorarlo. Lo mismo prepararse para que no aparezca el sentimiento de culpa si no se hace bien la terapia o se fracasa, ya que el riesgo --*como en cualquier terapia*-- existe cuando los pacientes se convencen de que si piensan y actúan de la manera correcta obtendrán el éxito y luego, si no lo logran, el derrumbe es mayor. Igualmente corregir un sentimiento muy parecido que es cuando, como comentamos, el paciente se censura por no haber podido controlar sus HMN y, supuestamente,

66

haber generado la enfermedad.

Una cosa parece ser bien cierta y comprobable: la acidez de la sangre y, en especial la falta de oxigenación de la misma, que deja "sin aire" a las células, las obliga a mutar para sobrevivir, volviéndose cancerígenas. Un buen camino parece ser ingerir agua alcalinizada u oxigenada con gotas de agua oxigenada al 3% (valor alimentario).

¿Conoce usted a que se le llama "leucopenia"?: es la disminución muy marcada de glóbulos blancos, sobre todo cuando la persona recibe quimioterapia. Esa disminución se va recuperando paulatinamente hasta los 25 a 30 días. Lo que ocurre es que en ese lapso, el paciente volvió a recibir una o más "quimios", cuyo resultado es que no alcanzan a recuperarse los leucocitos. Nosotros hemos tenido testimonios de alumnas con cánceres de mamas que recuperaron en 7 a 10 días su valor globular normal a través del apoyo que significa repetir diariamente los ejercicios que integran nuestra "secuencia de la salud".

9. Sida (síndrome de inmunodeficiencia adquirida)

La última gran enfermedad epidémica del segundo milenio. Tampoco podríamos hablar aquí estrictamente de una enfermedad autoinmune o autogenerada, pero la ponemos en la lista por la enorme ingerencia que tiene nuestro sistema inmunológico. Pensemos: ¿es enorme la ingerencia que tiene sobre el **VIH** (virus de la inmunodeficiencia humana) nuestro sistema inmunológico? ¿o es el VIH quien tiene una enorme ingerencia sobre nuestro sistema inmunológico? ¿por qué, frente a la presencia del virus, están los tal vez mal llamados "portadores sanos" y los "enfermos"?

A partir de las (ahora reconocidas por fraudulentas) declaraciones en 1984, del Dr. Robert Gallo --actualmente multimillonario al aliarse con la multinacional farmacéutica Merck-- cuando publicó cuatro artículos en la revista "Science", alegando que había "aislado" el virus del VIH y concluyendo que era *causa probable del SIDA*, y posteriormente explicando que el sistema inmunológico tiene varios tipos de linfocitos T, entre los cuales hay "ayudantes" (que producen acciones y sustancias para elevar la agresividad) e "inhibidores" (que disminuyen la actividad de otras células inmunitarias) y que un sistema normal tiene dos veces más células ayudantes que inhibidoras, y el paciente de sida tiene la proporción opuesta. Esto significa que tiene un sistema inmunológico que se contiene y no ataca al invasor, y parece ser una labor del retrovirus VIH que no solo elimina --o los usa para reproducirse-- a los linfocitos *killer CD4* (que no lo atacan por estar frenados por los supresores) sino que "confunde" a los linfocitos *helper* (ayudantes) y posteriormente los mata.

Luego se dijo que tal vez las investigaciones debían orientarse no tanto a "matar" al VIH sino a impedirle que anule a los linfocitos ayudantes, lo cual --por otra parte-- predispone a la aparición de las llamadas infecciones "oportunistas": los cuerpos de estos pacientes son arrasados por toda clase de hongos, protozoos y otros virus y hasta del Sarcoma de Kaposi. La prognosis es pobre, aún no se conoce a alguien que haya recuperado el sistema inmunológico normal.

Eso si seguimos aceptando la presencia o existencia de un supuesto retrovirus o "virus del sida", a quien ningún investigador, hasta el momento, ha podido fotografiar (imagen por microscopía electrónica) ni mostrarlo "aislado" ante toda la comunidad científica mundial.

Así se ha comenzado a hablar de "la trampa del sida" y de cómo los tests de VIH no tienen base científica y no son válidos como herramienta para determinar quién desarrollará SIDA. Estos supuestos tests se usan para informar a las personas si son VIH negativos o VIH positivos y en este último caso se les comunica que tienen una enfermedad fatal y deben comenzar un tratamiento farmacológico muy peligroso.

En el Test Elisa se lee: "Por si solo no puede ser usado para diagnosticar el sida. Hasta el momento no hay normativa reconocida que establezca la presencia o ausencia de anticuerpos VIH-1 en sangre humana".

En el Test Western Blot se lee: "No usar este test como única base para diagnosticar infección de VIH".

El Test genético PCR y el Test genético bDNA incluye: "No tiene como propósito ser usado para análisis de exploración de infección VIH o como test diagnóstico que confirme la infección por VIH".

El Test Rapid dice: "Tiene como propósito ayudar en el diagnóstico de la infección por HIV-1".

Todo esto es asombroso, pero los test de SIDA no buscan ni encuentran VIH y nadie ha probado que un resultado positivo de tener anticuerpos signifique que la persona esté infectada por VIH.

El problema es que las proteínas de estos tests se encuentran también en personas que están o han estado embarazadas, han sido vacunados (por ejemplo de gripe), por transfusiones de sangre, en aquellos que han consumido drogas o que han tenido infecciones por herpes, viruela o sarampión. El simple hecho de haber estado en alguna de estas circunstancias puede hacer que resulte positivo el test de VIH.

El premio Nobel (1993) Kary Mullis, bioquímico estadounidense, ha pedido públicamente durante años ver las referencias científicas que prueben que el SIDA es causado por el virus VIH. Hasta ahora nadie ha mostrado dichas pruebas. La evidencia epidemiológica de que un test positivo está en correlación con los casos de SIDA sencillamente no existe. Ni siquiera alguien tiene una teoría de cómo el VIH mata suficientes células T del sistema inmune como para provocar esta enfermedad.

Médicos de SIDA han envenenado accidentalmente hasta la muerte a una cantidad estimada en trescientas mil personas durante "la histeria del SIDA" entre los años 1987 y 1997 administrando el fármaco AZT. Esto constituye la mayor iatrogenia de la historia, o lo que es lo mismo "genocidio por causas médicas". Aquellos que murieron, incluyendo Arthur Ashe, Rudolph Nureyev y Freddy Mercury fueron convencidos para tomar el tratamiento con AZT. Estas personas estaban bien de salud. Hoy, en 2009, la media de edad de aquellos que toman la moderna terapia antiretroviral HAART es de 45 años. Muchos murieron porque su sistema inmunitario estaba dañado debido al abuso de drogas, a las repetidas infecciones y por no comer y dormir bien. Otros se suicidaron cuando supieron que eran VIH positivos. Otros por pensar firmemente que iban a morir, la mente obedece.

A muchos oficialistas --es decir, defensores del ficticio VIH/SIDA-- no les ha alegrado en absoluto la concesión del Nobel de Medicina del 2008. En efecto, haber premiado al Dr. Luc Montagnier, que es un disidente del retrovirus, y dejado fuera al Dr. Robert Gallo, que es el principal --y casi único-- defensor público del retrovirus. El Dr. Montagnier es disidente de la causa del SIDA desde 1990, cuando formuló su "hipótesis de los co-factores": "puesto que el VIH no puede por sí solo matar célula alguna, hace falta que haya otro factor que actúe al mismo tiempo sobre la misma célula". Durante una decena de años estuvo buscando micoplasmas y otros microbios sin encontrar ninguno al que poder convertir en "co-factor del VIH". Ahora, habla de co-factores mucho más interesantes y que realmente inciden: miedo, angustia, problemas psicológicos, malos hábitos de vida, etc.

Nuestros muy familiares **HMN**.

2

LAS EMOCIONES ¡QUE POSITIVAS!

Sabemos demasiado y sentimos muy poco.
Al menos, sentimos muy poco de esas
emociones creativas de las que surge
una buena vida.
BERTRAND RUSSELL

12. Un buen estado

Según el psicólogo norteamericano William James, una *emoción* "es un estado de la mente que se manifiesta a través de nítidas alteraciones en el cuerpo".

Para el doctor John Schindler, las *emociones positivas* (**EP**) son las que tienen dos efectos generales: primero, sustituyen los HMN que estaban produciendo una acción perniciosa en nuestro organismo; y segundo, generan determinadas respuestas en las funciones internas del cuerpo físico estableciendo un óptimo equilibrio del estado psicofísico. Ambos efectos son los que nos llevan a exclamar: "¡Qué bien me siento!".

"Uno sabe siempre --afirma Claude M. Bristol-- cuándo un hombre o una mujer está haciendo uso en su vida de sus pensamientos y de sus emociones positivas: tienen aplomo, seguridad de sí, valor y magnetismo. Efectivamente, hay en torno de ese tipo de personas un espíritu que puede resultar hasta contagioso. Saben lo que quieren y cómo van a conseguirlo. Han concebido su futuro y van hacia él resueltamente. Suelen tratar de estimular a los demás a que hagan mayores esfuerzos, por el bien de ellos mismos. Dichas personas son los que *planean* y *hacen* el mundo. La gran masa de seres que no piensan y no sienten positivamente, los siguen".

La Inteligencia Emocional

El término Inteligencia Emocional se refiere a la **capacidad humana de sentir, entender, controlar y modificar estados emocionales en uno mismo y en los demás.** Inteligencia emocional no es ahogar las emociones, sino dirigirlas y equilibrarlas.

Un ilustre antecedente cercano de la Inteligencia Emocional lo constituye la teoría de "las inteligencias múltiples" del Dr. Howard Gardner, de la Universidad de Harvard, quien plantea (*"Frames of Mind"*, 1983) que las personas tenemos 7 tipos de inteligencia que nos relacionan con el mundo. A grandes rasgos, estas inteligencias son: 1) *Inteligencia Lingüística*: es la inteligencia relacionada con nuestra capacidad verbal, con el lenguaje y con las palabras; 2) *Inteligencia Lógica*: tiene que ver con el desarrollo de pensamiento abstracto, con la precisión y la organización a través de pautas o secuencias; 3) *Inteligencia Musical*: se relaciona directamente con las habilidades musicales y ritmos; 4) *Inteligencia Visual-Espacial*: la capacidad para integrar elementos, percibirlos y ordenarlos en el espacio, y poder establecer relaciones de tipo metafórico entre ellos; 5) *Inteligencia Kinestésica*: abarca todo lo relacionado con el movimiento tanto corporal como el de los objetos, y los reflejos; 6) *Inteligencia Interpersonal*: implica la capacidad de establecer relaciones con otras personas y 7) *Inteligencia Intrapersonal*: se refiere al conocimiento de uno mismo y todos los procesos relacionados, como autoconfianza y automotivación.

Pero fue el trabajo de Daniel Goleman, investigador y periodista del New York Times, quien llevó el tema al centro de la atención en todo el mundo, a través de su obra *"La Inteligencia Emocional"* (1995). Según este autor, cuatro son las inteligencias que nos interesa destacar:

• *Inteligencia Corporal*

Aprendemos que el cuerpo se encarga de respirar, de hacer la digestión, de filtrar la sangre, regular la cantidad de enzimas y hormonas, etc. El cuerpo siempre se encuentra en el Presente. Por medio del cuerpo y sus características implementamos ciertas disciplinas o **hábitos físicos**.

• *Inteligencia Mental*

Accedemos al proceso del discernimiento, la reflexión, la capacidad de pensar sobre lo que hemos pensado. Surgen así los **hábitos de pensamiento o mentales**.

• *Inteligencia Espiritual*

Nos conecta con el Sentido de la vida, la Misión de nuestra vida, y la Unión con algo Superior. La Unión es la máxima realización humana y siempre se traduce en **Paz Interior y Gozo**. Despierta en nosotros el **servicio**, el espíritu cooperativo, factor fundamental de la organización moderna.

• *Inteligencia Emocional*

Define lo actitudinal, es la capacidad que poseemos para conectarnos con nuestros sentimientos o emociones y aprender de los mismos y determina nuestra capacidad de elegir el estado de ánimo conducente a la situación dada. Se manifiestan los **hábitos de acción**. Definir si se decide vivir en la preponderancia del **entusiasmo** que es el resultante de la **motivación** y el **compromiso** o, en el **miedo** que es la emoción resultante del **mando** y **control**.

Observamos las emociones como respuestas del cuerpo a los pensamientos, muchas de ellos condicionados por nuestro modelo mental e insertos en la historia de vida personal.

Nuestro estado anímico influencia en gran medida lo que hagamos.

Cuando usted está triste, se mostrará retraído. Cuando está contento, derrochará buen humor. Pero si usted no sabe cómo está, entonces tampoco sabe cuál es su forma de actuar más probable, y por tanto, no estará seguro de cómo ponerla en práctica.

Para desarrollar la inteligencia emocional se debe procurar:

• La capacidad de auto motivarnos,
• Ser perseverantes en las rutas principales de nuestra vida a pesar de las frustraciones,
• Controlar los impulsos,
• Diferir o no esperar gratificaciones,
• Autoregular nuestros propios estados de ánimo,
• Evitar que la angustia interfiera con nuestras facultades racionales,
• Desarrollar la capacidad de empatizar y confiar en los demás,
• **Adoptar una actitud risueña ante las situaciones de la vida**,
• **Incorporar la EP del Buen Humor**.

Lo más importante, tal vez, es que a raíz de estos estudios surgió una bastante clara diferenciación entre lo que se usó mucho tiempo llamado el **CI** (Coeficiente Intelectual) y la **IE** (Inteligencia emocional). El primero es una puntuación, resultado de alguno de los test estandarizados diseñados para valorar la inteligencia. Y a raíz de ellos se estableció un puntaje de 100 de CI, para una inteligencia "normal", teniendo en cuenta que la escala se extiende desde 0 (IQ nulo) hasta 201 (máximo probable en escala de Stanford-Binet contando el máximo de rareza). Así tenemos: a) Encima de la media: CI 101-114; b) Inteligencia brillante: CI 115-129; c) Superdotación intelectual: CI 130-139; d) Genialidad intelectual: CI 140-154; e) Altas capacidades intelectuales: CI 155-174; f) Inteligencia excepcional: CI 175-184; g) Inteligencia profunda: CI 185-201.

Contraponiéndose a la más importante (para nosotros y para la gran mayoría) **IE**: una persona puede tener un altísimo coeficiente intelectual pero en su vida cotidiana y de relaciones resulta ser alguien lleno de HMN (escasa Inteligencia Emocional) que le impiden transcurrir de una manera equilibrada y armonizada acorde a su CI.

No existe un test capaz de determinar el *grado de inteligencia emocional*, a diferencia de lo que ocurre con los test que miden el cociente intelectual (CI). Jack Block, psicólogo de la universidad de Berkeley, ha utilizado una medida similar a la inteligencia emocional que él denomina *"capacidad adaptativa del ego"*, estableciendo dos tipos teóricamente puros, aunque los rasgos más sobresalientes difieren ligeramente entre mujeres y hombres:

"Los hombres que poseen una elevada inteligencia emocional suelen ser socialmente equilibrados, extrovertidos, alegres, poco predispuestos a la timidez y a rumiar sus preocupaciones. Demuestran estar dotados de una notable capacidad para comprometerse con las causas y las personas, suelen adoptar responsabilidades, mantienen una visión ética de la vida y son afables y cariñosos en sus relaciones. Su vida emocional es rica y apropiada; se sienten, en suma, a gusto consigo mismos, con sus semejantes y con el universo social en el que viven. Pero los hombres con un elevado CI se caracterizan por una amplia gama de intereses y habilidades intelectuales y suelen ser ambiciosos, productivos, predecibles, tenaces y poco dados a reparar en sus propias necesidades. Tienden a ser críticos, condescendientes, aprensivos, inhibidos, a sentirse incómodos con la sexualidad y las experiencias sensoriales en general y son poco expresivos, distantes y emocionalmente fríos y tranquilos".

"Las mujeres emocionalmente inteligentes tienden a ser enérgicas y a expresar sus sentimientos sin ambages, tienen una visión positiva de sí mismas y para ellas la vida siempre tiene un sentido. Al igual que ocurre con los hombres, suelen ser abiertas y sociables, expresan sus sentimientos adecuadamente (en lugar de entregarse a arranques emocionales de los que posteriormente tengan que lamentarse) y soportan bien la tensión. Su equilibrio social les permite hacer rápidamente nuevas amistades; se sienten lo bastante a gusto consigo mismas como para mostrarse alegres, espontáneas y abiertas a las experiencias sensuales. Y, a diferencia de lo que ocurre con el tipo puro de mujer con un elevado CI, raramente se sienten ansiosas, culpables o se ahogan en sus preocupaciones. De parecida manera, la mujer con un elevado CI manifiesta una previsible confianza intelectual, es capaz de expresar claramente sus pensamientos, valora las cuestiones teóricas y presenta un amplio abanico de intereses estéticos e intelectuales. También tiende a ser introspectiva, predispuesta a la ansiedad, a la preocupación y la culpabilidad, y se muestra poco dispuesta a expresar públicamente su enfado (aunque pueda expresarlo de un modo indirecto)".

Ahora si, continuemos, ¿recuerda la "lista" de HMN que debió confeccionar en el capítulo primero? Bien. Por favor, confeccione ahora una lista parecida, pero de EP (o "sentimientos", o "actitudes" positivas).

Le prestamos la misma ayuda que en la oportunidad de la lista anterior, vamos a colaborar con tres EP que tienen mucho que ver con algunos temas importantes de nuestra propuesta: la *alegría*, la *felicidad* y el *optimismo*. Una vez más, deje a un lado el libro y trabaje otro poco.

- -

¿Terminó la lista? Bravo. Sigamos.

Suele ser una sorpresa para la gran mayoría de nuestros alumnos encontrarse con que despliegan una lista de numerosísimas EP. Esto es muy importante, sobre todo para los que creen y dicen que en la vida abundan más las circunstancias y condiciones negativas.

Y aunque algunas se parezcan, en esencia son todas distintas, ya que "trabajar" (o "vivenciar"), por ejemplo, el agradecimiento, no es lo mismo que trabajar la alegría, o el optimismo, o el buen humor.

Si ahora debiera usted responder si le parece lo mismo "odio" que "preocupación", o "venganza" que "mal humor", o "depresión" que "intolerancia", etc., seguramente usted contestaría que no son lo mismo. En cambio, tal vez le parezcan lo mismo --o casi-- si le preguntáramos diferencias entre "alegría" y "felicidad", u "optimismo" y "entusiasmo", o "tolerancia" y "comprensión", etc. Pues bien, así como los HMN son distintos entre sí, con las EP ocurre lo mismo. La felicidad suele relacionársela o peor aún, confundírsela con la alegría, al respecto, en el último capítulo de este libro (el octavo) encontrará las sustanciales diferencias para que saque usted sus propias conclusiones.

Lo mismo ocurre con el concepto de optimismo, que sigue a continuación, el cual tiene una simbiótica relación también con la alegría, y, del mismo modo, intentamos aclararlo y diferenciarlo en el capítulo siete.

Aquí vemos algunas EP que creemos deben explicarse. Al igual que lo sucedido con los HMN, no es el objetivo extendernos en la totalidad de las EP. Aclaramos que otros autores hablan de "valores humanos" o de "cualidades morales" cuando se refieren a las EP.

13. Optimismo y entusiasmo

Sobre este tema algo adelantamos en nuestro libro antecesor de éste

("La Risa y la Salud"). Aquí profundizamos de manera más **práctica** los conceptos.

Un elemento fundamental que hace del optimismo algo subjetivo es que involucra el modo en que se interpreta la realidad. Para el optimista la vida es básicamente un desafío. Evalúa, y frente a lo dado, opera positiva y creativamente. Sin duda el optimista tiende a evaluar más los aspectos negativos de las cosas que los pesimistas evaluar lo positivo.

Sus características en relación con la alegría

☺ El optimismo es una manifestación más reducida y privada que la alegría. La persona optimista no suele "mostrarlo".

☺ Es una actitud mental o EP sobre algún acontecimiento bien particular, por lo que es mental y dirigido.

☺ Aunque es mas restringido que la alegría apunta a elaborar una continuidad de vida, por lo cual asume la característica de una "forma de **estar**".

☺ Es una *actitud de la **inteligencia:*** creer en el triunfo.

Tenga presente estas características para compararlas con las que corresponden a nuestros criterios sobre la alegría (ver apartado n° 45).

Estrategias del optimismo

En nuestros cursos desarrollamos *"estrategias"* del optimismo", pues para nosotros el optimismo es una actitud mental susceptible de "trabajarse" para ser incorporada en nuestros esquemas de vida. Es optimista, el que sabiendo lo difícil que puede ser el camino, no elegiría ningún otro; es el que duda constantemente de lo que la mayoría acepta; es el que construye y nunca destruye; es el que al ver la realidad trata de crear su propio mundo, para darle sentido a su existencia.

☺ *No se disminuya ante las dificultades.*
   a. Piense y actúe como alguien que resuelve problemas.
   b. Busque múltiples opciones a sus asuntos.
   c. Encuentre lo bueno en situaciones adversas.
   d. Tenga una actitud de aprendizaje ante sus errores.

☺ *Crea firmemente que tiene control sobre su futuro.*

Cuando usted se inscribe en una carrera universitaria, no piensa que va a demorar seis años en recibirse y desiste; cuando usted decide casarse no piensa que se va a separar a los dos meses y desiste; cuando usted planifica por la mañana las actividades del día que comienza no piensa que no va a poder hacer nada y se queda en la cama. Usted ejerce más control sobre su futuro de lo que imagina.

    a. Tenga confianza en usted mismo.

    b. Sepa que con esfuerzo y conocimiento puede superar las adversidades.

    c. Enfrente la realidad tal como es y no como desea que fuera. Aunque puede programarla, pero sin autoengañarse.

    d. Utilice su imaginación para "visualizar" sus próximos triunfos.

    e. **Convénzace que lo mejor aún está por llegar en su vida (*).**

☺ *Tenga en cuenta la permanente renovación de sus energías.*

    a. Propóngase ser entusiasta.

    b. Trate de conocer siempre nuevas personas.

    c. Amplíe constantemente sus conocimientos sobre estos temas.

    d. Cultive su crecimiento espiritual (recuerde a su Guía Espiritual).

    e. Relaciónese siempre con los niños.

    f. Use verdaderamente un día de descanso por semana.

    g. Realice metódicamente nuestra "secuencia de la salud".

☺ *Elija el mejor "color" para las situaciones de su vida.*

    a. Comience por ser agradecido.

    b. Haga una lista de todas las cosas buenas que posee y otra de todas las cosas materiales que posee y verá que es usted "millonario".

Durante la crisis que se gestó en 1929 en los Estados Unidos a causa del quiebre de la bolsa de Nueva York y que luego se hizo mundial, los habitantes de ese país entraron en una "psicosis colectiva", que los fue llevando a suicidios masivos. El gobierno de ese momento (presidido por Herbert Clark Hoover) contrató "motivadores" como Napoleón Hill y especialmente Dale Carnegie, para que les insuflaran algo de optimismo a la población. Este último los hacía reflexionar diciéndoles que hicieran una lista de todas las cosas "buenas" que poseen, comenzando por la salud, la familia, los amigos, y luego otra lista con todas las cosas "materiales" que aún poseen a pesar de la crisis, desde los platos y cubiertos de sus casas. Finalmente que le pusieran un valor económico a todas esas cosas, por ejemplo: ¿cuánto "vale" la salud? ¿qué "precio" le pondría a un hijo o hija?, para que se dieran (y nos diéramos) cuenta que serían cifras multimillonarias si pudieran traducirse en dinero.

    c. **Conozca la sabiduría de disfrutar lo que ya posee (*).**

    d. Acepte de buen ánimo aquello que realmente no puede cambiarse.

e. Absténgase de criticar y juzgar con dureza a los demás.

f. Agradezca todas las mañanas al despertarse.

g. Cultive la sonrisa y la risa.

(*) Los conceptos en **negrita** corresponden a las dos **máximas** del optimismo.

¡A entusiasmarse!

Pero también el optimismo --y la alegría-- se relacionan íntimamente --pues lo provocan-- con el **entusiasmo**.

¿Y que es el entusiasmo?, es aquello que induce a la acción, ya que proporciona un *motivo*. El motivo es un "*impulso* interior" que incita a actuar, una especie de fuerza: el *motor de la vida* que pone en marcha una acción en un intento de producir resultados concretos. Es el motor sin el cual no se puede hacer nada en la vida. Absolutamente nada. Ni la acción más pequeña podría llevarse a cabo sin un mínimo de entusiasmo que nos empuje. Todos sus pensamientos, todas sus palabras y todos los actos en los que usted participa *voluntariamente* obedecen a un motivo determinado o a una determinada combinación de motivos.

Nadie hace nada jamás sin tener un motivo.

¿Y cuál es el motivo del entusiasmo? (piense). Un **logro**.

El punto es ¿cómo obtener entusiasmo cuando aparece el desánimo, cuando las cosas no salen o salen mal? La respuesta se sustenta en el mismo fundamento que proponemos para la sonrisa, la risa y la alegría: **fuércelo**.

Para **tener entusiasmo actúe con entusiasmo.**

De la misma manera que cuando alguien *quiere* estar enfermo, *actúa como si estuviera enfermo*; o cuando quiere ponerse triste, *actúa con tristeza*; cuando quiera sentir entusiasmo *actúe con entusiasmo*, de la siguiente manera:

- ☺ ¡Hable en voz alta y con rapidez! Su mente también funcionará a mayor velocidad.
- ☺ ¡Acentúe las palabras decisivas!
- ☺ ¡Mantenga un tono de voz agradable!
- ☺ Hable "sosteniendo la **sonrisa**".
- ☺ Regule y cambie su lenguaje, dirija sus pensamientos y controle sus emociones, estableciendo relaciones armoniosas con los cambios que se produzcan en usted y en su entorno.

☺ ¡Muévase con un ritmo que siente que lo favorece! Siempre tendiendo a mayor actividad.

☺ Compórtese con entusiasmo cuando esté con desaliento.

☺ Dedique la mayor parte del tiempo posible a alguna tarea muy agradable para usted.

☺ ¡Vincúlese con gente entusiasta, desvincúlese de aquellos que no lo son, y trate usted también de entusiasmar!

☺ ¡Pida asistencia para asumir estas actitudes a su Guía Espiritual!

Aconseja Andrew Matthews hacernos la siguiente pregunta con la consiguiente puesta en acción: ¿voy a estar bien y entusiasta los próximos cinco minutos? ¡Sí, por supuesto! Y es lo que hacemos, y una vez transcurridos esos cinco minutos, ponerse como meta otros cinco minutos.

14. Perseverancia y paciencia

¿Quién no conoce el refrán popular: "*persevera y triunfarás*"? En todos los ámbitos, en todas las profesiones, en todos los aspectos de la vida de una persona, logra sus objetivos el que **persevera.**

La historia de la humanidad está colmada de ejemplos de perseverancia. Y muchos cercanos a la tosudez. Los cientos (otros hablan de miles) de intentos de Thomas Alva Edison (1847-1931) hasta lograr que encendiera su bombilla eléctrica; él dijo: "la genialidad es un uno por ciento de inspiración y un noventa y nueve por ciento de transpiración". Las constantes derrotas electorales de Lincoln hasta que fue electo presidente. La importante pérdida de visión de Miguel Angel (1475-1564) por pintar muy incómodamente la Capilla Sixtina. La denodada lucha de Helen Kéller (1880-1968) por comunicarse habiendo quedado ciega y sorda a los 19 meses de nacida. Un caso poco conocido, a pesar de tener millones de "fans" que compran sus discos en todo el mundo: el cantante Julio Iglesias, que a los veinte años de edad sufrió un accidente que comprometió su movilidad de la cintura para abajo y fue tal su esfuerzo para rehabilitarse que llegó a estar dos meses practicando doce horas diarias ¡para poder mover solamente los dedos de los pies! El actor Christopher Reeves (intérprete de *Superman*) que sobrevivió 10 años a una rotura de médula espinal y total paraplejía, dejando hasta proyectos de leyes para estos tipos de discapacidades. Nuestro apreciado Norman Cousins, un hombre que tuvo cuatro duras experiencias de salud y él mismo se implementaba sus tratamientos y terapias, terminando por legar al mundo novedosas investigaciones en la medicina (su historia de vida está muy bien detallada en nuestro libro *"La Risa y la Salud"*).

Artistas, vendedores, empresarios, políticos, investigadores, y cientos de miles de casos de gente común y corriente que no aflojan un ápice de su esfuerzo cotidiano por seguir viviendo, mejorar su calidad de vida, aprender, ser útiles. Es nuevamente Andrew Matthews (37) quien, como es habitual en sus libros, nos habla con una mezcla de humor e ironía de los que *claudican*. Aquí verá usted cuántos ejemplos hay también de personas que **no** perseveran. Dice así: "La mayoría de la gente claudica. La mayor parte de las personas que empiezan a practicar un instrumento musical, claudican. ¿A cuántas personas conoces que tocan "un poquito" el piano o la guitarra? La mayoría de los agentes de seguros, claudica (¡de hecho, noventa y ocho de cada cien claudican en el primer año!) La mayoría de los vendedores de todo tipo, claudica. La mayor parte de las personas que empiezan a hacer ejercicio, claudica. La mayoría de los que empiezan a ahorrar, claudica... El problema es que para muchos claudicar se vuelve un hábito: *perseveran* en esa actitud".

En esta sociedad de "multimedios", con tantas ofertas de clases, seminarios, talleres, cursos y prácticas (sobre todo acelerados) sobre cuanta disciplina ha creado el ingenio del hombre, es fácil comprobar cuanta cantidad de gente se inscriben, y luego... claudican. Y lo que es peor ¡se anotan en lugares nuevos en donde también claudican! Claudica el que se refugia en la oración cuando no tiene pruebas rápidas de que se cumplen sus pedidos; claudica el que transita el camino de la espiritualidad porque le parece demasiado duro o exigente para estos tiempos frívolos y consumistas que corren. La espiritualidad no es "fashion".

Y concluye Matthews: "Esta es una gran noticia para los que hemos decidido triunfar. Quiere decir que si perseveramos en lo nuestro, en muy poco tiempo habremos rebasado a las multitudes. Como dice el refrán: *Un gran tirador no es más que un tirador mediocre que nunca dejó de practicar"*.

Si usted, al leer este último concepto, piensa de igual forma, ¡únase a los que hemos decidido aprender y evolucionar!

Escribió Calvin Coolidge: "Nada en el mundo puede sustituir a la perseverancia. No lo puede el talento; nada hay más común que los fracasados con talento. No lo puede el genio; el genio no retribuido es casi proverbial. La cultura no lo puede. El mundo está lleno de cultos derrotados. La *persistencia* y la *determinación* lo pueden todo. El lema: **Sigue Adelante** siempre ha resuelto y siempre resolverá los problemas de la raza humana".

Y Ovidio: "La gota agujerea la piedra no por su fuerza, sino por su *constancia"*.

80

¡¡Ufa!!

La actitud de perseverar está emparentada con otra actitud o estado de ánimo o EP que es la **paciencia**. Es necesaria la paciencia para perseverar. Porque perseverar traerá resultados con el correr del tiempo, y la paciencia nos ayudará a no claudicar. Se ha dicho de la *paciencia* que es la "ciencia de la paz": aceptar con paz lo que por el momento no se puede lograr, o cambiar, o solucionar.

Que la paciencia no es fácil de sostener es algo experimentado por cualquiera de nosotros. Y claudicar puede ser tentador y peligroso porque nos lleva a pensar que es razonable abandonar cuando no se manifiestan resultados. Precisamente, por lo mucho que le cuesta al ser humano "saber esperar", es que claudicamos con expresiones tales como: "¡no tengo ganas de hacer más nada!" o "después de todo, ¿para que sirve esto? ¿qué gano con tanto esfuerzo?".

También es conocido el refrán: *"¡El que espera desespera!"*. Nos irrita tener que esperar en una simple cola o si estamos en medio de un embotellamiento de tránsito.

Dice Louise L.Hay (25) que la mayoría sufrimos de la expectativa de la gratificación inmediata: queremos que todo suceda enseguida. La *impaciencia* es una resistencia a aprender. Deseamos tener las respuestas sin aprender la lección o sin dar los pasos necesarios. Esta autora cita a Oren Arnold, que escribió: "Querido Dios, te ruego que me des paciencia. ¡¡Y la quiero ahora mismo!!"

15. Fe

Qué palabra tan cortita, ¿verdad? Casi no se ve como apartado de este capítulo. Es apenas una sílaba, aunque es la misma con la que empieza la EP que dijimos muchos confunden con la *alegría*, ¿se acuerda cuál fue? (piense).

Y sin embargo, qué profundidad que posee, cuántas connotaciones se derivan de ella y cuánto se ha escrito intentando analizarla respecto de los niveles de consciencia del ser humano. ¡Qué historia tiene desde los principios mismos de la humanidad: hasta los atropellos más tremendos se han perpetrado en su nombre!

Cuando la mente ha quedado limpia de los HMN, es más fácil para el poder de la fe penetrar y empezar a tomar posesión de ella. Asegura Napoleón Hill que la fe fraterniza solamente con la mente positiva y es lo que hace posible lograr todo lo que el hombre puede *concebir* o *creer*.

¿Tener fe nos conduce hacia la *claridad de propósito* o es un definido propósito de vida lo que nos despierta la fe?

Es indudable que la claridad de propósito desarrolla la seguridad en uno mismo, la iniciativa personal, la imaginación, el entusiasmo, la concentración de esfuerzos y la actuación sobre las oportunidades apenas aparezcan. Además, inspira la cooperación de otras personas para con nosotros. Y todo eso bien puede despertarnos la fe. Cuando la fe aparece, alcanza su mayor poder por medio de la *acción física* dirigida hacia el logro del propósito de vida definido. **La fe respaldada por la acción**.

"La fe correctamente entendida --dijo Helen Keller--, es *activa* y no pasiva. La fe pasiva no tiene más fuerza que la vista en un ojo que no mira. La activa no conoce ningún miedo. Niega que Dios haya traicionado a sus criaturas y entregado el mundo a las tinieblas. Niega la desesperación. Reforzado con la fe activa, el mortal más débil es más poderoso que el desastre".

Hay obstáculos en la vida que no parecen ceder ante nada, excepto ante una indomable voluntad respaldada por una *fe activa permanente*. Las emergencias de la vida llevan muchas veces hasta encrucijadas donde es necesario elegir: en ellas hay por lo menos dos caminos constantes, uno marcado por la fe y otro por el miedo y las dudas. ¿Que es lo que hace que la gran mayoría elija el segundo camino? La elección depende de la propia *actitud mental*. Si está condicionada para que sea *positiva* o no. El camino de la fe no es fácil de elegir mientras nuestra mente esté inundada de HMN.

¿Y cuál es la diferencia entre **ilusión**, **esperanza** y **fe**? La **ilusión** es sólo una *imagen,* un deseo muy vivo, pero se desvanece.

La **esperanza**, en cambio, es la resultante de la *confianza* de que lo que deseo se producirá. La esperanza *permanece*, no es ilusoria. Es una emoción o sentimiento muy bonito, es la mirada nueva, día tras día, de las cosas repetidas. Es la **espera** de que todo cambie para bien. Es lo que nos permite **aceptar** las adversidades.

Desde otro lugar, la esperanza es parte principal de la leyenda mitológica de la *"Caja de Pandora"*. Como el caso de esos amigos que conversaban de sus hijos:

-- Yo, a mi hija Esperanza la dejo ir solita a todos lados.

-- Que bien, ¿y que edad tiene?

-- Seis añitos...

-- ¡Tan chiquita! ¿Y no tienes miedo que se pierda?

-- No, porque la Esperanza es lo último que se pierde.

En la **fe**, hay un componente --¿superior o espiritual?-- que nos hace tener la *convicción* y la *certeza* de que lo que deseo se producirá, y en un plazo perentorio. Es lo que nos permite **superar** las adversidades. La fe es más que emoción, es convicción; es más que evidencia, es certeza. En síntesis: *fe no es sentir o creer sino* **saber**.

La fe es el único poder que desafía el análisis de todas las posturas científicas. No obstante, el procedimiento por el que se la puede aplicar es simple y puede ser comprendido por cualquiera, por lo cual es propiedad común de todo el género humano.

El autor brasilero Lauro Trevisan, ha hecho una clara e inspirada descripción del procedimiento de la fe en el corazón y en la mente de las personas (60).

Para este prolífico autor, el maestro Jesucristo definió la fe de la siguiente manera: *"Creer firmemente en la realización de su palabra"* (Mc. 11, 23); y lo explica más o menos así: *"Creer"* (es el acuerdo total y absoluto de la mente en el *efecto*, aunque no se sepa nada sobre la causa) *"firmemente"* (sin duda, ni incredulidad, ni vacilación, ni miedo) *"en la realización"* (la materialización, el resultado, debe existir y existirá) *"de* **su***"* (la fe es intransferible y solamente suya) *"palabra"* (la manifestación de su pensamiento y de su deseo: el ejercicio de su poder creador).

El principio o esencia de la fe --continúa Trevisan-- consiste en tomar posesión *mentalmente* de aquello que se desea. El proceso de la fe hace que la *realidad mental* se **funda** con la *realidad física*. Las dos realidades son las dos mitades de la misma realidad que se exigen necesariamente. Ese es el proceso del milagro y el principio de la fe.

Crear un deseo con la seguridad de que va a suceder, de que así será *infaliblemente*: infalible significa que la fe nunca falla, siempre realiza. Siempre y cuando usted tome posesión mental, *por anticipado*, de aquello que desea o que espera.

Finalmente, ¿hasta dónde se puede llegar con la fe? El único límite es el pensamiento. Hasta donde uno lleve --asegura Trevisan-- la dimensión de su pensamiento, hasta ahí alcanzará su poder realizador. Es decir que **todo** se puede alcanzar por la fe.

El mismo Jesucristo usó la palabra "**todo**" sin ninguna restricción, y lo dijo reiteradas veces: "En lo que se refiere a poder, quien tiene fe *todo* lo puede"; "Creed firmemente que conseguiréis *todo* lo que pidiéreis en oración, y os será dado". Proclamó Jesucristo para cualquier persona: "Aquél que tenga fe, hará las obras que Yo hago y hará obras aún mayores que éstas". Y continuó: "Aquél que tenga fe expulsará los espíritus malignos; hablará lenguas nuevas; tomará en sus manos serpientes; y aunque beba veneno

83

mortífero no le hará daño; impondrá sus manos sobre los enfermos y ellos se curarán".

Y concluye Trevisan sosteniendo que la fe es una Ley creada por Dios. La manera por la cual Dios rige el universo y la humanidad es a través de leyes. Y una ley se manifiesta cuando las *premisas* se plantean correctamente. Veamos un ejemplo de este autor:

Primera Premisa :	*Ejemplo 1 :*	*Ejemplo 2 :*
La fé es creer firmemente en la realización de la palabra.	*El cáncer es incurable.*	*El cáncer puede curarse.*
Segunda Premisa : Crear *su* palabra: un pedido, un ideal, un proyecto, un deseo, un pensamiento.	*Tengo cáncer en el estómago.*	*Estoy logrando la curación de mi cáncer de estómago.*
Conclusión : La palabra se realiza (se materializa).	**Mi** *cáncer es incurable.*	**Mi** *cáncer se curó.*

En ambos ejemplos las dos premisas fueron planteadas correctamente y la conclusión se cumplió en ambos casos. Claro que en el primero fue contrario a lo que profundamente desearía el enfermo (que era curarse) porque planteó mal las premisas, en este caso comenzó no aceptando que el cáncer puede curarse. Aquí se habla de *fe negativa,* aunque cumplió, empleando todas las premisas de la Ley, lo hizo de manera contraria a su objetivo. Esto nos lleva al último aspecto: ¿con **cuánta** fe se debe contar?

Nuevamente es Jesucristo el que nos contesta: "En verdad os digo que, si tuviéseis fe del *tamaño de un grano de mostaza* y dijiéseis a este monte: véte de aquí a allá, se irá. Nada os será imposible". Así fue como se acuñó la frase popular: *"la fe mueve montañas".*

¿Se refería el Maestro a una montaña *física?* Claro que no. Se refería a las montañas de HMN que tenemos. Nos dicen Mark y Elizabeth Prophet (45): "vosotros los habéis formado y vosotros tenéis que limpiarlos... a esto es a lo que podéis ordenar que se vaya y lo hará".

No obstante, existen otras lecturas de los evangelios. Muchas de ellas las hemos interpretado en nuestro libro *"Sobre Jesús. Quien quiera oír que oiga".* En este caso, con la frase: "si tuviéseis fe del *tamaño de un grano de mostaza",* se ha interpretado con que es suficiente tener una mínima cantidad de fe (la semilla de mostaza es la más chiquita de la naturaleza) para hacer lo que Él hacía.

84

Sin embargo, ocurre algo casi lapidario, nos quiso decir que nosotros, los seres humanos "comunes" NO tenemos fe NI del tamaño de un grano de mostaza. ¿Será esa la explicación de por que no se nos manifiestan todas las cosas que deseamos? ¿Si tuviéramos ese mínimo de fe, lograríamos todo lo que nos proponemos?...

De todas maneras, la fe a la que necesitamos acceder va más allá de la "fe religiosa", es lo que nosotros llamamos "fe en el **proceso de la vida**". Piense, ¿usted tiene la fe suficiente en lo que piensa, en lo que desea y busca, en lo que habla y en las acciones que ejecuta?

Fe en uno mismo

La fe en nosotros mismos se fortalece cuando aprendemos a resistir y a superar la frustración y el rechazo. Anthony Robbins (46) cuenta algunos casos de personalidades famosas.

Aprender a superar las frustraciones. Érase una pequeña empresa llamada "Federal Express". La fundó un tipo llamado Fred Smith, que acumuló montañas de frustraciones antes de convertirla en un negocio multimillonario. Cuando empezó, después de invertir en la empresa hasta el último centavo, calculaba entregar unos 150 paquetes. En vez de eso, despachó dieciséis, cinco de los cuales fueron enviados por la empresa al domicilio de uno de sus empleados. A partir de aquí las cosas empeoraron. Durante algunas temporadas los empleados se cobraron el sueldo en especies porque no había fondos para pagar. Más de una vez los aviones estuvieron a punto de ser embargados; en ocasiones se vieron obligados a cubrir una determinada facturación diaria para no tener que cerrar al día siguiente. Hoy, Federal Express es una compañía que vale muchos miles de millones. La única explicación de que exista todavía es que allí estaba Fred Smith, capaz de asumir y trascender frustración tras frustración.

Aprender a superar el rechazo. El desafío más grande para todo aquel que se haya formado en nuestra cultura es la dificultad de superar un "no". ¿Qué haría usted si supiera que no puede fracasar? Piénselo ahora. Si tuviera la seguridad de no fracasar, ¿influiría ello en su comportamiento? ¿le permitiría hacer exactamente lo que desea? Entonces, ¿qué se lo impide? Se lo impide esa palabra de dos letras: el "no". Para triunfar, usted debe aprender a asumir el rechazo sabiendo cómo despojarlo de todo su poder.

En sus años de juventud, Conrad Hilton tenía más confianza que dinero. Prácticamente todo lo que tenía era la reputación de cumplir su palabra, y la habilidad de inspirarles a otros la misma confianza en sus planes que él sentía.

Sin importar los obstáculos o las probabilidades en su contra, Hilton siempre actuaba como si fracasar fuera imposible, y su actitud, como por arte de magia, inspiró a otros a creer que él no podía fracasar. El primer hotel de Hilton que realmente era de primera clase comenzó con menos de U$S 50.000 de su propio dinero. Cuando su madre lo encontró diseñando planos y le preguntó qué estaba haciendo, él le contestó que estaba diseñando un hotel verdaderamente grande. "¿De dónde saldrá el dinero?", preguntó ella. "De aquí dentro", dijo Hilton, tocándose la cabeza. Agotando toda fuente posible, logró reunir un capital de cerca de U$S 500.000. Pero cuando los arquitectos le presentaron el presupuesto del hotel que él quería, le dijeron que costaría por lo menos U$S 1.000.000.- Sin vacilar, les dijo: "Preparen los planos". Hilton empezó efectivamente a construir el hotel, sin tener la más mínima idea acerca de dónde provendría el dinero para terminarlo. Pero a causa de que él no sólo hablaba de un hotel de U$S 1.000.000.- sino que en realidad actuaba como si estuviera dispuesto a hacerlo, otras personas llegaron a convencerse de que "Connie puede hacerlo", e invirtieron su dinero.

Henry Ford financió su compañía, en sus comienzos, más que todo con la actitud de confianza que desplegaba. Mantenía disponible cuanto dinero en efectivo podía. Cuando los inversionistas y acreedores iban a hacerle una visita, les hacía saber de un modo u otro la cantidad de efectivo que tenía. Estuvo en apuros más de una vez, pero al actuar como si no pudiera fracasar -y como si estuviera dispuesto a tener éxito- inspiró a otros con su enorme fe.

John D. Rockefeller aplicaba la misma técnica. Cuando un acreedor llegaba a visitarlo y sutilmente le pedía que le pagara su cuenta, Rockefeller solía sacar su chequera con un gesto de grandeza. "¿Qué prefiere" --solía preguntar-- "efectivo o acciones de Standard Oil?" Parecía tan calmado y confiado, que casi todo el mundo terminaba aceptando las acciones de su compañía. Y nadie llegó a lamentarlo.

3

QUE ESTÁ PENSANDO...

Ya sea que creas que triunfarás
o fracasarás, estás en lo cierto.
HENRY FORD

16. Pensamientos con poder

Definir el pensamiento no ha sido tarea fácil. Los filósofos lo llaman el "factor consciente del universo". Los psicólogos dicen que pensamiento es lo que siente, percibe y desea. No obstante, tenemos una noción más avanzada que la antigua idea que nos decía que la voluntad podía residir aquí, la conciencia allá y la razón en cualquier lado. Hoy sabemos que estos elementos funcionan como un todo.

El pensamiento es **energía**. Y en este capítulo conocerá cuán poderosa energía es. Como todas las energías, si lo pudiésemos fotografiar o filmar, tal vez veríamos que el pensamiento (en toda su extensa variedad) tiene forma y color, sonido y --dicen-- hasta olor. El pensamiento no es algo abstracto y volátil, sino una sustancia sutil que se plasma y queda en los espacios, en la ropa, en los objetos de uso personal, en las paredes, en la casa, etc. **Impregna**.

No se sabe aún por cuales ondas portadoras se desplaza el pensamiento, pero es la única emisión conocida que puede atravesar cualquier materia, hasta un cuerpo celeste (un planeta, por ejemplo). También es una de las emisiones de mayor velocidad, muy superior a la del sonido y, tal vez, a la de la luz (300.000 km/s).

Se puede, además, irradiar *voluntariamente* hacia una persona o recibirlo de ella (telepatía) o hacia y desde un ser sin cuerpo físico (Guía Espiritual, Maestro); o hacia un objeto y "moverlo" (telekinesis), etc. Tan voluntario dicen que puede llegar a ser, que con el pensamiento --aseguran ciertas líneas de conocimiento-- podemos "crear", inconsciente o conscientemente: ideas, situaciones, imágenes, y hasta personajes (tan reales como las personas verdaderas). En este último caso pueden ser *formas* o *entidades* positivas (por ejemplo, "duendes") o negativas (conocidas como "larvas energéticas"), que terminan perturbándonos a nosotros mismos; o a otro ser humano, cuando intencionadamente son enviadas para que perturben.

Somos las únicas criaturas de la Tierra que pueden cambiar su biología por lo que piensan y sienten. En otras palabras, y como vimos en nuestro libro sobre la risa y la salud: "la creencia crea la biología", inspirado aforismo de Norman Cousins.

Poseemos el único e interrelacionado sistema que tiene conciencia de la casi totalidad de las funciones que ocurren en nuestro organismo. Los minerales, las plantas y los animales no se dan cuenta de lo que les pasa, pero nosotros sí. Y como tenemos conciencia de las cosas, nuestro estado mental influye sobre aquello de lo que tenemos conciencia.

Dice Deepak Chopra que las creencias, los pensamientos y las emociones crean las reacciones químicas que sostienen la vida en cada célula. La percepción parece ser automática, pero en realidad es un fenómeno aprendido. "El mundo en que vives --continúa Chopra--, incluida la experiencia de tu cuerpo, está completamente inspirado en el modo en que aprendiste a percibirlo. Si cambias tu percepción, cambias la experiencia de tu cuerpo y de tu mundo". Afirma también que nuestras células *escuchan* íntima y constantemente nuestros pensamientos y se ven modificadas por ellos. ¡Que responsabilidad!

Una importante depresión puede causar trastornos en nuestro sistema inmunológico, pero enamorarse puede fortalecerlo. La desesperación y la desesperanza aumentan el riesgo de sufrir ataques cardíacos o contraer un cáncer. La alegría y el optimismo nos mantienen saludables y prolongan la vida. Esto significa, vamos anticipándolo, que no es posible trazar con certeza la línea entre la biología y el psiquismo; por ejemplo, el recuerdo de una tensionante discusión --que sólo es un instante de pensamiento-- libera el mismo torrente de hormonas intoxicantes que cuando tuvimos la discusión verdadera.

Andrew Matthews (38) nos hace esta pregunta: "¿que piensas que produce tu cerebro cuando piensas?". Son numerosísimas las *vibraciones* que emitimos y las consecuencias que provocamos, ya que estamos manejando *energías.* Por lo tanto, uno mismo es una de las causas de lo que ocurre en nuestras vidas. Nuestros pensamientos nos hacen ser la causa. Pensamientos, juicios y sensaciones giran sin cesar en la mente: "esto me gusta, aquello no me gusta, Fulana me da miedo, de Mengano no estoy segura", etcétera.

El *monólogo interno* de nuestros pensamientos no es ruido mental al azar; lo generan en un plano profundo nuestras creencias y nuestros supuestos. Se define la *creencia esencial,* según Chopra, como algo que damos por cierto sobre la realidad; mientras nos aferremos a ella, nuestra creencia ajustará los cambios de información del cuerpo a ciertos parámetros: así percibiremos algo como agradable o desagradable, aflictivo o gozoso, según como responda a nuestras *expectativas*.

Y este doble mecanismo funciona hacia adentro, hacia nuestro interior, como hacia afuera, hacia nuestro entorno cercano y aún lejano. Hacia adentro porque cada pensamiento activa en nuestro cerebro una molécula mensajera. Esto significa que todo impulso mental se transforma automáticamente en información biológica, incidiendo en la salud física y mental. Y hacia afuera porque *mis* pensamientos afectan *mi* prosperidad, *mis* relaciones, *mi* trabajo, *mis* asuntos, atraigo a *mi vida aquello en lo que pienso*, y peor aún, aquello en lo que **temo**.

Piense lo bueno y se le dará... pero piense lo malo y también se le manifestará. Son numerosos los pensadores de todos los tiempos y de todas las culturas que nos aseguran que son nuestros pensamientos los que nos hacen lo que somos. Vea los próximos ejemplos y piense…

Platón: "La realidad es creada por la mente. Podemos cambiar la realidad al cambiar nuestra mente".

Buda: "Somos lo que pensamos. Todo lo que somos surge con nuestros pensamientos. Con ellos hacemos nuestro mundo".

Marco Aurelio: "La vida del hombre es lo que de ella hacen sus pensamientos"

Jesucristo: "Según un hombre piensa en su corazón así es él".

San Pablo: "El hombre es aquello en lo que piensa todo el día…. Seréis renovados por la transformación de vuestras mentes".

Saint - Germain: "Allí donde está tu mente, estás tú".

William Shakespeare: "Nada es tan bueno ni tan malo; es el pensamiento lo que lo hace tal".

Antón Chejov: "El hombre es lo que cree".

Edmund Spencer: "Es la mente la que hace el bien o el mal, la que hace mísero o feliz, rico o pobre".

Norman Vincent Peale: "No somos lo que pensamos ser, pero somos lo que pensamos".

John Milton: "La mente es su propio lugar, y en sí misma puede hacer un cielo de los infiernos, un infierno de los cielos".

James Lane Allen: "Uno verá que, si cambia sus pensamientos sobre las cosas y los demás, las cosas y los demás cambiarán".

Napoleón Hill: "Cualquier hombre, hoy, es el resultado de su pensamiento de ayer".

Necesario es aclarar que "no hay dos personas que compartan exactamente el mismo universo: cada visión del mundo crea su propio mundo". Y por supuesto, muchas personas atraen el fracaso, la mala economía, la mala salud, la pérdida de los amigos, en una palabra: la infelicidad. Con seguridad, ellos no se imaginaron fracasados, sin dinero, padeciendo crisis depresivas, haciéndose impopulares y odiosos, pero sus *pensamientos-creencias* fueron durante muchos años: "es inútil, no puedo hacerlo...", "que mala suerte tengo, siempre me fallan las cosas...", "me siento tan mal que querría morir...", "mi vida (o mi situación) no tiene remedio...", u otros del mismo estilo. Y usted, ¿reconoce ese tipo de pensamientos-creencias? (ver mas detalles en la "programación" del subconsciente -n° 22-).

Son esos individuos que "aspiran a lo mejor, aunque esperan lo peor", o los que "se preparan para el éxito pensando en el fracaso", y por supuesto que a su debido tiempo sucede lo peor, porque éste es el pensamiento más **fuerte**, porque es el que está verdaderamente cargado de **emoción**, en este caso, *negativa*, como temor, duda, preocupación... Si usted piensa que la vida es odiosa u horrible o que todo el mundo le trata mal, así será. Si piensa que "apenas la va pasando" o que "apenas subsiste", el pensamiento consciente y el subconsciente, como vemos un poco más adelante, le reducirán a una situación en la cual la vida se convierte en una lucha sin tregua que apenas "va a ir pasando". Si usted piensa que la gente es confiable y que siempre le trata bien y que todo lo que hace le resulta fácil y divertido, así será.

Están las personas que siempre se accidentan, o las que se enferman apenas se presenta la oportunidad, o las que viven constantemente en desorden (su casa, el escritorio, el pelo hechos un desastre), o los que siempre están llenos de deudas, o los que cambian permanentemente de empleo o actividad. También están las personas que rara vez se enferman, los que siempre llegan al sitio justo en el momento preciso (los que siempre "caen parados"), o aquellos que todo lo que hacen siempre les deja dinero.

La pregunta es obligada: ¿cuánto duran los patrones o hábitos mentales, tanto negativos como positivos? puede ser toda la vida mientras persistan los pensamientos que los generan; o bien, pueden cambiarse ya que "la vida cambia cuando nosotros cambiamos". Lo muy cierto es que gravitamos en dirección de nuestros pensamientos dominantes, o PC (pensamientos-creencias).

Asegura Andrew Matthews: "piensa en algo y hacia ello te dirigirás". Aún si piensa en algo que *no desea*, hacia ello se encaminará. Esto se debe a que la mente se aproxima a las cosas, no retrocede con respecto a ellas.

Si le proponemos ahora mismo: "deje un instante de leer y NO piense en un elefante", a ver, hágalo, deje de leer y **no** piense en un elefante, ¿qué imagen aparece de inmediato en su mente? ¡Un elefante!

¿Alguna vez ha pensado: "**no** debo olvidar eso", y al instante se le olvida? Lo que pasa es que la mente no puede moverse en sentido negativo con respecto a lo que se desea. Puede recordar sólo si el pensamiento es: "deseo acordarme de tal cosa". ¿Cuántas veces se ha visto usted precisamente en la situación que siempre quiso evitar? Tal vez había pensado numerosas veces: "lo único que **no** deseo que pase es..." o "lo único que **no** quiero que me pregunten es..." o "la única estupidez que **no** quiero cometer otra vez es..." *¿Y que fue lo que pasó la mayoría de esas veces?* Recuerde... a ver que fue lo que le sucedió.

Lo único que limita nuestros logros --concluye Matthews-- es la idea de que no seamos capaces de lograrlo. No es novedad el hecho de que *quienes piensan que pueden, pueden; y quienes piensan que no pueden, no pueden.* Así ya lo dijo el poeta Virgilio (70-19 a.C.).

Una vez más, vemos que "la calidad de vida que llevamos depende de la calidad de atención que prestamos". Aquello a lo que usted preste atención cobrará importancia en su vida. Por lo tanto, trate de hacer como aconseja Napoleón Hill (26): **"Centre su mente en las cosas que quiere y apártela de las cosas que no quiere".**

Emile Coué, con su teoría de la autosugestión demostró que cuando el *pensamiento* y el *querer* están en oposición, prevalece invariablemente el pensamiento. Deberíamos cambiar la frase, de "querer es poder" a *"pensar es poder".* Dijo Coué: "El pensamiento es mucho más fuerte que la materia. Una influencia subconsciente es mucho más fuerte que una influencia física".

17. Los pensamientos "atraen"

Vamos a transcribir textualmente algunos conceptos de su propia experiencia de vida de Claude M. Bristol : "...yo había estado echando la culpa de lo que me sucedía, a los demás y a las circunstancias fuera de mi control. Me parecía que yo **no** era el responsable de las malas experiencias por que había atravesado. Pues bien, me había ayudado a curar mis heridas el pensar que yo no era el culpable. Más, en las profundidades de mi ser, finalmente comencé a darme cuenta de que el modo en que yo miraba las cosas tenía cierta relación con lo que me estaba ocurriendo... Si me levantaba por la mañana deprimido, y convencido de que aquél iba a ser un mal día, resultaba así. Al principio creí que yo era un vidente, que podía predecir lo que iba a suceder. Necesité muchos castigos innecesarios antes de darme cuenta de la *ley universal del reino mental que hace que las* cosas **semejantes** *se* **atraigan** y que yo, con mis malos pensamientos, había estado creando todo cuanto me sucedía. Mirando en torno de mí, veía a seres felices a quienes les ocurrían cosas agradables. Se despertaban esperando cosas buenas, ¡y les ocurrían cosas buenas!"

Resultado de lo expuesto desde el comienzo mismo de este libro: **cuando se asume una actitud mental, positiva o negativa, se obtiene un resultado positivo o negativo**, y esto recuérdelo siempre.

El estado en que usted se encuentra actualmente depende en gran parte de lo que ha estado pensando (y le anticipamos que también *hablando*) y por lo tanto "haciendo" durante toda la vida. Nada le ha sucedido por accidente, son la suma total de todas las causas y efectos originados por sus actitudes mentales y emocionales, ya que todo sucede de acuerdo con un principio de la ley universal, en este caso el de *causa y efecto*.

Entonces, las cosas ocurren primero en la mente antes de que ocurran en el mundo, esto explicaría el poder del pensamiento. Es indudable que cambiando los pensamientos puede cambiar la realidad que nos circunda. Esto lo proponen antiguas disciplinas en la historia de la humanidad. Lo que sí puede variar es la metodología a aplicar para ir modificando paulatinamente nuestros pensamientos. Y eso es lo que ocurre con la propuesta de nuestro Método RH (risa holística).

¿Cómo funciona el delicado y a veces peligroso mecanismo?

Supongamos el caso inofensivo, cotidiano y repetido de esperar el ómnibus en la parada porque justo cuando llegábamos se iba uno, o porque el siguiente se demora más de lo estipulado y se piensa que *siempre* tiene que esperar el ómnibus. Pues bien, cambiemos el pensamiento:

. primero, *piense* que **siempre** aparece el ómnibus que necesita;

. luego, *verá* que el ómnibus llega casi inmediatamente con su arribo a la parada;

. seguidamente, empiece a **decir** (comentándolo a sus conocidos) que a usted siempre le llega rápido el ómnibus, lo que *refuerza* el pensamiento y el hecho de la llegada inmediata del ómnibus.

Ahora veamos lo mismo más en profundidad. Un gran iluminado, Swami Muktananda Paramahansa (1908-1982), nos dice en su libro: *"El misterio de la mente"* que en la India existen 4 Vedas (libros sagrados), 200 Upánishads (sentarse cerca), 18 Puranas (historia antigua escrita), 21 Ägamas (ordenan la fe), 32 Smritis (tradición), y 6 sistemas filosóficos (Sad-darsanas

92

--6 maneras de "ver"--) que, en su totalidad, están dedicadas principalmente a diferentes modos de purificar y calmar la mente.

Las Upánishads dicen que el asiento de la mente es el corazón, los médicos contemporáneos no aceptan esto, creen que la mente está situada en el cerebro, sin embargo, nos hemos percatado de que cuando una persona está alegre, emocionada... o tiene una crisis, siente miedo, es el corazón el que se agita. Las escrituras yóguicas describen el corazón como un loto de ocho pétalos, la mente se encuentra en el tallo de ese loto. La mente está compuesta de pensamientos, sueños, dudas, deseos, fantasías. La mente es capaz de crear nuestro dolor, o de producir alegría...cada cual puede hacer con su mente lo que desee.

Dado que la mente también reside en el corazón, ¿existe la posibilidad de que los dos se fusionen?, ¿o actúan de manera independiente? Cuando usted le dice a otra persona: "¡Te amo con todo mi corazón!" no le agrega "...y con toda mi mente..." ¿verdad? ¿Hay entonces un pensamiento de separación cuando los concebimos? Mente y corazón son una unidad, son el Ser que existe en cada uno de nosotros...

Para ilustrar lo que es el poder de la mente, Muktananda narra el siguiente cuento: Había una vez un hombre pobre. Dondequiera que iba lo seguía la pobreza. Un día, vagando de un lado a otro se encontró en la morada de los seres celestiales, donde había un jardín paradisíaco Allí se sentó bajo un bello árbol, el cual resultó ser un árbol que concedía los deseos. "Qué jardín tan hermoso --pensó este hombre-- ¡A qué lugar tan maravilloso he venido a parar!" Y dejó correr su mente: "Si tuviera una novia conmigo disfrutaría muchísimo más", su deseo se cumplió, apareció una chica hermosa; y siguió pensando "Si tuviéramos una buena casa con dos dormitorios y muebles de lujo"...su deseo se cumplió. Él pensó: "Deberíamos tener un delicioso banquete para comer", iba a probar la comida cuando tuvo otro pensamiento: se preguntó *¿qué está pasando? pensé en una chica y apareció, pensé en una casa y se materializó, pensé en estos manjares y se manifestaron*, y dijo: "¡Esto debe ser obra de un demonio!", al instante apareció un demonio con las fauces abiertas. "Ay, me va a comer", gritó el hombre. Y el demonio se lo comió.

Y así con todas las cosas que nos suceden y nos tocan vivir. Dice Bristol que cuando uno cuida sus pensamientos (y su *lenguaje*, volvemos a agregar nosotros), los pensamientos (y el propio lenguaje) cuidan de uno. Por lo tanto, ejercitémonos. Usted que prefiere: ¿tristeza, preocupaciones, mala salud, fracaso? ó ¿alegría, felicidad, dinero, salud, éxito? Ahora ya empieza a conocer *de quién depende.*

Los pensamientos del ser humano son sus **creaciones** que, aumentando de número e intensidad, con el tiempo llegan a dominar su mente y sus emociones de tal manera, que preferirá responder a ellos, en vez de crear nuevos pensamientos. Así se forman --ya lo hemos visto en el primer capítulo-- los *hábitos mentales.*

Pero la influencia del pensamiento no es sólo sobre uno mismo, sino sobre toda la humanidad. Se produce dicha influencia de esta forma: el pensamiento sale de uno (aunque después se cambie de idea) y se une con pensamientos similares liberados por otras personas. La conciencia del planeta está compuesta de los pensamientos de los miles de millones de seres humanos que conviven en él. Pensamientos buenos y malos, positivos y negativos, optimistas y pesimistas, tristes y alegres.

Veamos un sencillo dibujo que lo ilustra.

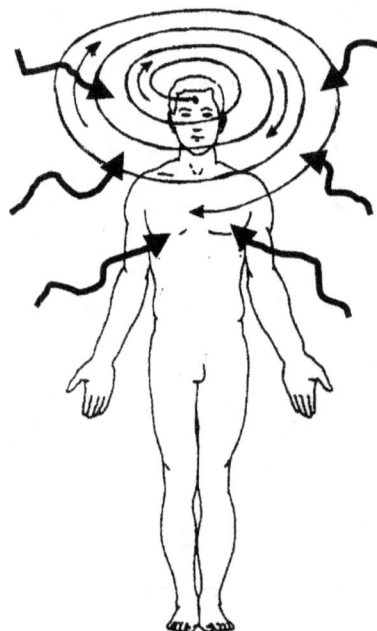

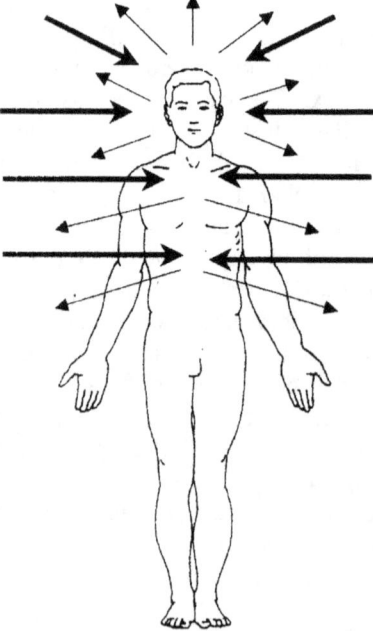

El pensamiento **negativo** dirige la energía hacia uno mismo. Tiene el mismo principio y fin: **Yo.**
El movimiento es circular y por lo tanto *asfixiante*.
Además, **atrae** más pensamientos negativos idénticos o parecidos.

El pensamiento **positivo** se dirige hacia afuera. Nos alivia y alivia a los otros.
El movimiento es *expansivo* y por lo tanto *liberador*, como la **sonrisa** y la **risa**.
También atrae pensamientos iguales.

94

Esto se debe a que *las formas mentales aumentan mientras más las pensamos*. Al alimentar ideas depresivas o de miedo, por ejemplo, estamos acrecentando ese tipo de pensamientos y alimentando el campo de pensamientos dañinos. Podríamos decir que mientras más pensamientos depresivos tengamos, más fuertemente se derramará la depresión sobre uno mismo y sobre las personas que están débiles o vulnerables.

La impresionante vibración de estos pensamientos tiene su efecto sobre la conciencia colectiva mundial, pero también sobre la *individual,* ya que retorna sobre las personas que "sintonizan" (conscientemente o no) los diferentes *polos* --negativo y positivo-- de este pensamiento de masa.

Asegura el maestro Maitreya que existen *islas de substancia densa* o de *contaminación psíquica*, como **velos** de *energía* compuestos por los pensamientos y sentimientos negativos --los HMN-- que el hombre "teje con su propia discordia", que se unen rápidamente con el continente de negación en la consciencia colectiva del mundo, amplificando --al mismo tiempo-- ese estado de negación existente en el propio mundo del individuo.

Queda claro, entonces, que los pensamientos de parecida o igual vibración se atraen. Los que generamos nosotros influyen decididamente en nuestra vida y también sobre los seres que nos rodean cotidianamente. A su vez, los pensamientos que generan los demás comienzan a gravitar a nuestro alrededor y se acoplan con los nuestros reforzándolos, sean éstos positivos o negativos.

Pero hay algo aún más serio: *generar* pensamientos oscuros y *dirigirlos.* Ya lo anticipamos al comienzo de este capítulo. Es grave responsabilidad del ser humano tomar o crear con su pensamiento "formas nefastas", reelaborarlas en su mente con objetivos malignos y lanzarlas, *fortalecidas*, hacia otra persona para causar un perjuicio.

Por fortuna, de igual manera, se pueden darle forma y dirigir los pensamientos de bondad, ternura y amor. El pensamiento puro, amoroso, altruista, es como un "ángel protector" del ser a quién va dirigido, como los pensamientos de una madre por su hijo. Es como un torrente de luz que rompe las vibraciones bajas. Y no es solamente a los seres queridos o a los amigos a quienes tenemos el deber de enviar estos pensamientos, también a nuestros enemigos, quienes debieran (y necesitan) ser "tocados" interiormente por nuestro amor y comprensión. Además, esto redunda en nuestro propio beneficio. Hay un viejo dicho: "la maldición y la bendición vuelven a quien las emite". Las formas de pensamiento puro actúan como una coraza de protección.

El modo de verificar si los pensamientos negativos gobiernan su vida es observando los **resultados** sobre su salud psicofísica y sobre su entorno. Si no son resultados deseables, deberá *reprogramar los pensamientos* para efectuar el cambio de sus creencias, de esas *certezas de razonamiento* **equívocas**. Lo que ocurre en nuestra vida nos muestra de que manera nuestros pensamientos se están cumpliendo.

No es suficiente afirmar "yo soy una persona alegre, me gusta reírme". Observe su vida y constate si realmente se ríe, si realmente contagia a los demás su alegría; si la alegría y la risa se manifiestan en su persona y en sus asuntos; si la gente está a su lado porque usted es una persona efectivamente risueña y de buen humor. Si no ocurre eso, si los demás le andan esquivando, es porque en su interior continúan gobernando pensamientos negativos.

Ya lo anticipó William James al decir: "El descubrimiento más grandioso de mi generación es saber que los seres humanos pueden cambiar sus vidas al modificar su actitud mental".

18. Los pensamientos "impregnan"

Dijimos que el pensamiento no es algo abstracto y volátil, sino una energía, una sustancia sutil que se plasma y queda en los espacios, en la ropa, en los objetos de uso personal, en las paredes, en las casas, etc. Las ideas o pensamientos son formas de energía que permanecen y nos afectan con su cualidad a nosotros y a los otros.

Nada daña más al medio ambiente psíquico que la crítica ciega, el rencor, la soberbia....los HMN. Por eso somos sensibles a los ambientes "cargados" o "impregnados" negativamente. ¿Le ha ocurrido que llega a algún lugar, y a los pocos minutos ya desea irse de allí? Hasta en nuestro propio hogar, podemos impregnar con nuestros pensamientos de tal forma que cuando salimos de él, a la calle, nos sentimos mejor y cuando volvemos, contactamos de nuevo con los pensamientos negativos allí impregnados y todo se vuelve a retroalimentar.

Como distanciarse no siempre es posible, conviene saber que no hay mejor protección a la mala onda que la buena onda; lo luminoso no deja entrar lo oscuro. Permanecer en ideas de comprensión, amor y confianza en la vida es fundamental para cada uno, para quienes conviven con nosotros, para nuestro hogar, para la sociedad, y para toda la humanidad.

Por eso mismo también somos sensibles a los ambientes impregnados positivamente. ¿Le ha ocurrido que llega usted a un lugar y ya no se da más cuenta de cómo transcurre el tiempo? Tal vez pasen horas que a usted le parecieron minutos.

¿Y como *des-impregnar* un lugar, en especial si es nuestro propio hogar? La respuesta la tiene en el apartado n° 41.

Lo mismo ocurre con nuestro cuerpo físico, **somos lo que pensamos**. Los pensamientos generan *respuestas bioquímicas* en nuestro organismo que modifican el accionar de nuestras células, y finalmente todo el cuerpo se "acostumbra" a esas reacciones bioquímicas generadas por los pensamientos. Si ese mecanismo responde a nuestros HMN el **cambio** se hace difícil pues toda la parte física ya se "armó" de una manera determinada y **retroalimenta** a los mismos HMN. Esto es lo que actualmente se conoce y se explica como *"Memoria Celular"*.

19. El monólogo interior

Pasamos *todo el tiempo* de nuestra vida consciente hablando con nosotros mismos, interpretando nuestra experiencia, juzgando y pre-juzgando, elaborando presunciones sobre los sentimientos y motivaciones de los demás, previendo resultados, tratando de desentrañar el significado de las cosas. De todas maneras, es algo natural, así sobrevivimos los humanos. Nuestra capacidad para interpretar, buscar significados, atribuir causas y elaborar hipótesis es lo que nos diferencia de los animales.

Aunque este "monólogo interior" (o "voz crítica"), es *adaptativo,* y nos ayuda a comprender y analizar el medio ambiente en el que nos desenvolvemos, y nos puede fortalecer y hacernos sentir bien, también puede ser muy doloroso e inhibidor y doblegarnos hasta hacernos llorar desconsoladamente: es nuestro **ego**, nuestro consciente impregnado de deseos y de juicios --para otros nuestro "yo inferior"--.

Y no es real, nos hace creer que porque habla y habla la mayor parte del tiempo nos dice lo correcto: "tienes razón"; "estás equivocado"; "eres bueno"; "eres malo"; "eres linda"; "eres fea"; "hazlo"; "no lo hagas"; "sí, pero..."; "él es simpático"; "ella no es buena para ti "; "¿por que me dijo eso? seguro que le caigo mal"; "lo estás haciendo bien pero no va a funcionar"; "las mujeres son todas unas hipócritas"; "los hombres con lentes son poco confiables"; "no creas nada de lo que ahora estas leyendo, te encuentras bien y no tienes por qué cambiar ninguna de tus creencias..."

Recuerde que quiera o no, siempre va a escuchar la voz de su ego, por lo tanto, no lo resista, agradézcale por compartir y vuelva a sus actividades. Sus pensamientos negativos, críticos, definitivamenteególatras, luchan por permanecer siempre en su mente. Pueden sugerir, como ejemplificábamos más arriba, que en vez de leer este libro, pase el tiempo haciendo algo más "constructivo" como comer, hacer compras, hablar por teléfono, salir a jugar tenis, guardar la ropa o limpiar la casa.

Y aunque parezca que tiene razón, no la tiene. Nuestro ego no desea que tengamos un aprendizaje que pueda **independizarnos** de él, que pueda darnos el conocimiento indispensable para aprender a escuchar "voces" o pensamientos más profundos y verdaderos (para algunos las que provienen de nuestra mente subconsciente, o de nuestro "yo superior" o de otros "seres", como por ejemplo los Guías Espirituales). Sobre el ego en el nº 21.

Si me estoy juzgando o juzgando a otro, es mi mente consciente la que me está juzgando. La mente no puede juzgar en los otros lo que no puede percibir en sí misma. Dice Suzy Prudden que todo lo que nuestra mente oye es **YO**: Yo=Yo; Tú=Yo; El=Yo; Ella=Yo; Ellos=Yo. Cuando estoy criticando a otras personas es porque lo que estoy juzgando en ellos es algo que necesito observar en mí mismo. Igualmente, cuando alabo a otros, estoy alabándome.

Es poderosa la influencia del monólogo interior por los resultados incontrolables a los que nos puede arrastrar.

Como cuando Mario necesitaba una guitarra para animar una reunión de amigos y no sabía dónde conseguirla, hasta que se acordó que un pariente suyo tenía una, aunque era reacio a prestarla. De todas maneras decidió ir hasta su domicilio y pedírsela. Pero, durante el camino, pensaba los argumentos en contra que le pondría su pariente: "...seguro que me va a decir que la tiene guardada y recién arreglada, o que le falta una cuerda, o que la última vez que la prestó se la devolvieron deteriorada, o que justo la noche que yo la necesito él pensaba usarla, etcétera, etcétera..." De pronto, se encuentra frente a la puerta del domicilio de su pariente y toca el timbre. Mientras espera que lo atiendan, esgrime los últimos argumentos: "...ya veo que se da cuenta que le vengo a pedir algo y me atiende con cara de perro..." En ese instante, se abre la puerta y aparece el pariente, sonriente y alegre:

--¡Mario! ¡Que sorpresa! ¿Que necesitas?

Y Mario, al borde de la ira al que lo habían llevado sus pensamientos, contesta:

--¡Te puedes ir al demonio, tú y tu remaldita guitarra!

Cuando usted comprenda que hay pensamientos subyacentes que limitan su vida, podrá empezar a crearse una vida nueva. Tal vez le sorprenda ahora cuánto más fácil es pensar en negativo que pensar en positivo. Ese es el temprano entrenamiento infantil. Pero así como hemos aprendido a ver más nuestras faltas y a pensar negativamente, podemos aprender a pensar positivamente.

Los pensamientos-creencias

En el capítulo quinto, hablando del nuestro lenguaje cotidiano, hacemos alusión a los pensamientos que generamos en nuestra mente consciente (ver n° 27). Aquí analizamos otro aspecto. Cuando los pensamientos persisten algún tiempo en nuestra mente convirtiéndose en hábitos, asumen también una característica de verdadera *creencia*, nos convencemos de ellos, *creemos* en ellos, y --por supuesto-- **nos comportamos** conforme con ellos.

Nosotros los llamamos **PC: pensamientos-creencias**. Las creencias son *ideas* y por ende nunca pueden ser ni verdaderas ni falsas, son simplemente válidas para la persona que las crea, dado que viven en ella y se manifiestan al exterior por medio de *juicios*. Otro factor que hay que tener en cuenta es el número de experiencias que apoyen una idea, a mayor número mas fuerte será la creencia que formemos con ella. El pensamiento es *creativo* y se *materializa*.

Lo que usted cree que es cierto se transforma en cierto en su vida. Esto significa que puede atraer situaciones y circunstancias que *refuercen* creencias subconscientes (positivas o negativas) sobre su propia persona. Somos personas muy poderosas. Podemos modificar nuestra vida cambiando nuestros *pensamientos-creencias* y podemos cambiarlos simplemente al **darnos cuenta** de ellos.

O que alguien o algo --por ejemplo este libro-- nos lo haga notar.

Corresponde aclarar porqué hablamos aquí de "pensamientos-creencias" y no sólo de "pensamientos". Porque sólo los más dominantes o repetitivos pensamientos son los que se manifiestan, especialmente aquellos que tienen una carga emocional grande y mucho sentimiento de convicción. Es decir que en rigor, **no** son **todos** los pensamientos los que se materializan, sino aquellos que se convierten en *creencias*. Por eso es necesario reconocer muy bien cuáles son nuestros verdaderos PC.

En relación directa con los pensamientos, un mecanismo muy útil y rápido consiste en "darlos vuelta". Cambiarlos o **polarizarlos**. Cuando usted registre un pensamiento negativo que la mente consciente produce, automáticamente llévelo al otro polo, *reprodúzcalo* como positivo.

Por ejemplo, el caso de "castigarse" cuando llega tarde. Su ego comienza a gritarle: "siempre llegas tarde ¿no puedes llegar a alguna parte a horario?" Cámbielo a: "siempre llego a horario, pues tengo todo el tiempo que necesito para llegar bien a donde quiero ir o hacer lo que necesito hacer". O por este otro muy hermoso y que produce un gran alivio espiritual: "el tiempo de Dios es perfecto", y verá cómo le va a ayudar con su reloj.

Otro ejemplo utilizado para explicar este mecanismo --porque además perturba a mucha gente-- es el siguiente: "¿cómo pagaré mis cuentas? ¡no tengo el dinero suficiente!". Cámbielo a: "*cubro* todas mis necesidades a medida que se presentan".

Mire este otro pensamiento: "*Para ser feliz necesito ciertas cosas*". ¿Cómo cambiaría, polarizándolo, ese sentimiento de supeditar su felicidad en la vida a la obtención de ciertas cosas (cuando tenga una gran residencia con pileta, o cuando obtenga el diploma de la carrera, o cuando adelgace los kilos "de más")? Es simple, lo que impide su felicidad es no gozar de lo que ya ha obtenido. Al "darlo vuelta", quedaría así: "*Soy feliz con todo lo que ya poseo*".

O éste, pretendidamente "realista": "*Vivir es un constante riesgo; en cualquier momento puede uno enfermarse gravemente o tener un serio accidente o arruinarse*". ¿Se anima a polarizarlo?

Afortunadamente, cuando empieza a entrenar su mente en dirección a los pensamientos y al *lenguaje* positivos, el entrenamiento se transforma en algo cada vez más y más sencillo.

Usted debe darse cuenta que *no es difícil* encontrar una salida para los HMN; que *no es culpa de los demás* que usted se encuentre donde tal vez se encuentra; que puede empezar a **cambiar** evitando los HMN y generando pensamientos, sensaciones y emociones positivas. Que puede y debe "caminar por otra calle".

La siguiente poesía de Portia Nelson, citada por Sidney B. y Suzanne Simon titulada "*Avanzar (Autobiografía en 5 capítulos breves)*", nos ilustra magníficamente sobre cómo ir logrando cambiar paulatinamente nuestros malos hábitos (58).

I

Voy caminando por la calle
Hay un profundo pozo en la acera
Caigo en él
Estoy perdido... desamparado... no es culpa mía
Siempre cuesta trabajo encontrar una salida.

II

Camino por la misma calle
Hay un profundo pozo en la acera
Finjo no haberlo visto
Vuelvo a caer

No puedo creer que *esté de nuevo en el mismo lugar*
pero no ha sido culpa mía
sigue siendo difícil encontrar una salida.

III
Camino por la misma calle
Hay un profundo pozo en la acera
Veo que está ahí
Caigo lo mismo en él... **es un hábito**
Tengo los ojos abiertos... sé dónde estoy...
ha sido por mi culpa
Salgo inmediatamente.

IV
Camino por la misma calle
Hay un profundo pozo en la acera
Doy un rodeo.

V
Camino por otra calle

¿Que le parece si empieza a transitar otro camino, el camino de los **pensamientos positivos,** de la **risa** y de la **alegría**?

4

¡ QUE INCONSCIENTE EL SUBCONSCIENTE !

"Por favor, ¿me puede decir que camino
debo tomar desde aquí?"
preguntó Alicia.
"Eso depende en gran parte de a dónde quieras ir"
dijo el gato.
"No me importa mucho a dónde, en realidad..."
respondió Alicia.
"En ese caso, no importa mucho cuál sea
el camino que tomes"
sentenció el gato.
LEWIS CARROLL

20. ¿Nivelados o desnivelados?

Respecto de los llamados *niveles de consciencia* existe una diversificación muy grande entre las muchas escuelas psíquicas. Por eso es que cada línea ha optado por aceptar una teoría y tratar de explicar, desde allí, el "comportamiento" del ser humano.

Algunas escuelas hacen total abstracción de lo espiritual, como el psicoanálisis freudiano y muy especialmente el psicoanálisis lacaniano (orientado estrictamente a la patología clínica); otras, dan ingerencia a otros "planos" o niveles de consciencia donde se acepta la presencia de "algo" superior y la conexión con una "consciencia universal", como la psicología transpersonal.

Luego, desde otras disciplinas, como el yoga, la metafísica, el hinduísmo, la ideología es inversa: se acepta sólo lo espiritual. Se describen en casi todas ellas por lo menos cinco o más niveles de consciencia (algunos enumeran de doce a diecisiete) hasta llegar a una Consciencia o Mente Universal. Interesante sería ver como navegaría un profesional de la psicología clínica ortodoxa occidental en esas profundas aguas de los niveles de consciencia orientales: aquí los criterios "psicologistas" quedan reducidos a la aceptación de un aspecto muy humano de la mente: la presencia del *Ego* (y que se expresa en el primer nivel llamado simplemente: *Consciente*) y lo contraponen a el *Alma* o *Espíritu*.

Es indudable que, por detrás o por arriba (o por debajo) de ese nivel "consciente", todos los estudiosos aceptan la existencia de "algo más" en la mente del ser humano. Algo "subconsciente", o "inconsciente" o hasta "super" o "supraconsciente". Es una "pieza" escondida de nuestro rompecabezas mental, conectada con nuestra alma y con nuestro espíritu, y aún con el Espíritu Divino (para otros esa Consciencia Universal). Muchos aseguran que es la forma de comunicación de Dios con nosotros.

Además, esos mismos términos tienen, aún en las líneas que los aceptan, diversas acepciones, algunas hasta contrapuestas, pues hablan de "subconsciente" e "inconsciente" como sinónimos; para otros, los sinónimos son "inconsciente" y "superconsciente" (o "supraconsciente").

Nosotros distinguimos tres *niveles*: "consciente" y "subconsciente" (íntima y directamente relacionados), y "supraconsciente" (abarcativo de los otros dos); y hemos agregado dos *subniveles* que corresponden al "consciente": "infraconsciente" e "inconsciente" con un criterio interesante.

1. En el nivel Consciente.

La mente puede llegar a dos "subestados": a) *infraconsciente,* a causa de depresión profunda, droga, alcohol, lo que provoca un comportamiento "delirante"; b) *inconsciente,* a causa de anestesia, sueño, adormecimiento, sonambulismo, hipnosis como espectáculo.

Aunque también puede acceder a un "superestado" que es el *Supraconsciente,* a través de los llamados "estados alterados de consciencia": ocasionados por meditación, trance, éxtasis, hipnosis con fines profundos (como en la lectura de vidas pasadas), para otros hipnosis médica, y hasta incorporación y/o posesión por parte de seres desencarnados.

A su vez, la mente consciente archiva todo lo que recibe en tiempo y espacio "presente" en el compartimiento más cercano que es el nivel *Subconsciente.*

2. En el nivel Subconsciente.

Es un estado de "memoria latente no-consciente", donde se archiva todo lo ocurrido en la vida *actual,* como lo recibido desde el momento de la concepción en el seno materno en adelante (además de lo que era *necesario* "traer" a esta encarnación de vidas anteriores).

A su vez, la mente subconsciente está en contacto *directo* con el ya mencionado nivel *Supraconsciente,* por lo cual pueden aparecer en el nivel consciente (vía subconsciente), circunstancias de sucesivas reencarnaciones en forma de profundas intuiciones o como perturbaciones de muy difícil

104

explicación y solución.

3. En el nivel Supraconsciente.

Está almacenado todo lo acaecido a lo largo de las vidas pasadas y de los "períodos entre vidas". Es el nivel que todo lo sabe y todo lo ve. Algunos llaman a toda esta copiosa "base de datos" (lo registrado en el subconsciente y en el supraconsciente): *Archivo* o *Registro Akáshico Personal*. Veamos un simple gráfico que ilustra todo lo descripto.

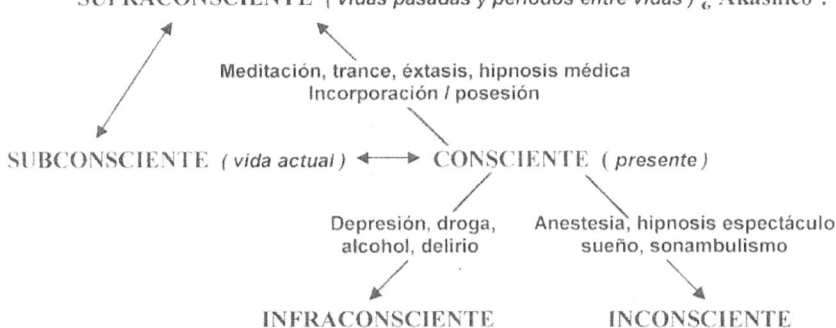

Hemos optado por explicar solo **dos** niveles de consciencia, que en la práctica, desde nuestra escuela, hemos podido corroborar se entiende muy claramente y --lo que realmente interesa-- sirve para ponerlo en acción en la vida cotidiana. Así hablamos de **consciente** y de **subconsciente**.

21. Consciente (o "consciencia")

Es el nivel que utilizamos permanentemente en la vida diaria. La misma consciencia ignora otros niveles, debido a sus propias condiciones: atención voluntaria, razonamiento, juicio, voluntad, crítica.

Veamos en detalle sus características psico-físicas:

1) Está formado por los *cinco sentidos físicos* y por lo tanto recibe los informes a través de los mismos. A menos que se carezca de algunos de ellos por discapacidad física.

2) Puede hacer *una sola cosa por vez*, o a lo sumo dos, si están *relacionadas,* como tomar apuntes en una clase: allí escuchamos, sintetizamos y escribimos. Un ejemplo es la llamada *atención.*

Supongamos que usted, hace un momento, tuvo una gran alegría. Es muy posible que el episodio esté dándole vueltas en la cabeza, y por más que desea concentrarse en la lectura de esta página de este libro, no logra entender nada. Es decir, no puede prestar **atención** a lo que está leyendo. Y esto sucede porque la conciencia está funcionando a muy bajo nivel ya que no puede prestar debida *atención* a dos cosas distintas a la vez: o leemos o continuamos pensando y recordando el acontecimiento alegre que vivimos.

3) Es la sede del *libre albedrío*. Desde lo estrictamente cotidiano, son los actos llevados a cabo por *propia decisión*. Usted habla de lo que le interesa, va por donde quiere, lee lo que se le ocurre, escribe, si tiene ganas, etc. Todo usted primero lo aprendió, lo incorporó porque lo aceptó y lo continuará haciendo hasta que decida lo contrario.

Desde otros planos, el libre albedrío es la mayor facultad que nos concedió el Creador. La criatura humana tiene la absoluta disponibilidad de hacer de su vida un infierno o un paraíso y, nadie, ni otro ser humano, ni los Guías y Maestros espirituales, pueden hacernos desistir de hacer algo u obligarnos a hacer algo a favor o en contra de nuestra voluntad consciente. ¡Que armonioso sería si seres elevados tuvieran la autorización de intervenir directamente! No existirían asesinos, violadores, corruptos ni suicidas. Pero no funciona así.

4) También actúa *"filtrando"* la información. Porque la desconoce o porque conociéndola no la acepta, ya que la consciencia nos permite *razonar* con cierta lógica. Usted ahora está leyendo estos conceptos y simultáneamente los está aceptando o rechazando.

En estos momentos, si usted nunca escuchó o leyó sobre estos temas, su consciente le estará diciendo: "¿que es ésto? ¡estos conceptos no existen!" o "¡están equivocados!", o bien "estoy totalmente de acuerdo con lo que aquí se explica".

Como lo hacen notar Calleja y Aguilar (5), en este preciso instante están penetrando dentro de nuestro aparato psíquico incontables datos provenientes de todo nuestro planeta y hasta del espacio exterior, pero como nuestra consciencia no lo percibe, estamos más preparados para negar esta teoría que para aceptarla.

5) Es el lugar del dominio del *ego*. Sobre este tema nos remitimos al apartado siguiente.

6) En este plano físico de la consciencia existe el *tiempo*, limitante y dividido en pasado, presente y futuro, y es nuevamente el ego quien usa esa división y nos ata a un pasado que persiste en "actualizar" y donde se enseñorean HMN como culpa, rencor, resentimiento; por otro lado, nos "preocupa" por el futuro y nos llena de miedo, temores, inseguridad. Al presente lo llena de codicia, orgullo, omnipotencia, envidia, ansiedad, angustia, tristeza y finalmente -- a causa de prolongarse esta última -- la
106

depresión (casi diríamos en este orden).

7) *Anatómicamente*, la consciencia se puede relacionar con la corteza cerebral y con centros motores y sensitivos relacionados con los cinco sentidos. Pero, también recibe datos del subconsciente en forma de sentimientos y emociones como sed, dolor, miedo, alegría, etc., que se relacionan anatómicamente con planos más profundos del cerebro: los centros subcorticales (como el hipotálamo y/o sistema limbico).

Por ejemplo, si comimos sin saberlo algo en mal estado, este plano profundo comenzará a informarnos con sensaciones de náuseas, dolores, malestar generalizado. Se está gestando una enfermedad que, por el momento, sólo lo sabe el subconsciente, ya que todavía no hemos identificado en nuestra consciencia qué nos pasa exactamente y menos cuál fue la causa y menos aún cuál es nuestro órgano afectado. Finalmente, cuando aparece claramente que estamos *intoxicados*, el "diagnóstico" lo saca el consciente.

El egoísta "ego"

Inicialmente, podemos considerar al ego como la *henchida sensación de importancia propia*. Desde este punto de vista se puede hablar que es hasta importante tener un ego **fortificado**, para no ser víctima de tantas personas y circunstancias que tienden a desvalorizarnos, y para impulsarnos a competir lealmente y a superarnos: "si fulanita y menganito lo consiguieron, ¿por qué no yo?".

Lo mismo que el cuerpo físico, el ego no puede ni quiere subsistir sin alimento. Debe ser nutrido con claridad de propósito, con iniciativa personal, con acción continua, mediante planes bien organizados. Debe ser sostenido por el entusiasmo, alimentado por la atención vigilada, controlado y guiado mediante la autodisciplina y el pensamiento exacto.

Asegura Napoleón Hill: "ningún hombre será dueño de nada mientras no se convierta en dueño de su propio ego" (o al menos, decimos nosotros, en un aliado). Cuando lo aceptamos y lo vamos corrigiendo paulatinamente, nuestro ego puede inspirarnos para adquirir, fundamentalmente, confianza en uno mismo y exactitud de juicio, cualidades que, junto con otros hábitos voluntarios o EP, son necesarios para poder procurarse, y conservar, muchos beneficios, como estudiar, y prosperar en abundancia.

Por otra parte debemos saber que el ego no puede desaparecer porque necesitamos de él para actuar en este plano físico. Y muchas teorías aseguran que sigue a nuestra alma en cada encarnación; es decir que reencarnamos con el mismo ego (menos o más educado).

Pero cuando el ego es la medida de todas las cosas; cuando las demás personas no cuentan o sólo cuentan si sirven a nuestros intereses; cuando "consumir" o "tener" es más importante por el afán de poder, dinero, prestigio, competitividad, aparentar, exhibirse, utilizar a las personas para el propio beneficio... entonces nos volvemos superficiales, andamos con prisas, vivimos crispados y en tensión, nos enojamos por cualquier cosa, usamos malos modos, vivimos resentidos y malhumorados, siendo generadores de nuestras propias angustias.

Últimamente se ha comenzado a advertir que es además nuestro ego el que nos hace planteos constantes, la mayoría de las veces "en contra" de uno mismo. No quiere "ceder" el dominio de nuestra personalidad y menos aún permitirnos una evolución espiritual que nos aleje de su reino dominante y *ego-ísta*.

Nuestro ego nos dice que somos únicos y especiales y tratará de probarlo de mil maneras. Siempre tiene todas las razones del mundo para justificar su posición: en especial cuando nos enojamos con alguien; entonces encontramos las razones lógicas a nuestro enojo que nos llevan a *juzgar* y a *condenar*. Además, busca aliados: tratamos de convencer a todos de nuestras razones. Con respecto a terceros, el ego nos lleva a determinar, por ejemplo, quien está acertado o equivocado, quien hace bien o mal las cosas, quien merece lo bueno o no, sumiéndonos en un mundo de interpretaciones falsas.

El éxito de cualquier relación humana reside en la aceptación y comprensión recíprocas. De la misma manera en que se interrelacionan todas las emociones, hasta las negativas con las positivas. Traslade esto último que ha leído hacia el tema del **perdón**: es necesario *entregar* el problema a una autoridad "superior" que nos haga comprender aquello que no entendemos ni aceptamos de parte del otro, a causa de esa "justicia humana" que nuestro ego intenta hacernos ejercer.

En el otro extremo, el *espíritu* (¿o el alma?) nos indica que todos somos Uno, formando parte de una multiplicidad de almas donde sólo existe la *Unicidad* (todos tenemos el mismo cuerpo, la misma mente e idéntica alma), que no existe ninguna separación.

El aspecto del ego al que nos referimos es lo que los sistemas espirituales consideran como una *ilusión de dualidad:* el sentimiento de *estar separado,* de estar *solos, alejados,* ¿de quién? de la Divinidad. El ser humano, a causa de su ego, siente que se las tiene que arreglar solo, que si existe algo superior que nos guía y nos protege está tan lejos de esta vida terrenal, que aquí es difícil lograr su ayuda. Sin embargo, aquí también está la respuesta: en la intimidad de su alma, lo que más anhela el ser humano es la

108

Unicidad, volver a fundirse con su verdadera esencia, la de ser Uno con Dios y en Dios, dejar de sentir esa *soledad metafísica* que tanto lo daña y que sin embargo no se da cuenta.

Esto es lo que se explica desde esos textos tan largos que se llaman *"Un curso de milagros"* (19). El mismo swami Sai Baba dijo que Cristianismo significa "crucifixión del ego". Y recuerde este otro dicho: "la risa es la *ausencia* del ego", y esto se logra *cuando puedo reír de mis asuntos, reír conmigo de mi mismo.*

La "sombra" psicológica

La Sombra es uno de los arquetipos principales de *lo inconsciente colectivo* según la psicología analítica de Carl Gustav Jung (1875-1961).

La llamada "sombra" por Jung (y ahora usada por muchos) serían: "...cualidades y atributos desconocidos o poco conocidos del EGO tanto individuales (incluso conscientes) cómo colectivos. Cuando queremos ver nuestra propia sombra nos damos cuenta (muchas veces con vergüenza) de cualidades e impulsos que negamos en nosotros mismos, pero que puedo ver claramente en otras personas".

Pasado en limpio: ¿hay que separar ego de sombra? Creeríamos que estamos dándole vueltas a lo mismo. Nuestro ego tiene aspectos positivos y negativos: ¡estos serían la sombra! Solo que al advertirlos y NO QUERER reconocerlos, pareciera como que crean un archivo oscuro escondido --muy probablemente en nuestro subconsciente-- y desde allí es de donde se "descargan", generando "respuestas" mentales, emocionales, energéticas y físicas, que cursarían como nuestras "enfermedades".

A nivel físico la sombra no es más que la proyección de un cuerpo debido a la luz que incide sobre él. Pero no es este el significado que ahora queremos darle. La idea de que todo hombre lleva una "sombra" ha sido ampliamente estudiada por la psicología, así aparece en los estudios de Carl G. Jung primero y en muchos otros después. La psicología es muy buena a la hora de definir un problema, pero no tanto para darle una solución. Y ello es debido a que ambos, problema y solución, tienen una causa más allá de la estructura mental del hombre, tienen un origen metafísico, por decirlo de algún modo.

Jung, en su libro parcialmente autobiográfico (escrito en colaboración con Aniela Jaffé --1956--) *"Recuerdos, sueños, pensamientos"*, dice: "Era de noche y me hallaba en algún lugar desconocido, avanzaba muy lenta y penosamente en medio de un poderoso vendaval. La niebla lo cubría todo. Yo sostenía y protegía con las manos una débil lucecita que amenazaba con apagarse en cualquier momento. Todo parecía depender de que consiguiera mantener viva esa luz. De repente tuve la sensación de que algo me seguía. Entonces me giré descubrí una enorme figura negra que avanzaba tras de mi. A pesar del terror que experimenté no deje de ser consciente en todo momento de que debía proteger la luz a través de la noche y la tormenta. Cuando desperté me di cuenta de inmediato de que la figura que había visto en sueños era mi sombra, la sombra de mi propio cuerpo iluminado por la luz recortándose en la niebla. También sabía que esa luz era mi consciencia, la única luz que poseo, una luz infinitamente más pequeña y frágil que el poder de las tinieblas pero, al fin y al cabo, una luz, mi única luz".

A lo largo de nuestra vida, desde nuestra tierna infancia, nos vemos obligados a elegir y de esta manera vamos forjando nuestra personalidad, nuestro ego propio. Por ejemplo cuando a un niño se le dicen cosas como "los hombres no lloran, debes ser valiente" asume como propia esa idea y desdeña toda sensibilidad y debilidad, de manera que establece una base normativa de cómo regir su vida en función de lo que ES o quiere ser.

Cada vez que decimos "yo soy esto", debido al mundo dual en que nos movemos, estamos afirmando un "yo no soy aquello" y todas esas negaciones son separadas y arrinconadas en un saco, que Jung y los suyos llaman "sombra".

Ahora bien, el que algo esté en la sombra no quiere decir que desaparezca, simplemente está, pero oculto. Vamos al ejemplo del hombre que ha asumido que debe ser fuerte y no sensible, y se enfrenta a una situación en la que tiene ganas de llorar. El hecho que sea capaz de controlar sus lágrimas no hace que el sentimiento desaparezca, de manera que aunque su sensibilidad quede recluida en la sombra, está allí. La sombra crece y crece a lo largo de nuestra vida y no podemos hacer nada para que no siga su curso, ya que en definitiva la propia afirmación de la personalidad nos obliga a crear una sombra de aquello que no queremos ser. Y es que precisamente eso es la sombra: lo que **no** queremos ser...

Tenemos así que cuanto más fuertemente se manifiesta una persona en una dirección, mayor es la sombra que tiene en la contraria, y esa sombra, en algún momento pedirá ser reconocida.

La sombra es una realidad en nosotros, en la totalidad de nuestra persona. Las crisis de los 40 años por ejemplo son, a menudo, resultado de que la persona descubre que todo lo que le parecía inamovible de su vida basado en valores impuestos por los demás y aceptados o hasta incluso creados por él mismo, ya no le sirven y afloran formas de ser que antes consideraba como
110

algo malo o dañino. En esa crisis la sombra aflora y libera, y no hay mayor crisis que la del aceptar que uno es libre, pues supone darse cuenta que eres responsable de ti mismo y no de los juicios de los demás o de la persona que fuiste ayer.

De la misma manera que existe una sombra individual existe una sombra familiar, y hasta nacional (lo "colectivo" jungiano) en donde iría a parar todo aquello que no se quiere que sea de la familia o de la nación. Se integra en nuestra personalidad y en nuestra sombra no solo lo que pensamos de las cosas, sino lo que nuestro entorno piensa que han de ser las cosas. Es decir ya no estamos solos a la hora de decidir qué es bueno o malo, sino que también lo que nuestro entorno piensa que es bueno o malo nos influye en gran manera.

22. Subconsciente

¿Qué es este otro aspecto de nuestra mente? Para muchos, es el poder real que controla todo en nuestra vida. Es el poder detrás del trono. ¿Y dónde está su residencia? Para algunos, comparte su lugar con el ego en el cuerpo causal; para otros, está ubicado en el cuerpo astral (o emocional), y desde allí influye sobre el cuerpo físico. Y al igual que el ego, su subconsciente aceptará sin esfuerzo *vitaminas mentales* y *espirituales*, solo que digerirá y retendrá cantidades ilimitadas.

La diferencia entre el ego (voz crítica) y el subconsciente (voz interior) es que el primero habla siempre dicharachera y dictatorialmente de miedos, supervivencia, competencia, desamparo y negatividad y el segundo es solo un conocimiento callado, pero verdadero, exacto, y que trabaja siempre a nuestro favor, pero... ya veremos de que manera.

En cuanto a sus características psico-físicas:

1) Es un notable *archivador* y *ordenador*. Los "datos" que posee (¿o recibe?) están hábilmente clasificados en una especie de "disco rígido" al igual que las modernas computadoras. También recibe datos desde la concepción, porque le provienen de la herencia genética, y durante la vida intrauterina, a través de la madre (pantomnesia).

Para algunos reside aquí lo que se ha dado en llamar AAP --o RAP-- (Archivo o Registro Akáshico Personal). Para nosotros ese archivo está en el *supraconsciente* que, a veces, suelen "pasar" al subconsciente y de allí a la consciencia en forma, principalmente, de *intuición,* de *inspiración* o de *percepción*. Por otra parte elementos que todos podemos desarrollar. Algunos hablan también de *videncia*; creemos que, en este caso, es necesario haber

111

encarnado ya con el don, y allí sí algunos podrán desarrollarla y otros no.

También puede recibir información de planos superiores, como otras mentes: Guías, Maestros, Ángeles. Su importancia puede apreciarse al ser reconocido como el único medio de "aproximación voluntaria" a la Inteligencia Infinita o Mente o Consciencia Universal. Es el medio por el cual se transmiten todas las plegarias y se reciben todas las respuestas.

2) Tiene *captación hipersensorial* o extrasensorial. Puede captar luz infrarroja y ultravioleta, sonidos sub y supraliminales (por debajo y por encima de los 16 y los 20.000 Hertz, límites de frecuencia auditivas del oído humano) y olores imperceptibles para la consciencia.

3) Sede de los *reflejos incondicionados* y *condicionados*. También de los sueños, sensaciones, emociones, sentimientos, impulsos, intuiciones e inspiraciones, por lo cual trabaja las veinticuatro horas del día. Para algunos es sede de fenómenos *paranormales* (precognición, telepatía, clarividencia, etc. --otros responsabilizan al supraconsciente de estos fenómenos--).

4) Le *"penetra" toda la información* que se genera a nuestro alrededor, ya que no depende de los sentidos físicos como la consciencia. Por ejemplo, si usted está viendo televisión y alguien le habla, puede que no oiga a su interlocutor y no se entere jamás de lo que le dijo (muy común en los niños), aunque esas palabras que "no oyó", pasaron al subconsciente, donde se archivan y seguirán allí. Es el mismo mecanismo usado en la llamada (y legalmente prohibida) "propaganda subliminal".

En trance hipnótico se puede comprobar que la persona menciona multitud de datos que desconocía estando lúcido; clara señal de que esos datos "estaban". Lo mismo ocurre con la experiencia llamada *regresión a vidas pasadas* (en estado lúcido y consciente o bajo hipnosis). Llegado el momento, esos datos, **si son importantes para la vida del sujeto**, pueden actuar directamente sobre la consciencia.

Otro ejemplo son los casos de recuerdos *intraoperatorios*. Cuando alguien sometido a anestesia total pierde su estado consciente y, no obstante, puede luego recordar conversaciones y diversos sucesos acaecidos durante el acto operatorio y lo que es más delicado aún, la persona puede perjudicar o beneficiar su recuperación de acuerdo con lo escuchado de los cirujanos en lo que se refiere al pronóstico del enfermo. Por eso, en algunos quirófanos se ha difundido la práctica de poner música. Lo mismo ocurre durante el *sueño* y hasta en el estado de *coma* profundo.

5) Puede *ejecutar múltiples funciones*, simultáneamente. Por ejemplo, cuando manejando nuestro automóvil llevamos dos o tres personas y vamos escuchando música del equipo de audio del auto. Y de pronto recibimos un

112

llamado por nuestro teléfono celular y nos ponemos a hablar en el tránsito.

Todo eso nos parece que lo hacemos conscientemente, sin embargo estamos actuando subconscientemente. Y además, en ese momento, estamos haciendo la digestión ya que --supongamos-- nuestro viaje en auto comenzó después de un almuerzo. Esto nos introduce en la próxima actividad del subconsciente.

6) Para algunos, interviene en la regulación del *funcionamiento involuntario* de nuestros *órganos* y otras reacciones metabólicas. Miles de procesos físicos y químicos se están llevando a cabo en estos momentos, en su organismo --mientras usted está leyendo-- de manera "automática" sin que su consciencia se dé cuenta.

Su corazón está bombeando litros de sangre, su pelo (disculpe si usted es varón y ya está pelado) y sus uñas están creciendo, su piel se está renovando, millones de células están respirando, naciendo y muriendo, la Vida se está manifestando en su cuerpo. Indudablemente, un control superior a nuestra consciencia está realizando, armoniosamente, toda esa actividad.

Nos hacen notar Calleja y Aguilar que lo mismo ocurre desde el plano intangible de las emociones. ¿Recuerda un susto muy grande en algún momento de su vida? Lo que vió, sintió y pensó en ese momento, actuó sobre el sistema nervioso subconsciente y éste reaccionó con impulsos nerviosos hacia los vasos sanguíneos y hacia las glándulas suprarrenales, que recibieron la orden de liberar adrenalina, y esto contrajo dichos vasos (espasmo en especial en los capilares y en los periféricos) y circuló menos sangre (por la dificultad de "pasar") y usted perdió color en la piel: se puso "blanco de susto".

También cuando alguna vez pisamos una espina al caminar descalzos, el sentido del tacto nos lleva la información por la médula espinal hasta los centros subcorticales del cerebro y de allí a la corteza cerebral (en milésimas de segundo) y es cuando damos el salto y gritamos de dolor: se "enteró" la consciencia e interpretó lo que sucedió. Pero todo el proceso queda, ya sabemos, archivado en el subconsciente. La próxima vez que sólo rocemos una espina vamos a quitar el pié y dar el mismo grito tal como si realmente nos hubiésemos pinchado.

7) *No tiene discernimiento*, ya que no razona ni selecciona de forma lógica como lo hace la consciencia. *Acepta todo.* Por lo tanto, tampoco tiene *sentido del humor*. No distingue si lo hablado o pensado es "en broma" o es en serio. Por eso debemos cuidar los chistes a expensas de nuestra persona o de nuestro entorno.

8) *Recepta*, por supuesto, todo lo que le transmite la consciencia y el

113

medio ambiente, a través de nuestro *pensamiento*, del *lenguaje* (propio y de terceros) y del *accionar* (propio y de terceros), desde el momento de nacer, a través de nuestra crianza y educación y por el resto de la vida.

Por eso es tan importante, como lo desarrollamos en nuestro Método RH (risa holística), aprender a escuchar y reconocer el lenguaje negativo (en especial de terceros) y hacerle una maniobra de "interferencia", para que no penetre intacto como archivo negativo en nuestra mente subconsciente, sino "distorsionado" y no nos dañe. Esto lo explicamos en el próximo capítulo.

9) Por lo dicho --especialmente en los dos ítems anteriores-- fácil es deducir que acepta una *programación específica*. Si **voluntariamente** le transmitimos una idea, también será archivada y a la postre producirá resultados, efectos y reacciones.

La enigmática "materialización"

Esta característica es la siguiente: el subconsciente *tiene la facultad de reaccionar y* **manifestar** *lo que posee archivado, y lo manifiesta* **constantemente**, *casi como cumpliendo una* **orden.**

Y así lo hace en nuestro *físico*, a través de nuestra salud; en nuestros *pensamientos* y *sentimientos*, a través de nuestro lenguaje y nuestro accionar; y en nuestro *entorno*, generando todo tipo de situaciones y circunstancias, a través de nuestras relaciones, en el trabajo, en la calle, en el hogar y hasta en nuestras finanzas.

Todo pensamiento (sea positivo o negativo, bueno o malo, exacto o inexacto), tiende a *arroparse en su equivalente físico,* como dice Napoleón Hill. El subconsciente procede a llevar lo archivado a su conclusión lógica y a manifestarlo, **materializándolo** con ayuda de los medios naturales disponibles. Asegura este autor: "Cualquier idea que se sostiene en la mente, que se recalca, se teme o se reverencia, empieza inmediatamente a adoptar la forma física más conveniente, apropiada y accesible a esa idea".

Reflexione lo siguiente: si hay situaciones o circunstancias que a usted se le *repiten* y que no son, precisamente, las que más desea verdaderamente, que lo llevan a decir: "¡otra vez estoy en la misma!" o "¡de nuevo me encuentro en igual situación que el año pasado para esta misma época!". O si "atrae" personas que no son de su agrado: mire a su alrededor y compruebe quienes le llaman por teléfono todos los días, ¿es para hablarle de proyectos, para contarle lo bien que se sienten, para invitarle a "celebrar"? ¿o a usted le llaman solamente para lamentos, quejas y chismes? Si esto es lo que le ocurre, deténgase y analice cómo ha venido usted pensando y hablando durante los

114

últimos años.

Veamos un poquito la muy arraigada expresión: "estoy en la lucha" o "la vida es una lucha" o "¡que lucha, Dios mío!". "Luchar" significa enfrentar a alguien o a algo que está contra usted; es la batalla entre dos fuerzas antagónicas. Si usted se expresa de cualquiera de estas maneras, está afirmando que los demás lo están atacando o que usted está atacando belicosamente a los otros, en todos los momentos del día. Y la vida no es así... ¿o cree que sí lo es...? En todo caso la vida sería una lucha porque usted está luchando constantemente "contra" usted. Y esto solo puede suceder si está librando una guerra interior. Una actitud así sólo produce devastación y destrucción. Pero lo que aún es más serio, ¿que conclusión cree que va a sacar su subconsciente? Será algo parecido a esto: "a esta persona le *gusta* estar en la lucha, porque es lo que *dice* en todo momento, entonces YO voy a hacer que todo lo que quiera conseguir le cueste un *esfuerzo* muy grande conseguirlo".

Resumiendo: *nuestro subconsciente cree que todo lo que hablamos y pensamos es lo que* **deseamos**. ¿Se dá cuenta del riesgo? Porque no creemos que nadie "desee" que las cosas le vayan mal ¿verdad? Ni usted tampoco. Pero tal vez es de lo que usted está hablando cotidianamente, o escuchando hablar y "pegándose" con ese tipo de comentarios hasta que, finalmente, se termina convenciendo de "¡lo difícil que está todo!". Si está enfermo: "de ésta no sé si salgo". Si posee un comercio: "voy a la quiebra financiera, con esta insostenible situación económica". ¿Que piensa que le podrá "devolver" su subconsciente si usted transita por esta vida con desaliento, frustración, tristeza, mal humor, enfermedad, escasez, pobreza...? Piense (pausa). Exactamente: *¡más de lo mismo!*

Recapitulando, cuando los pensamientos que se mantienen en la consciencia son negativos, producen enfermedades; cuando son positivos, la persona vivirá habitualmente en estado de salud. En vista de estos conceptos, pareciera que el subconsciente fuese el responsable de nuestra salud. Y de hecho tiene un papel muy importante. Cuando comienzan a fabricarse con la consciencia ideas negativas, pesimistas, tristes, preocupantes, se convierten en elementos autodestructivos que el subconsciente terminará "descargando" en cualquier sitio de nuestro cuerpo físico dando lugar a las dolencias más variadas, que parecen o cursan como enfermedades y sin embargo no alcanzan a serlo, sólo son **síntomas**.

Nosotros hemos confeccionado una lista de diversos *cuadros* que semejan enfermedades y sólo son síntomas, tal como anticipamos en el capítulo uno, comenzando por las "itis" (inflamaciones): artritis, gastritis, bronquitis, conjuntivitis, alergias, asma, diarreas o estreñimientos crónicos, resfríos, diversos tipos de dolores de cabeza, trastornos cardiovasculares, problemas digestivos, insomnio, mareos, temblores, caspa, seborrea, caída de cabello, eczemas, psoriasis, anginas, disfonías, problemas en la visión ocular, derrame sanguíneo en el globo ocular, hipertensión, aftas en la mucosa buco-faríngea, dolores cervicales y sacrolumbares, contracturas, ciertos herpes, zumbidos en los oídos y dolores en los dientes.

Si los HMN que generan esos cuadros persisten, aún después de la visita al médico o pese al inicio de alguna terapia, el proceso degenera en situaciones realmente comprometedoras como úlceras, obstrucciones intestinales, pulmonías, infartos, tumores y cánceres. Pero pensemos que, si ciegamente nuestros estados de ánimo y mentales pueden destruirnos, también ciegamente pueden curarnos de cualquier enfermedad, siempre que la consciencia tenga la fe, el optimismo y la voluntad necesaria para ello y que la dolencia esté en una *etapa* razonablemente *reversible* (aunque hay casos maravillosos de remisión).

Una prueba de que autogeneramos enfermarnos es cuando la gran mayoría de estas dolencias desaparecen mientras el enfermo está gozando de unas placenteras vacaciones. Lo que pasa es que entraron en armonía consigo mismos, porque por unos días eliminaron problemas y angustias. También es frecuente que cuando vuelven a su hogar y a sus actividades reaparezcan todos los malestares. Y es porque "retornaron" las ideas, pensamientos, preocupaciones y *lenguaje negativo* que tenían antes de irse.

No existen reglas (o por lo menos no las conocemos en estos planos) para predecir el período exacto de tiempo necesario para la transformación o *materialización* de un deseo en su equivalente físico. La naturaleza de ese deseo, las circunstancias que se relacionan con él y su intensidad son todos factores determinantes en relación con el tiempo preciso para la transformación, desde la fase del pensamiento a la fase física. Algo es muy notable: el estado emocional y mental que es la **fe** es el más favorable para el *cambio* rápido del deseo en su equivalente físico. Son numerosos los casos en que este fenómeno se ha producido casi *instantáneamente*. ¿Será ésta la explicación de "milagro"?

Finalmente, veamos lo que tal vez sea la característica más importante del subconsciente para los fines prácticos de nuestra existencia y motivo de una de las ideas centrales de la propuesta de nuestro método: la referida al trabajo que debemos realizar --como técnica-- con pensamientos y lenguaje.

Claro que también existe el reconocimiento por parte del subconsciente de las emociones, de los recuerdos y, especialmente de las imágenes.

116

La famosa "programación"

Que todo lo que nos "materializa" nuestro subconsciente sea agradable o desagradable, positivo o negativo, saludable o enfermizo, dependerá de la *programación* que contenga y esa programación dependerá, casi en su totalidad (con excepción de lo recibido de lo genético y, para muchos, de vidas anteriores), de lo que nosotros le hayamos "introducido" a través de nuestro lenguaje, pensamientos y accionar a lo largo de nuestra vida, pero también por lo recibido, como lo hemos hecho notar en otro lado, durante la crianza y la educación de nuestros padres, de la escuela, del medio ambiente y hasta de las creencias religiosas.

Se comprende, entonces, que la penetración de ideas en el subconsciente depende de varios factores. Esto explica por qué cada uno de nosotros produce reacciones diferentes, muchas veces atribuidas erróneamente al temperamento o al carácter de cada uno.

Nuestro subconsciente es un nivel de consciencia muy superior con un mecanismo que debe funcionar para ayudarnos.

Pero… puede ser nuestro *peor enemigo* ya que --de acuerdo con lo visto-- se convierte en una especie de sirviente de la consciencia sin discriminar si es para mejor o para peor de nuestra persona, puesto que *responde según como esté preparado para responder.*

Actúa sobre *todos* los pensamientos generados por nuestra mente consciente, pero *dá preferencia* a los pensamientos que fueron inspirados por **sentimientos** y **emociones** (sean "negativas" como la preocupación o "positivas" como la alegría), es decir nuestros PC.

De aquí la necesidad de proveer a nuestro subconsciente sólo con aquellas ideas o deseos que llevan a lo que uno **realmente anhela**.

Nuevamente le pedimos que recuerde y reflexione un poco: ¿qué es lo que usted anhela en el fondo profundo de su corazón? (pausa…piense). Con seguridad es algo bueno. Ningún ser humano va a desear para sí o para sus seres queridos algo que no sea bueno. Algunos desearán salud, porque carecen de ella; otros desearán hijos, porque aún no han podido tenerlos; otros una buena pareja, o familia, o algún trabajo bien remunerado, o encauzar su profesión, o viajar, o comprarse el último modelo del más sofisticado automóvil...

Bueno, sea lo que sea que usted desee, debe ya comenzar a "ponerlo" en palabras. Hable de aquellas cosas lindas que usted desea que se le manifiesten. Con una advertencia: sólo hágalo con aquellas personas que le entenderán y que alimentarán la fe en sus deseos y nunca con quienes le envidien o le cuestionen, pues terminarán desalentándole.

El lenguaje y los pensamientos negativos tienen tanta fuerza como los positivos. Los primeros provocarán una respuesta de nuestro subconsciente para que "todo nos salga mal"; los segundos provocarán una respuesta similar pero "a favor" nuestro. Cuanta mayor cantidad de elementos afines existan en el subconsciente, más fácil será que se manifiesten resultados rápidos e intensos. Si hay una alta predisposición al positivismo, tendrá mayor facilidad para que "prenda" una idea o pensamiento positivo que uno negativo. Lo mismo sucede a la inversa.

El subconsciente también da preferencia a los pensamientos creados por la *repetición verbal* de ideas o deseos como, por ejemplo, cuando usted trabaja con "autoafirmaciones positivas".

Aunque cabe destacar que el subconsciente nunca debe recibir **sugestiones** que el consciente considera imposibles. Sería tonto, por ejemplo, sugerir que una pierna rota, no está rota; que un ojo ciego aún puede ver; que un dedo amputado todavía puede crecer, o de características fantásticas como: "me crecerán alas y podré volar" (41). El consciente las rechazará de forma muy terminante como ideas absurdas o improbables.

Pero si la *autosugestión* es del tipo que trabajamos en nuestra escuela, como la frase del ejercicio de estimulación del Timo, el subconsciente puede ser **inducido** a aceptarlo y comenzar a trabajar en favor nuestro.

Además, nuestro subconsciente debe ser defendido de las ideas y de las influencias destructivas *externas*. Para que la consciencia no acepte lo que después le resultará perjudicial. Por eso resulta imprescindible, casi vital, generar un lenguaje, pensamientos y accionar positivos, no sólo frente a los demás sino en la propia intimidad.

23. Subconsciente: ¡a gimnasia!

Dijimos que nuestra mente subconsciente era sensible a una especie de "entrenamiento". Bien, lo que seguidamente se explica son algunas maneras de "abrir carpetas nuevas", positivas, en los archivos de esa computadora que es ese nivel de consciencia.

1. Lenguaje "sonriente".

Es lo que describimos en el próximo capítulo. Algo le anticipamos: cuando usted logra controlar y cambiar su lenguaje cotidiano, ya está introduciendo archivos nuevos.

Y nuestra mente subconsciente se "apura" a registrar esos aspectos "nuevos".

2. Afirmaciones positivas.

¿Se dio cuenta que los seres humanos vivimos repitiendo afirmaciones? Pero ¿que carga emotiva y energética tienen? La gran mayoría *afirma negativamente*: "esto no va andar", "es difícil", "no me va a salir", "no llego a horario", "seguro que pierdo todo", "es imposible", etc. ¡Cuándo repetiremos una afirmación sobre lo lindo y lo bueno que realmente esperamos nos suceda!

Estas "afirmaciones positivas", son expresiones (oraciones o frases) que reflejan en palabras lo que deseamos que nos ocurra, y nos las decimos a nosotros mismos provocando una *autosugestión* que "impresiona" favorablemente a nuestro subconsciente. Pero es necesario respetar ciertas pautas que se han ido estableciendo por los estudiosos de estos temas, y que son las siguientes:

a) Deben estar en tiempo presente:

Cuando alguien dice: "voy a dejar de fumar", está indicando una intención, pero no una premisa (¿cuándo?) que lo lleve lo más rápido posible a la acción de dejar de fumar. Debe expresarse: "dejo de fumar"; "me siento cada vez mejor sin fumar".

b) Deben ser fácilmente entendibles y cortas:

Una frase larga, con frecuencia nos hace perder el sentido fundamental de lo que deseamos "introducir" en nuestro subconsciente.

c) Debe evitarse mencionar palabras negativas o nombrar el defecto que se desea erradicar:

Por ejemplo, es común observar a quienes tienen problemas de salud que digan: "no estoy enfermo" (obsérvese que de tres palabras dos son negativas), de esta forma la imagen o representación mental que se impone es la de "enfermo" y así se aleja de la curación. Debe decirse: "estoy sano"; "gozo de muy buena salud"; "mi cuerpo y mi mente están sanos y ágiles".

d) Debe ser reiterativa y rápida:

La reiteración es necesaria para convencer al subconsciente y la rapidez es útil para "saltear" a la mente consciente y evitar que el ego intervenga buscando la manera de impedirnos aceptar lo que se repite. Una vez que hemos decidido cuáles son las afirmaciones que vamos a usar, debemos repetirlas poniendo énfasis, ya que si usted lo hace de manera aburrida aumenta la distracción de la mente consciente.

e) Debe visualizar y sentir lo que se repite:

Recuerde que usted está tratando de imponerse una afirmación positiva que, además, debe reemplazar las negativas que siempre repitió. Las emociones o sensaciones negativas no terminan de desaparecer nada más que razonándolas, sino al reemplazarlas por las opuestas: las emociones o sensaciones positivas. La repetición de palabras carentes de la sensación que debe acompañarlas no es efectiva. Por lo tanto, si usted repite: "Vaya donde vaya, estoy siempre a salvo", pero íntimamente no se siente realmente seguro, de nada le servirá. También es muy útil "vivenciar" las imágenes de lo que se está repitiendo. Esto lleva al paso siguiente.

3. Formación de imágenes.

El poderoso impacto que producen en el subconsciente las imágenes, hace necesario aceptar que emociones, sensaciones, imágenes y palabras deben trabajarse conjuntamente.

Se realizó un experimento durante un mes, con el objetivo de medir la destreza para encestar en el juego de basquetbol con tres grupos de jugadores con aproximadamente la misma habilidad deportiva. El primer grupo practicó tiros libres durante una hora todos los días. El segundo grupo no entrenó. El tercer grupo realizó **mentalmente** los tiros también durante una hora todos los días: ¡éste fue el grupo que más mejoró su promedio!

Demostrado está que para obtener mejores resultados se requiere de la práctica, tanto física como mental. No pretendemos negar el valor de la práctica y del esfuerzo físicos, pero *visualizar* un "resultado perfecto" ayuda a obtener respuestas mucho antes y con menos esfuerzo, nuevamente gracias a la labor silenciosa y poderosa del subconsciente.

Hay una regla que dice: "Usted no puede hacer nada si primero no están en su mente los *conocimientos*, las *prácticas* y las *sensaciones* adecuadas". Es decir que, cada vez que ensaya en su mente, es como si lo hiciera en la realidad, y aún con la ventaja de que puede trabajar con más aplomo, y eso lo irá capacitando para llevar a la práctica lo visualizado. Las prácticas mentales multiplican el aprendizaje. Si una persona no puede llegar a ver o visualizar aquello que desea, entonces eso nunca se manifestará. No se puede arribar a ninguna posición que primero no se haya concebido en la mente, ni se puede llegar a obtener algo que la imaginación no haya visualizado.

Es así como el obeso debe "verse" rechazando el exceso de comida; el tímido, siendo el centro de una reunión; el egoísta, haciendo caridad; el cobarde, actuando; el rencoroso, perdonando; el ansioso, tranquilo; el enfermo, haciendo gimnasia y sano; el serio, sonriente; el triste, alegre. Y los *cambios comienzan a producirse* aunque por el momento no se perciban. Como así también es peligroso lo inverso: si constantemente imaginamos los resultados que no deseamos: ¡éstos serán los que obtendremos!

4. Cartelitos y afiches.

Aquí se apela a la *autosugestión visual*: escribir, dibujar o pegar fotos o imágenes tendientes a "qué es lo que se pretende mejorar o cambiar, u obtener".

Por ejemplo, ahora que está leyendo este libro usted descubre que es una persona pesimista, malhumorada, poco demostrativa en sus afectos... Entonces, pegue en una cartulina fotos suyas (especialmente "tomadas") con escenas donde está sonriente, abrazando a sus seres queridos, acariciando una planta o un animal, y escriba con letra tipo imprenta, en grande: "sonrío fácilmente", "soy feliz y lo expreso", "tengo muy buen humor", y cuélguela, por ejemplo, cerca de su cama, donde "deba" verlas al acostarse y al levantarse.

Copie distintas afirmaciones positivas en papelitos recortados bien al borde de las frases y póngalos en lugares visibles y estratégicos del interior de su hogar y de su lugar de trabajo. De esa manera también trabaja la reiteración al "enfrentarse" cotidianamente con los cartelitos, pero además use de su fuerza de voluntad: haga lo que las frases le están señalando, no las ignore en la práctica.

5. Espejo.

Frente a un espejo, lo más grande posible, teatralice o reproduzca las situaciones que íntimamente más le "cuestan" asumir. Véase haciendo y diciendo lo que para usted sería su ideal. ¿Cómo quiere comportarse: con simpatía, seriedad, sonriente, dominante de la situación? Sea lo que fuera, actúe tal como lo haría un actor en escena, con la consciencia de que el actor de su propia vida es usted.

Adopte la postura física que también le interesa, hable en voz alta, o imagine y simule el diálogo que le gustaría tener, y mientras se comporta de esa manera: mírese, obsérvese --*así lo ven y lo escuchan los otros*-- y a partir de allí, *corríjase*.

¿Alguna vez pensó qué impactante es la *propia imagen reflejada*? Imagínese cómo impresiona a nuestro subconsciente nuestro propio rostro. Recuerde esos días en los cuales ni se anima a mirarse al espejo, porque se advierte una expresión de "cara de chupa-limón" (pausa). Ahora recuerde los días en que se ve una persona, alegre, agradable, con una linda cara risueña (pausa). ¿Advierte las diferencias, verdad?

¿Alguna vez pensó que el espejo no nos devuelve nuestra imagen?

Piense. En realidad, lo que hace el espejo es *mostrarnos cómo nos ven los demás*. ¡Que tema! Bueno, ya se lo venimos repitiendo desde el comienzo de este libro: ¡la decisión es solamente suya!

Por favor, recuerde todo esto cuando "elija" que cara (y que salud) quiere tener: ¿sonriente y saludable? o ¿amarga y enfermiza?

121

6. Grabaciones.

Estas pueden ser de tres tipos:

a) autograbaciones: hechas con su propia voz y su única intervención. Aquí puede incluir aspectos concretos e íntimos de su personalidad o de la circunstancia que desea mejorar o cambiar, a través de un *texto* que usted sabe conscientemente que *influye* en su manera de pensar, y grabarlo, y luego escucharlo cuantas veces crea es necesario;

b) heterograbaciones: intervienen junto a la suya, voces de otras personas, especialmente muy queridas por usted, y que crea que le pueden ayudar o serles de utilidad; diciéndole ese *"texto"* suyo;

c) profesionales: adquiridas de las personas o instituciones que se dedican a estos rubros. En este caso son conceptos generales que, tal vez, le resulten menos útiles para su caso personal pero que siguen prestando una buena ayuda.

Luego use la grabación cuantas veces pueda a lo largo de sus actividades diarias y aunque no le preste una debida atención consciente, usted ya sabe que igualmente penetra en su subconsciente. Lo mismo que ocurre durante las horas de sueño, y donde también son efectivas las grabaciones, a pesar de que al día siguiente no recuerde nada de lo escuchado mientras dormía.

24. La Ley de la Atracción

Dijimos reiteradas veces que nuestro universo está regido por diferentes leyes, todas ellas son infalibles y nadie puede escapar a ellas. Desde mucho atrás se ha hablado de otro aspecto que hoy se está dando a conocer como la **Ley de la Atracción**, de la que también se dice es totalmente infalible e inefable.

Esta ley nos dice que cada átomo del cuerpo está constantemente respondiendo a los impulsos del medio ambiente y por supuesto a las vibraciones de la mente, de las emociones y del lenguaje, sean éstas positivas ó negativas.

Se asegura que como la ley de la atracción trabaja sin cesar se obtendrá mas de aquello que comúnmente se tiene en la vida, porque inconscientemente una persona se encuentra dentro de un circulo vicioso en el que está perpetuando las condiciones en que mas piensa durante el día, aquello que llamamos pensamientos-creencias (**PC**).

Una persona que se encuentra enferma y sumida en una conciencia de miedo, ansiedad, estrés, etc., no puede sanar estando en ese mismo lugar, debe

122

hacer un cambio. Al igual una persona que no tiene dinero y se encuentra en la misma conciencia del ego, tiene miedo, ansiedad y depresión. No puede hacer dinero por mucho que trabaje y por mucho que pida a Dios, porque se encuentra en las mismas frecuencias vibratorias bajas.

Es importante mantenerse alerta a las vibraciones que ofrecemos. Por ejemplo el observar una flor o un paisaje hermoso ofrece una vibración de alta intensidad y por el contrario concentrarse en un hecho que molesta o hace sentir depresión, enojo, escasez. etc., ofrece una vibración de baja frecuencia. Se podría decir: *"Atraigo a mi vida aquello en lo que me concentro ya sea algo deseado o indeseado".*

Es decir que debido a la cantidad de concentración que hemos puesto en cada aspecto de nuestra vida, ya sea inclinándonos hacia criticar lo malo o apreciar lo bueno, así serán los resultados que obtendremos en forma de eventos, circunstancias y personas.

Por ejemplo, el perfil típico de las víctimas que sufren de asaltos con mayor frecuencia son precisamente quienes viven con el miedo a ser asaltados, quienes miran hacia todos lados en la calle porque "no vaya a ser que salga de pronto un asaltante", los que mas hablan acerca de los asaltos que han sufrido y repiten sus historias a todo aquel que preste oídos.

*Al quejarnos de la mala economía estamos añadiendo energía a la realidad de la mala economía.

*Cualquier actividad que involucre crítica de alguna situación o persona, empeora la situación o persona a la que estamos criticando.

*Cualquier circunstancia a la que tememos, añade posibilidades de que en un futuro nos suceda.

*Darle vuelta una y otra vez a un problema en nuestra cabeza es igual a decirle al universo que nos mande más de ello.

*Las personas que siempre se sienten maltratadas, no importa cuantas veces se divorcien o cambien de empleo, siempre atraerán ya sea en un nuevo matrimonio o en un nuevo trabajo precisamente a alguien que las haga sentirse de la manera que es más familiar para ellos: maltratadas

La solución para cambiar este circulo de atracción inconsciente y dejar de seguir atrayendo aquello que no queremos es seguir la siguiente *"Fórmula de 5 pasos"*:

Paso 1. Identificar el deseo.

Cuando se encuentre en una situación problemática o que no le satisface, inmediatamente identificar que se desea en su lugar. Por ejemplo, al encontrarse en apuros económicos de inmediato preguntarse: ¿qué preferiría en lugar de esta situación?

La respuesta en este caso sería: *Deseo tener libertad económica*

Este es el primer paso para comenzar a utilizar la ley de la atracción a favor, dejar de concentrarse en el problema y darle un giro al enfoque preguntándose que desea en lugar de lo que está viviendo.

Otro caso sería el de una persona que está soltera y se siente solitaria, triste y sin esperanzas de encontrar pareja. Ante la pregunta: ¿qué preferiría en lugar de esta situación? La respuesta: *Deseo encontrar a mi pareja ideal y tener una relación maravillosa*

Entonces: ¿qué es lo que desea realmente? Siéntese y **escríbalo** en una hoja de papel. Escríbalo en presente. Podría comenzar con: *"Estoy muy feliz y agradecido/a ahora que ..."* Y a continuación explique cómo quiere que sea su vida. También podría escribir *que desea ATRAER en cada uno de estos ASPECTOS de su vida*:

1. **FELICIDAD** (solo escriba tipo "lista" que cosas le hacen feliz
ver n° 47)
2. **ALEGRÍA** (atención: aquí solo escriba **que cosas haría** para
atraer la alegría)
3. **SALUD** (en ésta, y en las que siguen, expláyese con más detalles)
4. **RELACIONES y AFECTOS**
5. **TRABAJO u OCUPACIÓN**
6. **DINERO**
7. **CAPACITACION o CONOCIMIENTO**
8. **TIEMPO LIBRE**
9. **ESPIRITUALIDAD**
10. **SERVICIO**

Paso 2. Elevar la frecuencia vibracional para alinearla con el deseo.

Elevar la frecuencia vibracional significa cambiar de enfoque. Cambiar de enfocar lo negativo, a enfocar en lo positivo. Nosotros le llamamos **polarización**.

Centrarse en una sintonía donde los sentimientos y los estados de ánimo sean de felicidad y expectativa por lo bueno que se espera y que vendrá sin duda alguna.

Durante el día, realizando las actividades normales preguntarse: ¿cómo me estoy sintiendo? ¿en que parte de la escala vibracional me encuentro en este instante? ¿me estoy concentrando en lo que si quiero en lugar de en lo que no quiero? ¿estoy criticando, recriminando, sintiendo lastima por mi situación y hablo pesimistamente? Nosotros lo llamamos **vigilancia** de uno mismo, al igual que con el rostro: ¿estoy sonriendo o en lo que llevo del día no he cambiado mi cara de amargura?

Sin importar que problema exista en el hoy, es altamente probable que ese problema sea un resultado de cómo se estuvo "vibrando" en el pasado y factible cambiarlo si se comienza a "vibrar" de una manera diferente. Lo importante para salir del círculo negativo de atracción es pensar, sentir y hablar la mayor parte del tiempo de lo que se desea:

1. Imaginando que ese deseo ya se está realizando.

2. Hablar como si ese deseo ya estuviera realizado.

3. Encontrar material de revistas o dibujos que sean simbólicos de ese deseo y tenerlos muy cerca, rodearse de ellos (mientras se evita prestar atención a la realidad que no satisface).

4. Tener a mano una lista de actividades que ayuden a "escalar vibracionalmente", por ejemplo, actividades que le hagan **feliz** (fijese en la *lista* solicitada en el último capítulo, n° 47).

Paso 3. Eliminar la resistencia.

Eliminar la resistencia significa liberarse de toda **duda**.

Este es el paso mas importante de todo lo que hemos venido estudiando, ya que la rapidez y la eficacia con que la ley de la atracción traerá el deseo será dependiendo del nivel de resistencia. Para que los deseos se cumplan tienen que parecer lo más normal del mundo. Ya que cuando algo parece lejano e inalcanzable, allí permanecerá para siempre. Cuando un deseo parece tan lejano y que nunca sucederá, estamos fuera de la frecuencia del mismo y no somos igual o equivalente a él, por lo tanto no sucederá.

La mayoría de las personas miran su situación actual y dicen: "es lo que soy". Eso no es lo que usted es, es lo que fue. Observar la situación actual de su vida, como por ejemplo, que no tiene mucho dinero o no tiene la relación que desea, o que su salud o condición física no es la deseada, eso no es lo que es, es el resultado residual de sus pensamientos y acciones pasadas.

Lo que significa que usted se debe alinear con aquello que está pidiendo. Cuando está alineado con lo que desea, se siente maravillosamente. Eso es entusiasmo, es alegría, es agradecimiento, es el sentimiento de lo que le apasiona. Pero cuando siente desesperación, o temor, o enojo, es un fuerte indicio que usted no está alineado con aquello que está pidiendo.

Paso 4. Entrar en acción.

Es necesario **accionar**, y si lo está haciendo alineado con lo que el Universo trata de entregarle, se sentirá lleno de alegría, lleno de vida, el tiempo se detendrá.

La gente corre maratones, levanta pesas, escala montañas, escribe libros monta caballos, salta en paracaídas, hace miles de llamadas de trabajo en un día, y mucho más. Todo es **acción**.

Pero si lo hacen porque **quieren** hacerlo, porque surge de su **pasión**, entonces estas acciones **no son un esfuerzo**. La Ley de Atracción no dice que no se tenga que hacer nada, sino que alineando los pensamientos con las intenciones, la acción necesaria no requerirá de esfuerzo.

Al Universo le gusta la *velocidad*, no lo demore, no suponga, no dude. Cuando la oportunidad se presente, cuando llegue el impulso, cuando la intuición interna aparezca, **actúe**. Es su labor. Y es lo único que tiene que hacer.

Paso 5. El paso FINAL es la respuesta.

Una respuesta a lo que está pidiendo. Y eso no le corresponde a usted en la forma física. El Universo se encargará de ese paso. La mayoría de nosotros no nos hemos permitido desear aquello que verdaderamente queremos, porque no podemos ver en qué forma se manifestará.

Otra cosa que las personas se preguntan es, ¿cuánto tiempo tomará? Cuánto tiempo tomará manifestar el automóvil, la relación, el dinero, la salud o lo que sea. De acuerdo con el Universo no existen reglas. Usted pone los pensamientos, las emociones y las expresiones de que lo tiene aquí y ahora y él responderá.

En este paso final hay, sin embargo, dos aspectos que siempre deberá considerar:

a) Dejarse Fluir;

b) Estar Atento a la Manifestación (cuando aparezca algo "parecido" a lo que usted espera, tomarlo inmediatamente, aunque no sea exactamente como lo había imaginado).

La figura del imán

La forma más sencilla para ver la ley de la atracción, es pensando en nuestra persona como si fuese un imán. Básicamente, la ley de la atracción dice que lo similar atrae lo similar. Pero en realidad hablamos a nivel del pensamiento.

La Ley de la Atracción es evidente en su sociedad cuando ve que aquél que habla todo el tiempo de enfermedad, la tiene, que aquél que habla todo el tiempo en prosperidad, la tiene. Tiene que ver con que usted es un imán, que atrae pensamientos, personas, eventos, estilo de vida (nuestros ejercicios que componen lo que llamamos **Secuencia de la Salud**, trabajan permanentemente como un imán).

Y ese principio se puede resumir en este concepto: *los pensamientos se vuelven cosas*. Usted podría estar pensando en el pasado, el presente, o el futuro, y aunque esté recordando, observando, o imaginando, aún así, en ese proceso, estará activando pensamientos, y la ley de la atracción, responderá a esos pensamientos.

Por eso, cuando observa aquello que desea y le dice que **SI**, está activando un pensamiento y la ley de la atracción responde a ese pensamiento, y le trae las cosas que coinciden con eso. Pero cuando ve algo que no desea, y grita que **NO** lo quiere, en realidad no lo está alejando. En cambio, está activando el pensamiento de aquello que no desea y así, la ley de la atracción también alinea esas cosas para usted. Y así, quien se queja sobre lo mal que está todo, lo que está creando es más de lo mal que está todo.

La física cuántica comienza a enfocarse en ese descubrimiento. Dice que no se puede tener un universo sin que en ello participe la **mente**. Que en realidad es la mente la que le da forma a lo que se percibe. Lo dijo Hermes Trismegisto hace 8.000 años.

Es decir que cuando se asume una actitud mental (y emocional), positiva o negativa, se obtiene un resultado positivo o negativo. La ley de Atracción se encarga de volver al rico + rico y al pobre + pobre, al sano + sano y al enfermo + enfermo, etc.

La conclusión sobre qué hacer después de conocer "el Secreto", la expuso en la década del '30 ese gran "motivador" que fue Napoleón Hill: ***"Centre su mente en las cosas que quiere y apártela de las cosas que no quiere"***. Se ha probado científicamente que un pensamiento afirmativo es cien veces más poderoso que un pensamiento negativo.

Todo lo que lo rodea en este momento en su vida, incluyendo aquello de lo cual se queja, usted lo ha atraído. En primera instancia, este concepto es algo que molesta escuchar. Inmediatamente las personas dicen: yo no atraje el accidente del automóvil, yo no atraje ese cliente, yo no atraje esa deuda, yo no atraje mi enfermedad...

Significa que todo lo que el pensamiento ha creado en su vida, se puede deshacer por medio de un cambio de actitud.

Cuando se sienta deprimido, ¿sabe que puede cambiar eso fácilmente? Ponga una música movida o edificante, ríase, empiece a cantar, y sobre todo, muévase, baile. O piense en algo agradable, sepa que el "recuerdo de lo agradable" (y la risa) es lo que más cantidad de endorfinas libera.

Lo que verdaderamente es fundamental en todo lo relacionado con esta técnica es sentirse bien. Usted debe sentirse muy alegre, elevado, feliz durante todo el proceso.

Decida lo que quiere, esté seguro que puede tenerlo, esté seguro que lo merece, y esté seguro que es algo que puede lograr. Y después cierre sus ojos todos los días por unos minutos y **visualice** que ya tiene lo que desea, y sienta la sensación de haberlo logrado, y termine agradeciendo.

Usted es la única persona que crea su propia realidad.

Porque nadie más puede pensar por usted.

Pero la mayoría de las personas no se dan cuenta que cuando luchan en contra de lo que no desean, le añaden más poder. En este mundo hay una guerra contra la pobreza, una guerra contra el cáncer, una guerra contra el embarazo precoz, una guerra contra el terrorismo, una guerra contra la violencia. Y toda esa lucha "en contra de" lo único que hace es fortalecerlo, "Lo que resistes persiste", dijo Carl Jung.

La Madre Teresa fue brillante, ella dijo: "Nunca participaré en una manifestación en contra de la guerra, si tiene una manifestación a favor de la paz, invíteme". Ella lo sabía. Ella comprendió el secreto. Por eso, si usted no acepta la guerra, esté en favor de la paz. Si está en contra del hambre, esté en favor de que las personas tengan más que suficiente para comer. Si está en contra de un político específico, esté a favor de su oponente. Con frecuencia las elecciones se inclinan en favor de la persona que nadie quiere porque ella está recibiendo toda la energía y el enfoque.

El hecho es que, cuanto más hable sobre lo que no desea, y hable de lo mal que están las cosas, y lea sobre ese tema todo el tiempo y comenta lo terrible que esta sucediendo, en realidad está creando más de lo mismo.

Dice Rhonda Byrne, quien figura como autora del libro (y posterior película) *"El Secreto"*: "No está aquí para lograr que el mundo sea como usted quiere que sea. Está aquí para crear a su alrededor el mundo que usted elija, y permitir que exista también el mundo que otros elijan vivir".

Hay más que suficiente para todo el mundo. Existe una mentira que funciona como un virus dentro de la mente de la humanidad. Y la mentira es que de eso tan bueno no hay tanto. Existen la carencia y la limitación y tal vez por eso pareciera que no hay suficiente. Esa mentira, hace que las personas vivan en el temor, la avaricia, la tacañería y esos pensamientos de temor, avaricia, tacañería y carencia, se convierten en su experiencia. El mundo ha tomado una pastilla de pesadilla. Todo gran maestro que haya existido en el planeta nos ha dicho que *la vida ha sido creada en abundancia*.

Cuando las personas comienzan a enfocarse en lo que desean, lo que no desean se va desvaneciendo. Y lo primero se expande y lo segundo desaparece.

"Alegría, amor, libertad, felicidad, risa. De eso se trata. Y si usted siente alegría sentado ahí y meditando por una hora, caramba, hágalo. Y si siente alegría comiéndose un sándwich de salame, entonces, haga eso", Neale Donald Walsh *("Conversaciones con Dios")*.

Un ejemplo práctico

Imaginemos a un agricultor que sueña en tener éxito, o sea, en obtener una gran cosecha.

¿Qué pasos tiene que dar para conseguir lo que quiere?:

1- Tiene que decidirse a sembrar en su tierra (decisión).
2- Tiene que escoger la semilla cuyo fruto irá a cosechar más tarde (objetivo definido)
3- Tiene que ir y sembrar la semilla (acción)
4- Tiene que esmerarse con cariño para que la semilla reciba el alimento.
5- Después del tiempo conveniente obtendrá con naturalidad lo que quería.

1- Ese agricultor nuestro está acariciando el sueño de una gran cosecha, pero, para empezar, no sabe que decisión tomar, no para de preguntarse si será mejor sembrar o usar su capital para otra cosa. Esta duda, aparentemente tan sencilla y sin importancia, de hecho mantiene bloqueada toda su energía creadora y paraliza cualquier forma de acción. Si esa duda se prolonga a lo largo de los días y de las semanas va a perder tiempo y dinero, y tal vez hasta la posibilidad de sembrar ese año, pues habrá pasado la época propicia para la siembra de la semilla en cuestión. La decisión es la que desencadena la energía creadora.

2- Supongamos que el hombre ya ha tomado la decisión de sembrar. Ha dado un gran paso. Pero no sabe que semilla sembrar. Finalmente lo resuelve y lo hace, pero al día siguiente se levanta pensando que habría sido mejor sembrar otra cosa. Remueve la tierra, retira las primeras semillas y siembra las segundas. A la tarde, cambia de opinión y repite toda la operación… Si esa duda sobre la semilla persiste por mucho tiempo, no sólo habrá perjuicio y enorme desgaste humano. La energía creadora se verá en la imposibilidad de realizar su trabajo. Esto muestra cuan importante es tener un objetivo claro y motivación suficiente.

3- Sólo cuando el agricultor se haya decidido a sembrar, cuando haya escogido la semilla y la haya sembrado, la cosecha estará de hecho en el camino.

129

4- Los pasos siguientes serán abonar, regar, cuidar con cariño lo que fue sembrado. Haciendo eso, el fruto vendrá de acuerdo con los planes.

Pues bien, es exactamente eso, todo eso, lo que debemos hacer en relación a cualquier cosa que queramos en la vida. Mucha gente no llega a una decisión porque acaba viendo siempre el lado negativo de las cosas que querrían: *"seria óptimo tener dinero, pero...¡cuantos problemas me traería! Tendría que invertirlo, sería envidiado, aparecerían los ladrones...Es mejor que todo continúe como está y... Dios dirá"* (¿?)

Hay personas que están cursando estudios en una determinada facultad sin tener ninguna afinidad con ellos. Se siente mal en esos estudios, pero no se deciden a parar o cambiar de curso porque se sienten inseguras con relación a lo que podría ocurrirles después. Dejan correr las cosas: *"¿Quién sabe, más tarde?..."* Hay personas que no se sienten bien en su profesión o en su familia, pero tomar una decisión les produce un profundo temor, pues... *"¿y después? Es mejor dejar las cosas como están... Puede ser que cambie la situación"*.

El peligro de la duda

Imagínese en la posesión de lo que se ha propuesto como objetivo, sin miedo, sin límites, sintiéndolo emocionalmente, con la convicción de que ya lo ha alcanzado. Si le resulta difícil imaginarlo, dibuje, fotografíe, escriba, ponga el objetivo delante suyo tantas veces como pueda, viva las emociones que le produce ese objetivo y sepa que está en el camino de la realización plena.

Hay personas que sueñan con una vida mejor, con un mundo mejor, y llegan a emocionarse pensando, imaginando lo bueno que sería todo eso... pero no creen que esas cosas puedan llegar a ser una realidad de hecho.

Les falta la **Fe**, les falta **Saber** que es posible un cambio.

Muchas veces estas personas se juzgan poseedoras de una actitud positiva, piensan que están haciendo muy bien lo que los libros o los cursos de "actitudes mentales positivas" aconsejan hacer... pero, en realidad suponen que esas cosas no sirven para su caso particular.

Y así llegan a la conclusión equivocada de que tales cosas no funcionan. Y aparece la duda:

"¿Sería realmente mejor que cambiase mi vida? Parece que sí, sueño con una vida diferente y me siento muy bien, pero... ¿puedo permitirme este cambio? ¿puedo darme el derecho a ser feliz? ¿Y los demás...?"

La duda y el miedo hacen que no consigamos el cambio a pesar de agradarnos la idea de ese cambio y de imaginarlo con fuerza. La razón de esto está en que, en el fondo, no *queremos* o no *aceptamos* ese cambio. Hay una

130

lucha entre lo que se quiere y lo que está permitido querer, entre lo que resulta agradable y lo que está prohibido...

Esta lucha interior generada por la duda bloquea la energía, produce tensión, desgaste, desaliento, irritabilidad, nerviosismo sin razón aparente, y hace que nos sintamos presos, sin alternativa posible.

Y aparece otro factor: la falta de voluntad para la puesta en acción. La lucha interior representa una *falta de unidad en nuestro ser* y esa falta de unidad trae siempre, como consecuencia, el sentimiento de culpa, la autodestrucción y la ausencia de realización.

La pieza fundamental para conseguir la armonía de nuestro ser es perdonarse y complacerse, amarnos a nosotros mismos y sintonizar con los demás, perdonándoles y (de ser posible) amándoles. Sólo así tendremos energía para *materializar* nuestros objetivos.

En la medida en que consigamos estar en armonía con nosotros mismos, con la naturaleza, con el cosmos, con los demás, con la vida misma, en esa misma medida tendremos a nuestra disposición la energía necesaria para lo que queremos. La abundancia será nuestra herencia.

5

PODEROSA DAMA LA PALABRA

El poder de la Palabra hablada es la
autoridad del procedimiento creativo
mismo. El primer decreto jamás dado
lo pronunció Dios cuando dijo:
"¡Hágase la luz!" y la luz se hizo.
Los Mensajeros

25. Continente y contenido

El evangelio del apóstol Juan el Amado, comienza así: "En el principio era la Palabra, y la Palabra estaba con Dios, y la Palabra era Dios. La Palabra era con Dios en el principio. Por ella fueron hechas todas las cosas; y nada de lo que ha sido hecho, fue hecho sin ella".

El sonido de la Palabra es un recordatorio de nuestra divinidad, de nuestro origen, de nuestra verdadera forma. Esa verdad es el Verbo, que se hizo carne y habitó entre nosotros. Tenemos el *Don de la Palabra.*

Y el hombre, al igual que su Creador, puede hablar, cantar, orar, amar, sentenciar, enjuiciar, criticar, maldecir, en fin: **decretar,** *dar forma creativa a través de su palabra.* La afirmación "decretarás una cosa y ésta se te manifestará" es una máxima muy antigua que demuestra la ley que rige a la palabra hablada desde tiempos inmemoriales (Jos.6:10 ; Heb.11:30).

La palabra es la voz del pensamiento. El pensamiento es la voz de la mente. La mente es la voz del espíritu, que es la expresión y la expansión divina.

En todo momento, dice el maestro El Morya (45), cada hombre o mujer está creando su propio futuro. Los pensamientos, sentimientos y palabras humanos son en sí mismos **decretos** y producen, con certeza y justicia, ya sea alegría o pesar, de acuerdo con su naturaleza.

Nuestras palabras, al igual que los pensamientos, sentimientos y emociones, forjan nuestra actitud y determinan lo que habremos de atraer y experimentar. No es posible que alguien se sienta bien consigo mismo si no deja de quejarse de su propia persona, de su trabajo, de los amigos, de los parientes, de la economía, de la política, del país, del mundo todo... Las palabras que empleamos se filtran constantemente en nuestra mente subconsciente y se convierten en parte de nuestro carácter y nuestra persona.

La palabra debe estar identificada con la *creencia* en esa palabra. Si usted expresa en palabras, por ejemplo a través de una *afirmación*: "Yo soy alegre", pero mental y emocionalmente, no cree ser una persona alegre porque siempre se siente triste, no hay una relación entre lo que siente y piensa y lo que expresa en palabras. Pero como la palabra es un *poder creador*, usted debe insistir, insistir con la afirmación hasta que la palabra comience a crear **su** alegría.

¿Cómo recibir lo mejor que nos merecemos? Lo que podemos hacer es empezar a *darnos cuenta* de lo que hablamos, y eso se logra **vigilando** y **escuchando** lo que **decimos**: cómo hablamos a los demás, de qué forma nos referimos a nosotros mismos, etc.

Deepak Chopra describe un ejemplo sobre el poder de la palabra y su impacto en nuestro organismo: "...si oyes las palabras *te amo*, tu corazón comienza a palpitar. Una emoción nacida en la mente de otra persona y transmitida a través de la palabra, se ha transformado en moléculas de adrenalina (**¿y porqué no de endorfinas?** --preguntamos nosotros--) que corren por tu torrente sanguíneo; éstas, a su vez, activan a receptores situados en el exterior de tus células cardíacas, las cuales, por su parte, indican a cada célula que la respuesta apropiada al amor es contraerse más de prisa que de costumbre...y tu cuerpo se siente transformado: al saber que se te ama experimentas una sensación de levedad y júbilo; el mundo parece más vívido y los problemas cotidianos parecen desaparecer. ¿Por qué son apropiadas estas respuestas? ¿Cómo ha aprendido el cuerpo que la palabra *amor* es el resorte que despierta una alegría palpitante en el corazón, y no las palabras *clamor* o *calor*? Este misterio desafía los más complejos conocimientos de la biología, la medicina, la psicología, la química y la física, pero es de importancia vital".

Tal vez la respuesta a estos interrogantes la tenga, al menos en parte, Lauro Trevisan, cuando nos dice que la palabra contiene la *energía de su propio contenido*. Esto significa que palabras de alegría contienen dosis masivas de alegría. De este modo, la palabra alegre, radiante, jocosa, optimista y positiva es materia prima de alegría.

Por ahora, repare en lo que siente al leer las siguientes palabras: cáncer, tristeza, desesperación, muerte, cadáver, cementerio, sufrimiento, depresión, inutilidad, abandono, soledad, miseria. ¿Que ocurre con su estado de ánimo? Nosotros, en nuestros cursos teórico-prácticos, *testeamos* permanentemente --con elementos de radiestesia-- la frecuencia vibratoria de las palabras en este

134

tipo de lenguaje y realmente es de una vibración muy negativa.

Por el contrario, palabras como: alegría, felicidad, éxito, amor, ternura, fe, ánimo, coraje, abundancia, buen humor, bondad, riqueza, *emiten* una vibración muy positiva la que, como toda *frecuencia alta*, fortalece la salud física y mental. Lo que muestra "vida" es impulsado hacia ella y es expresado por una línea ascendente de sonido, el volumen de la voz comienza a elevarse espontáneamente y el tono se vuelve más agradable y alegre. Y además aleja energías externas "densas" atrayendo, por otro lado, vibraciones de igual o mayor frecuencia. Las frecuencias de onda parecidas o iguales, se atraen.

La voz y el habla

En el ser humano, el sonido de la voz es un medio de expresión y comunicación cuyos matices reflejan los estados de ánimo. Por ejemplo, suele ser natural que alcemos la voz cuando estamos enfadados, que cantemos cuando estamos contentos o que expresemos nuestro afecto con palabras de suave volumen. Las madres aprenden a distinguir los diferentes llantos de sus bebés, y la mayoría de la gente reconoce hasta las más sutiles variaciones en el timbre de la voz de sus familiares y amigos. Allí reside el aspecto más revelador que tiene la voz humana en cuanto a los rasgos de la personalidad, no sólo por lo *intencional* (como la entonación y el volumen) sino también por lo *involuntario*: su timbre, su tono y su ritmo. En ciertos casos, la voz puede "fallar" cuando se trata de expresar emociones intensas o hacerse respetar.

Para nosotros, la *entonación* es la principal expresión del *sentimiento*, sin el cual el lenguaje es insensible. Y, como bien lo expresa ese gran maestro ruso de actores que fue Constantín Stanislavski, *el sentimiento es el órgano del espíritu*. La entonación destaca una palabra cuando es dicha con diversos sentidos: afecto, malicia, respeto, desdén, franqueza, hipocresía, sarcasmo, etc. (ver nuestro libro: *"Teatro: Arte de la Acción"*).

La entonación no consiste en inventarla, aparece por sí misma si existe lo que se quiere expresar, si hay un verdadero sentimiento, una idea, una esencia interior y si se cuenta con los elementos para expresarlos: el sonido vivo y sensible de la voz y una clara dicción, ya que la entonación también es el resultado de la capacidad de la voz para elevarse y descender en el volumen, o para cambiar de matices o "tonos".

Cuando aquí se habla de "tono", se alude al tono en un sentido psicológico. En el mismo sentido que se emplea cuando se dice, por ejemplo: "No me hable usted en ese tono", ó "Empleó un tono intolerable", ó "Fue el tono lo que me convenció", ó "Me lo pidió con un tono tan amable que no podía negarme". Tono viene a ser, en estos casos: *manera de decir*, pero una manera que responde a algo profundo y auténtico. Y es que el tono no es más que un regulador entre el sentimiento y la expresión, entre lo que sentimos y lo que decimos.

Quien tiene su oído entrenado para escuchar --como enseñamos en nuestro método-- distingue claramente cuando alguien habla de manera sincera o está falseando o mintiendo. En el *habla* (ésta es la expresión correcta y no "lenguaje"), podemos descubrir un tono que nos permite comprender lo que el otro en verdad siente y hasta averiguar, en última instancia, lo que está pensando o imaginando sobre la cuestión que nos ocupa en ese momento. La *melodía* y el *volumen* de nuestra voz señala nuestra firmeza y confianza o nuestros miedos e inseguridades.

Entonces, resumiendo para poder continuar, se llama *voz* al *sonido*; el *habla* es **cómo** se dice lo que se dice y *lenguaje* (o *lengua*) es **qué** se dice: el uso de las palabras en las distintas situaciones en que debemos comunicarnos o interrelacionarnos. Por último, *idioma* es el lenguaje expresado en diferentes "formas lingüísticas": español, inglés, francés, ruso, etc.

26. El lenguaje cotidiano

Todo el tiempo estamos utilizando palabras, pero pocas veces pensamos lo **que** decimos y cómo lo decimos. Prestamos muy poca atención a la elección de nuestras palabras. De hecho, la mayoría de nosotros suele hablar en términos *negativos*.

Como bien dice Louise L. Hay (25), en la escuela se nos enseña gramática y lenguaje, pero no se nos enseña que nuestros pensamientos son creativos, ni que lo que expresamos en forma de palabras *vuelve a nosotros en forma de experiencias*. Ni lo serio que es este tema de que nuestras palabras **influyen** en nuestra vida hasta el punto de cambiarnos, para bien o para mal, nuestras propias circunstancias.

Hay palabras que expresan una constante duda o inseguridad como "debería", "pero" (que nos orienta en dos direcciones diferentes), "no sé si...", "no puedo". Esta última afecta mucho nuestro poder, es preferible decir simplemente "no". Cuando "No puedo" brota de nuestros labios nos quita el valor que necesitamos durante el día. Es la madre de la iniciativa débil; es quien prolija al terror y al trabajo a medio hacer. Debilita los esfuerzos inteligentes, nos hace un indolente conformista, aplastando nuestros planes.

Siempre que utilizamos la palabra "trataré", damos a entender que no tenemos control sobre las situaciones de nuestra propia vida: "tratar" de hacer

136

bien el trabajo, "tratar" de llegar puntual, "tratar" de ser feliz, "tratar" de estudiar estos temas.

Nuevamente Louise L. Hay, nos aconseja eliminar de nuestro vocabulario la expresión "tengo que" y reemplazarla por "elijo". Nos crea enormes presiones decir: "tengo que ir a trabajar", "tengo que ponerme a limpiar"... En cambio, "elijo ir a trabajar porque me da mi sustento diario", ofrece otra perspectiva a nuestra vida, ya que todo lo hacemos por elección, aunque a veces no nos demos cuenta.

En la vida también se encuentra la pronunciación mecánica de las palabras, ya que este tipo de expresiones no suelen denotar *verdaderos* sentimientos, por ejemplo: "Buenos días, ¿cómo está usted?", "Muy bien, gracias", o "Adiós, que tenga suerte" (llevado a la dramaturgia teatral por un excelente autor exponente del humor absurdo como es Eugène Ionesco). ¿En que piensa una persona mientras pronuncia estas palabras? Generalmente no piensa ni siente nada relacionado con su esencia. Simplemente brotan de nosotros mientras estamos abstraídos por otras vivencias y pensamientos, y se dicen sin mayor énfasis ni entonación.

Igualmente con el uso de palabras que supuestamente intentan expresar sentimientos o emociones bonitas o alegres, pero que son dichas en forma de exclamaciones poco afortunadas: "¡Ay, que bonito, me *muero*!", o "casi me da un *ataque* de alegría", u "hoy recibí una noticia tan linda que casi me *infarto*", o "vimos una película con un actor *bestial*" (intentando decir que es "muy buen actor"), "tu nuevo corte de pelo *me mata*".

Respecto a la risa, hay varias expresiones no muy felices: "me *morí* de risa" (cuando la risa es salud y vida), "en la última reunión nos *matamos* todos de risa", "quien ríe mucho en Viernes, llora en Domingo" (?), "seguí riéndote ahora, que después vas a llorar" (?), o lo que se decía a los niños pequeños: "no te rías en la cama, que después te orinas", "no te rías en la mesa mientras se come", "no te rías en la escuela", "no te rías en la Iglesia", "no te rías tan fuerte que es una mala educación"... ¡como para disfrutar de la risa!

Otro ejemplo lo tenemos con las respuestas a los **saludos**, que nos muestran claramente cómo viene pensando y hablando desde mucho tiempo atrás en su vida una persona y, lamentablemente, también nos muestra cómo le *está yendo*. Por ejemplo, cuando le preguntamos a alguien: "¿Qué tal, cómo te va?", y nos contesta sin mucho énfasis: *"Bien...¿o quieres que te cuente?"*. O "¿Cómo anda?", y nos contesta con un dejo de amargura: *"Y... ando: y ya es suficiente"*, o *"en la lucha"*, *"sobreviviendo"*, *"tirando, hasta que se corte..."* O una mezcla de dolor y resignación como: *"ni yo lo sé, me estoy matando trabajando y no consigo nada"*. O con un sabor de envidia:

137

"no tan bien como te va a ti".

Lo mismo ocurre con algunas respuestas pretendidamente humorísticas, pero que al igual que las anteriores, impactan en nuestra mente subconsciente desfavorablemente, pues como vimos, no tiene sentido del humor. Por ejemplo, ante la pregunta: "¿Cómo andas?", la respuesta es: *"¡todavía suelto!"*, haciendo tácita referencia a que en cualquier momento lo pueden llevar preso. O al preguntar: "¿Cómo estás?, responden: *"mal... ¡pero acostumbrado!"*; o eufóricamente: *"¡De diez!"* y nos lleva a contestarles: "¡Cuánto me alegro!" y nos vuelven a decir: *"¡No! De diez, no me sale una buena"*. O *"tratando de subir a la lona",* haciendo obvia alusión al boxeo, como que le va tan mal que cayó fuera del ring y está más abajo "de la lona".

En nuestro país, Argentina, se ha generalizado el uso de solo **una** palabra: ¡bárbaro!, que está reemplazando el significado de tantas otras que componen nuestro nutrido idioma como: *maravilloso, estupendo, sensacional, magnífico, excelente...*La expresión "bárbaro" alude a algo salvaje, brutal, incivilizado, por ejemplo: *"logré formar una pareja con un hombre bárbaro"* (?), ¿estará queriendo decir que es un hombre maravilloso? ¿o debemos deducir que la maltrata y le pega?, *"estuvimos de vacaciones y nos fue bárbaro"*, ¿deberemos interpretar que tuvieron muchas dificultades y no se divirtieron en absoluto? Otra expresión --también muy común-- es: "en la fiesta de anoche la pasamos *bomba*", ¿Qué pasó...? ¿¡explotó algo!?

O el lenguaje de muchos jóvenes --y ahora hasta de muchos niños-- que se agreden casi constantemente y se insultan usando reiteradamente palabras o epítetos, como "boludo/a" u otros más ofensivos con tanta naturalidad que ¡ya se los creen! Y haciendo gala de un léxico muy reducido como si les faltaran palabras para expresarse mejor, sobre todo en lo que respecta a sus emociones. En todos los idiomas hay un código de *malas palabras.* Son sustantivos, adjetivos o verbos, generalmente identificados con el sexo o partes íntimas del cuerpo, o, simplemente palabras que el uso social ha consagrado como agresivas o detonantes. Y se han desarrollado estos códigos (que por supuesto varían de un país o cultura a otro) para diferenciar el "bien hablar" del "mal hablar". Lo más notable es que su utilización se ha generalizado en radio y televisión, en telenovelas, en programas cómicos y hasta periodísticos, que presumen de un aire de rebeldía, transgresión o pretendido "realismo", cuando en verdad se trata de intentar llenar un vacío creado por la falta de genuinos valores artísticos o intelectuales.

Tampoco contribuyen a aliviar esta propagación de lenguaje negativo (más bien lo estimulan), los medios informativos (en periódicos, revistas, radios, televisión) porque casi la totalidad de información que brindan se

138

refiere a violencia y desastres y a comentarios poco menos que apocalípticos sobre la situación social, política y económica del mundo todo, con muy pocas buenas noticias. Y lo más lamentable que la mayoría de la gente consume ese tipo de información como si realmente les encantara escuchar malas noticias. Tal vez para tener algo cierto de qué quejarse: "¡Qué de problemas, Dios mío, con el gobierno, la policía, los asesinatos!" E inmediatamente incursionan en lo personal: "¡Cuanto sufrimiento con mi pareja, mi hijo, mi suegra, mi socio, mi trabajo!", "*¡No sé para qué estoy viviendo yo en esta vida!*" ¿Reconoce usted estas expresiones? ¿Se escuchó alguna vez repitiéndolas?

Aquí le damos un ejercicio para corroborar el poder de la palabra: pruebe ver un noticiero por televisión pero suprimiéndole el audio, observará que soporta mucho mejor cualquier imagen al no tener sonido. Es la *fuerza* de la palabra lo que nos agobia.

Son muchísimas las personas que cuentan una y otra vez las mismas historias negativas. Aprovechan cualquier oportunidad para repetir la enfermedad muy grave que tuvieron hace treinta años. O entran en competencia con otros por la cantidad de remedios que ingieren, o el relato pormenorizado de aquella vez en que estuvieron en bancarrota económica, hasta convencerse a sí mismas que sólo existe el mal en el mundo, adoptando frases comunes tales como: "la juventud está perdida", "el tránsito está insoportable", "la gente es mala", "cuidado, que están robando por todos lados", "¡ay, mi reumatismo que no me deja vivir!", "que desgracia con mis dolores de cabeza", etcétera.

Wayne W. Dyer aconseja un ejercicio muy interesante: anotar el tiempo que se emplea en cualquier reunión social, en *conversaciones en que se lamentan de algo*; ya sea de uno mismo, o de los demás, de cosas que pasan, de los precios, los desastres climáticos, las enfermedades y los accidentes o de cualquier otra cosa. Nos asombrará reconocer que la *mayor cantidad de tiempo* se empleó en narrar situaciones tristes, dramáticas y hasta catastróficas.

Y finalmente, preguntarse: "¿Que se logró con la mayoría de las quejas y protestas que se hicieron en esa reunión?", "¿A quién le importaron realmente las cosas de que nos lamentamos en esa oportunidad?".

Dice Claude M.Bristol: "Nunca repita que una cosa es imposible, no importa cuán imposible le parezca en ese momento". Es muy común para nosotros oír en nuestra escuela: "qué bueno lo que ustedes proponen, pero... ¡*es difícil*!", o durante los ejercicios de visualización escuchar a punto de comenzar: "yo *nunca pude* visualizar!". Siempre que alguien repite sus malas dificultades, ya sea a los amigos, al médico o al analista, estará disminuyendo su energía vital, porque la palabra *produce la energía de su propio contenido,* restándole funcionalidad a su glándula timo.

¿Y expresándose a favor de la "negación" anteponiendo el uso del **no**?: "*no* es feo", en lugar de "es lindo"; o "*no* está mal", en lugar de "está bien"; o agregando el verbo en futuro, alejando de la persona que escucha su interés actual: "*¿no* me *harías* un favor?", en lugar de "¿me haces un favor?"; o "*no* le *interesaría* adquirir este producto?", en lugar de "¿le interesa comprar este producto?".

27. La mecánica de nuestra propuesta

A esta altura ya habrá usted advertido la importancia del lenguaje y las "interrelaciones" que tiene con la forma en que pensamos y sentimos. Comencemos por interpretar lo que Andrew Matthews (36), describe como "el triángulo de la victoria", de la siguiente manera (*el gráfico es nuestro)*:

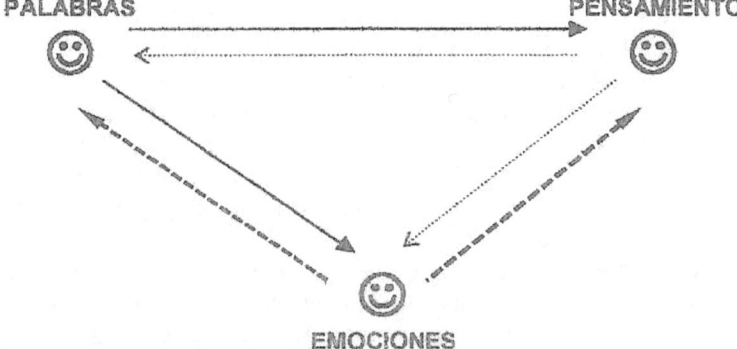

PALABRAS   PENSAMIENTOS

EMOCIONES

- Nuestros PENSAMIENTOS inciden sobre lo que decimos (PALABRAS) y sentimos (EMOCIONES).
- Las PALABRAS que empleamos afectan nuestra manera de pensar (PENSAMIENTOS) y de sentir (EMOCIONES).
- Nuestras EMOCIONES influyen sobre lo que decimos (PALABRAS) y pensamos (PENSAMIENTOS).

Lenguaje "sonriente"

Resulta muy necesario reconocer nuestros pensamientos negativos, *imponernos* emociones (o sentimientos) positivas y *cuidar* (aprendiendo a escucharnos) las palabras que pronunciamos: que sean la mejor expresión de los sentimientos y los pensamientos porque al mismo tiempo influirán en ellos.

Si alguien se dirige a usted diciéndole: "estoy muy bien", "mis asuntos marchan cada vez mejor", "seguro voy a salir triunfante de esta circunstancia", y mientras se lo dice, su voz se va apagando, su postura está encorvada, mira hacia el suelo, usted pensará en seguida: "esta persona miente" ó "¿cómo va a lograr lo que dice con semejante ánimo?" Todo está interrelacionado. En este caso es más importante lo que se dice con el cuerpo, con la sonrisa o con la seriedad, con los matices de la voz, con la alegría o con la tristeza, que con las palabras que se pronuncian.

Ya hemos visto que desde tiempos inmemoriales nos aconsejan cambiar nuestros pensamientos poco felices para mejorar nuestra salud, y nuestro entorno. Pero no es tarea fácil.

¿Sabe cuántos pensamientos conscientes generamos en alrededor de las 16 horas que permanecemos diariamente en vigilia, es decir despiertos y conscientes? ¿Se anima a arriesgar un número? Piense. ¿Cuántos pensamientos se le cruzan a usted durante el día? Recuerde.

Se ha calculado que aproximadamente 50.000 pensamientos pasan por nuestra mente consciente en esas 16 horas, que se mueven con extrema rapidez (esto equivale a poco más de un pensamiento por segundo) y se entremezclan repetidos y nuevos. Nosotros estimamos que el 10 %, es decir unos 5.000, se nos repiten: son los mismos de ayer, de anteayer, del mes pasado, del año pasado, de hace diez años, de toda la vida... Creemos, a su vez, que por lo menos, otro 10 %, es decir unos 500, son inevitablemente *negativos*, y eso considerando a una persona *positiva y optimista por naturaleza;* en el resto de los humanos ese porcentaje va en aumento hasta llegar, en algunas personas, a casi en su totalidad negativos. Ahora usted ya está en condiciones de saber qué ocurre en la salud y en el entorno de esa clase de personas.

La mecánica de nuestra propuesta para controlar, más rápidamente que en otras disciplinas, los pensamientos (sobre todo los negativos) consiste, básicamente, en invertir el proceso fisiológico normal que se produce en este orden: *pensamiento* (primero pensamos), *lenguaje* (luego hablamos en función de lo que pensamos) y finalmente *acción* (nos movemos o decidimos conforme a lo que pensamos y hablamos). Optamos por invertir el orden:

Lenguaje ⟶ pensamiento ⟶ acción.

Trabajamos primero sobre nuestro lenguaje en cuanto a forma y modo de expresarnos. Ya que resulta mucho más fácil "controlar" lo que hablamos, es factible hasta cambiar lo que estamos diciendo *mientras* lo vamos diciendo, en la medida que alcancemos a darnos cuenta que nos estamos expresando negativamente.

Aunque en un primer momento pueda parecer que es imposible alterar el orden fisiológico, durante la práctica comienza a resultar cada vez más fácil controlar primero el lenguaje ya que --le aseguramos-- "circulan" por carriles diferentes. Para ello se puede realizar este ejercicio: de pie, salte hacia arriba con los brazos levantados, mientras expresa varias veces y a viva voz: "Estoy deprimido/a y muy preocupado/a". Es una acción incoherente y sin embargo se puede hacer.

El resultado es que cuando adquirimos la práctica de manejar de una manera más positiva el lenguaje, no generamos tantos pensamientos negativos, aunque lo más notable es que cuando este tipo de pensamientos aparecen (porque siguen, por supuesto, apareciendo), los distinguimos con rapidez y con mayor claridad, lo que nos permite "polarizarlos".

Entonces, la primera etapa en el proceso de cambio del lenguaje cotidiano es la de **reconocimiento**, es decir percibir aquellas expresiones, frases, párrafos **negativos**. Es necesario, para preservar el ingreso de más archivos negativos en nuestra mente subconsciente, poder reconocerlos a tiempo. Además, al momento de darnos cuenta, apelar a lo que llamamos *"alerta roja"*: comenzar a hacer mentalmente: "pip-pip-pip", para producir una "interferencia" y que ese lenguaje penetre como "archivo dañado". Es lo que nos permite "guardar distancia emocional", no involucrarse, conservar objetividad ante el lenguaje.

A su vez, esa primera etapa tiene dos sub-etapas: inicialmente debemos ponernos prácticos en reconocer el lenguaje negativo **ajeno** (siempre es más fácil advertir cómo hablan negativamente las demás personas), y después de unos 20 días, comenzar a reconocer el lenguaje negativo **propio** darse cuenta de *lo que* se dice, y de *cómo* se dice.

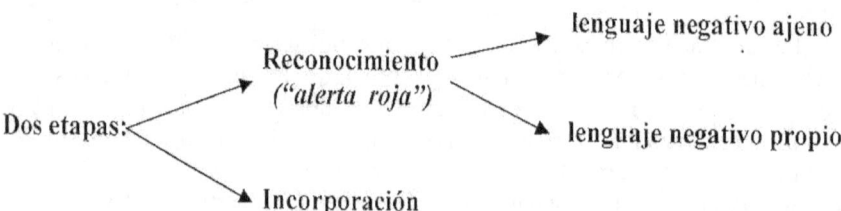

En una segunda etapa en el proceso de cambio del lenguaje, apelamos a la **incorporación** de seis tipos especiales de *expresiones*, altamente positivas y que usted debe incluir en su lenguaje cotidiano, repitiendo esas palabras que todos conocemos, pero que olvidamos, o nos intimida decirlas, o las damos por dichas. A saber, expresiones de: *a) Amor; b) Alegría; c) Optimismo; d) Buen Humor; e) Salud; f) Abundancia.*

¿Se anima a hacer una lista de, por lo menos, cuatro expresiones que se puedan aplicar en el habla cotidiana por cada una de las categorías enumeradas?

Vamos a ayudarle con algunos ejemplos. De *Amor*: "querido/a"; de *Alegría*: "que alegría verte"; de *Optimismo*: "muy bien y cada vez mejor"; de *Buen Humor*: "tienes la suerte de contar con mi presencia"; de *Salud*: "te veo muy sano/a"; de *Abundancia*: "soy (o eres) rico y próspero". Nuevamente, deje por un momento la lectura y escriba más ejemplos. Adelante.

- -

¿Encontró más expresiones que pueda usar durante el habla coloquial y cotidiana? ¡Maravilloso!

Le anticipamos que cuando usted logre erradicar de su lenguaje muchas de las expresiones negativas mecánicas y automáticas; cuando destierre las agresiones verbales; cuando evite generalizar y "catastrofizar"; cuando deje de protestar y de quejarse como hábito; cuando desaparezca la solemnidad y la extrema seriedad en su manera de hablar y consiga incorporar el tipo de expresiones mencionadas, usted logrará finalmente acceder a lo que nosotros llamamos *"lenguaje sonriente"*, sencillamente porque usted mantendrá la gran mayoría de conversaciones de su vida con una sonrisa en los labios. Nadie puede contar alegremente lo bien que le va y lo sano y fuerte que está, con una "cara de chupa-limón" insoportable. Y su subconsciente comenzará rápidamente a *archivar* este lenguaje sonriente y le ayudará para que su sonrisa sea cada vez más genuina.

Reflexiona Joseph Jaworsky: "El desarrollo del lenguaje ha sido como el descubrimiento del fuego... una increíble fuerza primordial. A través del lenguaje creamos el mundo. En otros términos, no describimos el mundo que vemos, vemos el mundo que describimos".

El idioma maltratado

Según se dijo en el III Congreso Internacional de la Lengua Española, efectuado en Rosario, Argentina, en Noviembre de 2004, **nuestro idioma castellano cuenta con 84 mil vocablos, de los cuales hoy se usan apenas mil**. Si las palabras son pensamientos, o los traducen, o los organizan, esa pavorosa noticia estaría hablando de la miserable pobreza de los pensamientos, del paupérrimo estado de las ideas entre quienes usamos esta lengua. *Cuida tus pensamientos, porque se volverán palabras*. ¿Tan pocos pensamientos quedan en el territorio de los hispano-parlantes, tan pocas ideas pugnan por expresarse y requieren de instrumentos para hacerlo?

En un mundo "globalizado" vale sospechar que lo mismo ocurre con todos los grandes idiomas universales.

La realidad de esta situación puede constatarse cuando se presta atención a las conversaciones que nos rodean o a menudo nos incluyen, en un restaurante, en la calle, en una tienda, en una cafetería, en un transporte público. Abunda la onomatopeya, las frases truncas, el lugar común despojado de toda belleza, de significado y de funcionalidad. Palabras mal dichas y mal repetidas, por automatismo, ausencia de metáforas, literalidad ramplona, pronunciación pastosa.

Adolescentes que no han sido estimulados en el uso de la palabra, en el juego con ella, terminan por manejarla con torpeza y hasta con temor, son incapaces de articular un pensamiento, pasan todo a la acción, una acción que termina siendo a menudo destructiva o autodestructiva. Adultos perezosos (indolentes para leer, para explorar el lenguaje, para comunicarlo por escrito) terminan huyendo del diálogo con cierta profundidad, ya sea en la pareja, en la amistad, en el ámbito social y construyen una peligrosa incomunicación cotidiana. Muchos de esos adultos son políticos (escuchémoslos, leámoslos), catedráticos, escritores, terapeutas, científicos y demás.

Ni hablemos de la creciente pauperización y maltrato del lenguaje en los "medios de comunicación": *presentadores* y *conductores* que se machucan la lengua y los labios con la herramienta que deberían conocer, enriquecer, explorar y honrar; *cronistas* que, en el lugar de los acontecimientos o frente a protagonistas de diversos episodios, desnudan su pobreza de vocabulario (y, detrás de ello, de discernimiento, de pensamiento propio, de empatía y hasta de compasión) aferrándose a muletillas como a un salvavidas; *cómicos* de televisión que deshonran su oficio con un uso maloliente de cada palabra; *guionistas* miserablemente pobres de imaginación, de lecturas, de creatividad, que paren cada día y cada noche parlamentos horrorosamente precarios para que los actores se conviertan en portadores de esos virus al decirlos y esparcirlos.

Libros, novelas, otras publicaciones y todo tipo de texto circulante se deslizan con dramática facilidad hacia la chatura, hacia la planicie más rasa y unidimensional. La metáfora, la imagen, la sintaxis mueren de inanición, lenta y penosamente. Y para terminar con ellas están Internet, los "chats", el correo electrónico, las redes sociales: Facebook, Twiter, y el nuevo lenguaje del celular (o teléfono móvil): a través de los mensajes de texto o del WhatsApp, donde la velocidad y el pragmatismo del medio se convierten en excusa para ocultar la pobreza de contenidos, la pereza del pensamiento, la miseria del vocabulario, la ignorancia de la ortografía.

144

Desde la aparición del chat y sus derivados, se tiene la falsa impresión de que uno se encuentra dialogando. Y en verdad, la gente se encuentra *monologando* y utiliza las reacciones de su interlocutor para darle rienda suelta a su perorata. Pero hay más: cambios de estilo, de códigos y hasta de sintaxis. Pareciera que en el mail (y más aún en el mensaje de texto) no importa tanto la corrección sintáctica y ortográfica, sino la brevedad y la velocidad. La idea es que quien espera la respuesta la reciba lo antes posible y se genere así una ilusión de diálogo casi en tiempo real, aunque el mensaje tenga errores y carezca de mayúsculas, tildes y encabezamiento formal.

Lo mismo se nota al atender los teléfonos: es demasiada la cantidad de gente que ni siquiera dice "hola" al iniciar la conversación.

Con los medios digitales que disponemos actualmente no existe, obviamente, ninguna charla frente a frente. Tampoco diálogo de despedida. Ya se ha vuelto normal, por ejemplo, el anuncio de una ruptura de pareja a través de estas nuevas vías. Formal, frío, distante: "Me hubiese gustado que las cosas fuesen de otro modo. Lo nuestro terminó".

Del género epistolar a la tecnología. De la espera interminable de carteros y mensajeros a la instantaneidad del chat y el SMS; del papel perfumado, las estampillas y el sobre lacrado a mensajes con animaciones, archivos adjuntos, imágenes y sonidos; de la incertidumbre de saber si la carta llegó a destino a la constatación inmediata que ofrece el WhatsApp; de la postal de viaje a la *selfie* digital.

La transformación del género epistolar al WhatsApp hace intelectuales a las personas ignorantes, pero intelectuales de concentradas palabras sueltas en un sinsentido de bajos contenidos, con una síntesis que lejos de enriquecer el lenguaje escrito, lo desintegra en expresiones mínimas e incompletas, que exhiben su "expresividad léxica" a golpes de emoticones.

Un lenguaje consciente es un lenguaje responsable. Un lenguaje consciente es aquel en el que se eligen los términos, se comprenden los contenidos (los que emitimos y los que recibimos), se despliega la capacidad y la responsabilidad de elegir los instrumentos (las palabras, las frases, los textos) con los que nos comunicaremos. Un lenguaje consciente se nutre de pensamientos, de indagaciones interiores, de una escucha receptiva y sensible, de empatía, de lecturas. *El que lee puede hablar, el que lee puede escribir.* ¿Sirve bajar índices de analfabetismo si no aumentan los índices de lectura? No leer es no pensar, es despreocuparse del mundo en que habitamos, es empobrecer el conocimiento de la experiencia humana. Que no lean los analfabetos es natural, es la consecuencia dolorosa (aunque reparable) de una tragedia social. Que no lean los alfabetos es un ominoso síntoma de la irresponsabilidad de una sociedad. Es la confesión de que sus miembros han optado por incomunicarse, por desentenderse de los otros. Así como se dice que quien lee nunca está solo, puede sospecharse que quien no lee ha optado por una soledad en la cual los otros son meros objetos o, en el peor de los casos, obstáculos.

Cuando se maltrata al lenguaje, cuando se lo desprecia, cuando no se lo atiende, eso mismo se hace con los otros. Ellos son, al fin, a quienes van dirigidas nuestras palabras.

El valor del silencio

La palabra es *intercambio*. Y en este intercambio se revela quiénes somos, quién es cada uno, cuál es el puesto que se ocupa en la sociedad. Mediante el intercambio que se realiza por medio de la palabra conocemos y, sobre todo, *reconocemos*. Las palabras no son únicamente para transmitir información, son también para el *reconocimiento*, para que reconozcan nuestros méritos y para reconocer los de otras personas. La palabra es un vehículo comunicativo de gran potencia. "Son los *temas* de la conversación lo que nos hace desgraciados o felices, ricos o pobres", asegura Edmundo Spencer.

La palabra generosa es dócil, es suave y agradable a los sentidos. La palabra debe salir de nuestra boca llena de vida, que exprese amor y comprensión. La palabra debe ser soporte, agradecimiento, proximidad; es aquella, por ejemplo, que pregunta: *¿cómo estás?, ¿te encuentras bien?, ¿te puedo ayudar en alguna cosa?, ¿necesitas algo de mí?* La palabra de consuelo, la palabra de contención para un enfermo, las palabras amables en la pareja. La palabra dura, irónica, egoísta, en cambio, brota del "yo inferior" y retorna al "yo inferior". A través de este tipo de expresiones, el ego se hincha de falsa grandeza y de absurda vanidad. Es un discurso *solipsista* que no comunica nada. El *ego-céntrico* es una persona que no tiene presente la situación del otro porque se cree solo en el mundo. Esto quiere decir que no controla sus palabras, ni las atenúa delante del silencio del otro.

Nuevamente ya lo dijo Jesucristo: "no hace mal lo que por la boca entra sino lo que de la boca sale, porque *del corazón procede*". Y agregó: "por tus palabras serás condenado y por tus palabras serás justificado".

"Habla cuando tus palabras sean tan suaves como el silencio". Por impulso no nos controlamos y sin pensar arrojamos en la cara del otro palabras llenas de odio y rencor. Pero no podemos dar marcha atrás, no podemos borrar lo que quedó grabado. Muchas personas dicen: "aunque le
146

duela se lo voy decir" ó "la verdad no duele" ó "no le gustó porque le dije la verdad", etc. Si sabemos que algo va a doler, a lastimar, y si por un instante imagináramos cómo podríamos sentirnos nosotros si alguien nos hablara o actuara así... ¿lo haríamos? Otras personas dicen ser frontales y de esa manera se justifican al lastimar: "Se lo dije con el fin de que aprenda" ó "para qué le voy a mentir". Qué distinto sería todo si pensáramos que frente a nosotros estuviéramos sólo nosotros y todo lo que sale de nosotros lo recibiéramos nosotros mismos. Entonces sí que nos esforzaríamos para dar lo mejor y por analizar la calidad de lo que vamos a expresar.

De aquí la importancia de optar por no decir nada, antes de decir algo que pueda dañar al otro o comprometernos a nosotros mismos. Recuerde que "el hombre es dueño de lo que calla y esclavo de lo que dice". Asegura un proverbio chino: "Tenemos dos ojos, dos oídos y nada más que una boca, lo que significa que: debemos mirar dos veces, escuchar dos veces, y hablar lo menos posible". Y así es, "el pez por la boca muere".

28. Háblese con ternura

Mírese al espejo y dígase: "Yo Soy feliz, simpático/a, elegante y equilibrado/a". "Mi vida es hermosa porque mi mente está alegre y feliz". "Me siento fuerte y con ánimo para trabajar (o caminar, hacer ejercicios, conversar temas optimistas, divertirme)". "Yo Soy optimista para la realización de mis mejores proyectos de vida". Es altamente positivo *hablarse a uno mismo con ternura.*

A la noche, antes de retirarse a dormir, ¿cuáles son sus últimos pensamientos o las últimas conversaciones que tiene con las personas que conviven con usted? ¿Son pensamientos o conversaciones de inquietud por el día transcurrido y de preocupación por el día de mañana? O por el contrario, usted y quienes le acompañan asumen una actitud tranquilizante y sanadora.

Y que ocurre a la mañana, apenas se despierta, ¿maldice el hecho de tener que ir a trabajar o comenzar cualquier actividad? ¿Se queja del tiempo y de sus dolores físicos? ¿Le grita a sus hijos para que se levanten? Si se lamenta, gruñe y maldice está sentando las bases para ese día. Según como se exprese hará que así empiece su día. Preste atención: ¿usted predispone el día con un comienzo positivo y alegre o malhumorado y crítico?

¿A menudo se autoagrede por ser un "estúpido/a" o "tonto/a"? ¿Se enoja porque se olvidó los lentes en casa, o perdió el ómnibus, o rompió un plato, o no alcanzó una pelota en el partido de tenis? Cuando descubra esos pensamientos que se van a traducir en serios cuestionamientos a su persona, deténgase un instante, efectúe una pausa, muéstrese tolerante y ¡háblese con ternura!

Si siente como necesario *descargarse* verbalmente, hágalo **riéndose**. Bromee con usted, no emplee adjetivos demasiado duros o insultantes, dígase, cuando mucho: "¡Cabecita, no vuelvas a hacer eso!" ó bien "¡Angelito, por que no te comportas mejor!". Fundamentalmente, advierta la diferencia entre cuando se dice algo comprensivo y cuando se desprecia o se trata con excesiva dureza.

La experiencia de vivir bien con su persona puede ser la más maravillosa que pueda imaginar. Cuando comete un error y se insulta, es como echar más leña al fuego. A cambio, intente una **sonrisa** o una **carcajada** y luego repréndase con ternura.

Quizás le tome algún tiempo, pero debe aprender a hablarse de una manera diferente, ir acostumbrando a su ego a un comportamiento distinto, en el que *debe* incluir sonreír, reír, silbar, tararear, cantar y especialmente "tomarse el tiempo" *postergando*, por ejemplo, sus enojos con su persona por espacio de *treinta segundos*. No deje que la situación le perturbe.

Haga que su mente (sobre todo la subconsciente) trabaje a favor suyo y poco a poco adquirirá el "hábito" de no molestarse y tratarse mal cuando las cosas no vayan como usted quisiera. Entonces, cada vez que aparezca la necesidad de recriminarse, desvincúlese del tema por 30 segundos. Y así todas las veces que sean necesarias.

Es importante el ejercicio físico, o algún tipo de movilización al despertarnos cada mañana, pero también, como dijo H. V. Kaltenborn (un famoso analista de noticias de radio de la época de Dale Carnegie): "necesitamos más todavía algún ejercicio mental y espiritual que nos impulse cada mañana a la acción: *háblate a ti mismo con palabra de ánimo todos los días*". Y no sólo por la mañana, sino a toda hora usted puede ayudarse, con palabras de coraje y confianza, de energía y paz, recordándose permanentemente todas las cosas que debe *agradecer*, especialmente las que le van ocurriendo durante el día.

El afecto y la motivación

Hasta las plantas (y por supuesto, los animales) captan el afecto o el rechazo humano. Dijo William James que "El principio más profundo del carácter humano es el anhelo de ser apreciado".

Por ejemplo, hace casi un siglo, un niño de diez años trabajaba en una fábrica de Nápoles. Anhelaba ser cantor, pero su primer maestro lo desalentó.

Le dijo que no podría cantar jamás, que no tenía voz, que tenía el sonido del viento en las persianas.

Pero su madre, una pobre campesina, le abrazó y ensalzó y le dijo que sí, que sabía que cantaba bien, que ya notaba sus progresos; y anduvo descalza mucho tiempo a fin de economizar el dinero necesario para las lecciones de música de su hijo. Los elogios de aquella campesina, sus palabras de aliento, cambiaron la vida entera de aquel niño. Quizá haya oído usted hablar de él. Se llamaba Caruso.

Otro ejemplo, narrado por el célebre autor Stephen Covey: "Tengo un amigo cuyo hijo desarrolló un ávido interés por el béisbol. A mi amigo no le interesaba en absoluto. Pero un verano llevó al chico a ver jugar los principales equipos de la liga. El viaje le llevó más de seis semanas y costó mucho dinero, pero se convirtió en un vínculo fuerte de la relación.

Al volver, a mi amigo le preguntaron: "*¿Tanto te gusta el béisbol?* Y él contestó: *No, pero me gusta mucho mi hijo*".

29. La palabra en oración

Se dice que el olvidado *arte de la invocación* fue practicado hace más de doce mil años en la Atlántida y en Lemuria. En los templos de estos continentes perdidos, los sacerdotes y sacerdotisas del fuego sagrado invocaban la *Llama de la Vida*, aplicando los principios de la Ciencia de la **Palabra** Hablada.

Esta ciencia, que se ha practicado por muchos siglos tanto por adeptos del Lejano Oriente como por místicos occidentales, destaca el *uso de la voz* en conexión con el *chakra laríngeo* para llevar adelante la acción de fuerzas benignas sobre el planeta y en el mundo del individuo.

La Palabra hablada es la clave para atraer luz y las energías puras de las *octavas superiores del ser* (un modelo no realizado en la *materia* y desligado del mundo de las formas materiales). Recuerde lo registrado por los evangelistas, que cuando Jesucristo curaba, siempre pronunciaba una orden, generalmente en voz alta, por la cual hacía emitir la luz, a fin de manifestar en el plano físico esa perfección que él aceptaba como ya consumada en los planos superiores (antes de materializar algo afirmaba: "¡Gracias, Padre, que ya me lo has concedido!"). Además, "hablaba como quien tiene autoridad". Así se expresó cuando resucitó a Lázaro después de cuatro días de muerto con el "¡levántate y anda!". El poder de la palabra, con la necesaria dosis de fe, es el máximo poder al que pueden recurrir los hombres y mujeres en este plano físico y, sin duda, la palabra más importante, en cualquier idioma es: DIOS.

La oración es, por supuesto, una actividad *consciente,* pero como bien lo desarrolla el médico Larry Dossey, puede fluir desde las profundidades del subconsciente y surgir durante los sueños, pasando completamente por alto nuestra voluntad. Dossey sostiene que la oración es un acontecimiento *no local,* es decir que no está confinada a un *lugar* específico en el *espacio* ni a un *momento* específico en el *tiempo.* La oración *opera a distancia* y *fuera del momento presente* (13).

Uno puede rezar por alguien que está lejos físicamente, puede rezar por alguien por nacer o ya desencarnado, puede rezar por un acontecimiento ya sucedido o por suceder. Uno puede rezarle a alguien "fuera" de nosotros, como un ser espiritual o rezarle a quien "está" *dentro* nuestro: Dios, el Todopoderoso, el Absoluto, el Único, la Mente Universal, el Ser Supremo, el Cristo interior, Alá, Jehová, Yahvé, Adonai, Yo Soy, la Presencia Divina. Como dijo Hermes Trismegisto: "Dios es una esfera cuyo centro está en todas partes y cuya circunferencia no está en parte alguna".

La oración puede ser individual o grupal, privada o pública. También se puede orar no sólo a través de la palabra, sino en silencio, mentalmente o con gestos.

Por eso es válido este pensamiento del Mahatma Gandhi: "Quien anhele que lo divino despierte dentro de sí, debe recurrir a la plegaria. Pero ésta no es un simple ejercicio de palabras, no es la simple repetición de una fórmula hueca. En la plegaria es preferible poner un corazón sin palabras, que palabras sin corazón. Es preciso que ella esté en neto acuerdo con el espíritu que anhela. Así como un individuo famélico paladea un alimento sabroso, el alma sedienta disfruta con una plegaria sincera". Y confesó: "Sin la oración, hace mucho tiempo que sería un demente".

Pero es necesario saber que para orar se necesita un cierto orden o disciplina. Mucha gente se estanca en la oración por falta de método. El que ora de cualquier manera o mecánicamente no obtiene gran cosa. Repetir oraciones poderosas como el *Padrenuestro* enseñado por Jesucristo, que es un verdadero "mantra" gigantesco, mientras se piensa en cualquier otra cosa, por ejemplo: "qué tengo que hacer después que termine de rezar", no moviliza ningún tipo de energía benéfica. Como tampoco la moviliza si, antes de orar, no pedimos asistencia de algún ser "con Luz", especialmente nuestro *Guía Espiritual* (36).

Al expresar un rezo o una oración, o un mantra, a través de la palabra, podemos encontramos con aquello de lo que el ego nos intenta separar con razonamientos como éstos: "¿para que rezar? ¿quién te va a ayudar sino tú mismo?"

Un científico y premio Nobel, Alexis Carrel, escribió algunos de los conceptos más claros sobre la energía de la oración: "La oración es la más poderosa forma de energía que cabe generar. Es una fuerza tan real como la gravedad terrestre. La oración, como una iluminación, es una fuente de *energía autogeneradora*. En la oración, los seres humanos tratan de aumentar su energía finita dirigiéndose a la fuente Infinita de toda energía. Cuando rezamos, nos ligamos con el inagotable poder motivador que hace girar todo el Universo. Pedimos que una parte de ese poder quede adscrito a nuestras necesidades. Al pedir, nuestras deficiencias humanas quedan suplidas y nos levantamos con nuevas fuerzas y recompuestos, mejores en cuerpo y alma. Como médico, he visto a hombres y mujeres que, después del fracaso de todos los procedimientos curativos médicos, han vencido la enfermedad y la melancolía por el *sereno esfuerzo* de la oración... Es imposible que alguna persona rece un instante sin que haya algún buen resultado".

Una gran exponente de la metafísica cristiana, Conny Méndez, aconseja respecto de la llamada "llave de oro" (el *tratamiento científico* propuesto por el metafísico inglés Emmet Fox --tema que también tratamos en nuestro libro *"Los maestros y la Salud"*--): "Tu objetivo debe ser borrar la dificultad de tu conciencia, cuando menos por unos instantes, sustituyéndola por el pensamiento en Dios. Si estás muy asustada o preocupada, puede serte difícil al principio distraer tu pensamiento de la causa de tu dificultad, pero repitiendo constantemente, y en lo posible en **voz alta**, alguna expresión de Verdad absoluta, tal como: *Dios está conmigo*, pronto verás que tu problema comienza a aliviarse".

Al respecto, asegura Conny Méndez que si una persona mezcla su pensamiento negativo, pesimista y doloroso con sus súplicas a Dios, no aplica el sentido común, está creando un disparate. Está creándose una figura errada de Dios. Lo que formó es un dios (con minúscula) doloroso y purgativo en lugar de amoroso.

Aconsejaba el Padre Pío de Pietrelcina: "Ruega, espera, no te inquietes. De nada sirve la inquietud". Y agregó: "Recen con una sonrisa".

El apóstol Pablo, en su epístola a los Tesalonicenses, aconsejaba: "Estad gozosos y orad sin cesar". Sabemos --aclara Conny Méndez-- que él no quiso decir con esto que pasáramos la vida de rodillas, sino que mantengamos nuestra mente y nuestra alma vibrando en plano alto. ¿Que significa? Que vivenciar permanentemente *emociones positivas* es de alta vibración energética; que tener presente la Verdad espiritual pensando el Bien es de altísima vibración; que mantener la sonrisa, la alegría y el agradecimiento diariamente también tiene muy alta vibración.

Efectivamente, si debemos aceptar todo lo expuesto hasta aquí, usted reza bien cuando reza *con alegría*, porque de esa manera reza sin esfuerzo, y atrae energías espirituales de altísima vibración porque, al mismo tiempo, está ahuyentando otras energías bajas y densas que se regodearían con su dolor, y estorbarían su conexión con quienes realmente pueden ayudarle.

Tomás Moro, el "hombre de dos reinos", canciller de Inglaterra (1478-1536), murió víctima de la intolerancia religiosa. Justamente el hombre que escribió sobre el ideal de una sociedad mejor en su gran obra, a la que tituló con un término nuevo hasta ese momento: *"Utopía"*, intentando definir con esa expresión ese anhelo del ser humano donde es posible la igualdad y la justicia, el orden y la libertad, la concordia y la fraternidad. Según su acepción original: un lugar que no existe; posteriormente --tergiversado--: un proyecto *irrealizable*.

En 1935 fue canonizado por la Iglesia y a finales del año 2000, el Papa Juan Pablo II, lo eligió como el patrono de los políticos y los gobernantes.

También legó al mundo una *"Oración del Buen Humor"*:

Dame, Señor, una buena digestión y,
naturalmente, algo que digerir.
Concédeme la salud del cuerpo y
el **buen humor** necesario para mantenerla.
Dame, Señor, un alma sana que sepa
aprovechar lo que es bueno y puro,
que no se escandalice ante el pecado
sino que sepa encontrar el modo de remediarlo.
Concédeme un alma que no conozca el aburrimiento,
las murmuraciones, los suspiros y los lamentos,
y no permitas que tome **demasiado en serio**
esa cosa tan entrometida que se llama **"el yo"**.
Dame, Señor, el **sentido del humor.**
Concédeme la gracia de comprender las bromas
y saber **reírme** de un **chiste**, para que sepa
sacar un poco de *alegría* a la vida
y pueda **comunicársela** a los demás. Así sea.

¿Que le llama la atención, desde los modernos conceptos psicologistas, en esta oración de más de 400 años de antigüedad? (reléala y…Piense…preste atención a los términos en negrita). Bien, tal como le venimos pidiendo, vuelva a sonreír para que bajemos el telón con un poco de humor relacionado con este tema:

152

☺ Un misionero que está en plena selva se encuentra con un león desesperado de hambre. El misionero se asusta y se pone de rodillas, empezando a rezar dice: "Padre, por favor, infunde a este pobre león sentimientos religiosos". Se hace un silencio... y de pronto, ante la sorpresa y el alivio del misionero, el león se pone de rodillas y dice: "Padre, por favor, bendice estos alimentos que voy a recibir".

☺ Una joven bastante obesa oraba de esta manera: "Señor, si no puedes hacerme adelgazar, haz que engorden todas mis amigas".

Le transmitimos una inscripción mural hallada en las ruinas de la ciudad de Persépolis, con caracteres arábigos, traducida por un misionero en tiempo de la corte de Persia y finalmente escrita en un cimiento de mármol en el año 1710, y cuyo original se encuentra (una vez más) en el Vaticano.

NO	TODO LO QUE	PORQUE EL QUE	TODO LO QUE	MUCHAS VECES	LO QUE NO
Digas	Sabes	Dice	Sabe	Dice	Conviene
Hagas	Puedes	Hace	Puede	Hace	Debe
Creas	Oyes	Cree	Oye	Cree	Puede Ser
Juzgues	Ves	Juzga	Ve	Juzga	Es
Gastes	Tienes	Gasta	Tiene	Gasta	Tiene

Bueno, ya lo sabe, contribuya a optimizar sus pensamientos, y por ende sus palabras, con una amplia sonrisa, y si puede, con unas sonoras carcajadas, que son manifestaciones físicas de alegría y de buen humor.

Gracias.

SEGUNDA PARTE

CONCEPTOS DEFINITORIOS

6

LOS ESCALONES OBLIGATORIOS

La vida es un desafío, ¡ enfréntalo !
La vida es amor, ¡ disfrútalo !
La vida es un sueño, ¡ realízalo !
La vida es un juego, ¡ juégalo !
SAI BABA

30. Los niños primero

Resulta obvio que este apartado es para usted, papá o mamá, para orientar la crianza en función del cuidado no sólo de su hijo (o hija), sino del cuidado de sus propias acciones, actitudes, lenguaje, y de sus estados de ánimo, manifestados, usted ahora ya lo sabe, por sus HMN o por sus EP y por sus PC. Pero también si usted no tiene hijos, para desarrollar la capacidad de observar a los niños, como aprendizaje de una forma de vivir. Sí, leyó bien, *observar a los niños para aprender.*

Si usted en este momento tiene hijos, sobre todo pequeños o adolescentes, ¿qué pretende de ellos? Con seguridad le gustaría que tuvieran muy buena opinión de sí mismos, mucha confianza en sus propias aptitudes, que se realicen y que sean felices. Pero eso se logra siendo uno mismo esa persona. Los niños aprenden sus comportamientos de los modelos que tienen ante sí.

Muchos padres tienen a menudo problemas con sus hijos porque no aciertan a comprender que la personalidad del hijo o de la hija es distinta a la de ellos. Igualmente, el tiempo produce cambios en sus hijos y en ellos. También ocurre que los hijos no comprenden a sus padres y no expresan gratitud hacia ellos, pero ¿dónde estuvo el error? ¿en los hijos, en los padres o en ambas partes?

Contemple a un niño de manera más profunda y advertirá que su *mente* es límpida, inmediata, positiva, agradable, despreocupada, y sus *sentimientos* son de amor, de confianza, de alegría, de felicidad, de inocente ternura. Tiene la mente positiva porque su vida es la expresión más cercana de su origen divino. Ama cada parte de su cuerpo físico y cree en sus pensamientos

157

incondicionalmente. Es despreocupación porque, además, confía en los que le están cuidando su vida.

Y si usted le muestra que le tiene confianza, hace que se sienta con la segura creencia de que los demás creen en sus posibilidades, y las cosas le saldrán bien, y con seguridad podrá hacerlas mucho mejor. Desde muy pequeños los niños quieren hacer cosas por sí solos: "Deja, mamá, yo puedo hacerlo", "Mírame, papá, no necesito ayuda", "Yo como solo". El hogar es el lugar más maravilloso para que se desarrolle el niño, pero permitir que el niño tenga su independencia es aún más maravilloso.

Aceptan abiertamente. No tienen prejuicios, si le gusta otra persona, sea niño o adulto, no reparan si es rico o pobre, blanco o negro, no se escandalizan por ideas políticas o religiosas. También rechazan con la misma facilidad. Su honestidad y claridad emocional es, muchas veces, desconcertante: "¿por qué estás tan vieja?", "¿ya te vas a morir?", "¿por qué le pegas a la mesa?", "el papá de Luisito siempre se ríe, ¿por qué tú no?".

Pueden pedir con absoluta sinceridad aquello que necesitan o desean, preguntar aquello que no saben, manifestar descontento o protesta, enojarse y llorar o alegrarse y reír. Aunque muchas veces deben superar el temor de contradecir la autoridad de los adultos (padres, maestros), tienen una enorme determinación, y lo hacen notar cuando perseveran en su actitud: "¿me compras un helado?", "a Luisito siempre le compran helados", "¡quiero un helado!". Van por el camino más corto, y tal vez el más efectivo. Obviamente eso es muy bueno, a excepción de que existen normas sociales y de convivencia... ¡y las deben aprender!

No se quejan, excepto que algo los moleste mucho o sientan dolor. Tienen una gran capacidad de recuperación psicológica. ¿Por qué los niños pequeños se pelean y luego van a jugar juntos? (piense)…porque su felicidad y su alegría valen más que su orgullo.

Saben subconscientemente que tienen que adaptarse al curso de las cosas y están dispuestos a recibir las consecuencias de sus actitudes (vaya comparando con las conductas "adultas").

Lenguaje y crianza

Hemos visto la importancia de las palabras, pero pocas veces las mismas pueden tener tantos resultados positivos o negativos como con los niños. Primero porque toman "literalmente" el sentido de las mismas, no suelen entender ciertos modismos de los juegos verbales; segundo porque impactan poderosamente su subconsciente y tercero, porque tienen un "oído
158

muy aguzado", aunque parezca que están absortos en sus cosas, "escuchan todo" lo que se habla a su alrededor.

¿Como ha sido o cómo está llevando la crianza de sus hijos? ¿Cómo tal vez nos criaron a nosotros?: que nos hicieron creer que es difícil pensar en positivo, "porque las cosas de la vida no son fáciles"; "aprovecha ahora que eres chico, porque cuando seas grande ya vas a ver lo que te espera"; "éste mundo es un valle de lágrimas, vinimos acá a sufrir"; "sin sacrificio no se consigue nada en la vida"; "estudia, tiene un título universitario, porque al que no es un profesional no lo respetan"; "ahorra, junta mucho dinero, porque en esta sociedad el que no tiene dinero es un cero a la izquierda" (y por el otro lado le decimos: "el dinero es sucio, no trae la felicidad"). ¿Reconoce estas expresiones? ¿se las han dicho? ¿se sorprende repitiéndolas?

Muchos padres se quejan peligrosamente delante de sus hijos con expresiones poco felices y que penetran fuertemente en el subconsciente de un niño: "vas a acabar conmigo"; "me matas a disgustos, esto no hay quien lo aguante"; "¡que desgracia, éste chico es mi cruz!"; "es una inútil, salió haragana igual que su tía"; "nunca, desde que naciste me diste una sola satisfacción en la vida"; "eres una idiota, nunca vas a llegar a nada en tu vida"; "no hay una sola cosa que sepas hacer bien"; "Dios mío, ¿que he hecho yo para merecer ésta desgracia?"; "para que te habré tenido, hubiese ganado más criando cerdos", etc. O los famosos "mandatos", que perduran toda la vida: "los niños callan cuando hablan los adultos"; "no camines descalza, pues cada vez que lo haces te resfrías" --y así comienza a ocurrir cada vez que se descalza-- lo que lleva a los padres a decir: "¿viste que nosotros tenemos siempre razón, que nunca nos equivocamos?". Los padres infalibles.

Como señalan Cristina Larroy y María Luisa de la Puente (31), algunos padres no suelen ser coherentes con sus decisiones con respecto a sus hijos: la madre le pide que se vaya a dormir de una buena vez mientras que el padre solicita su ayuda para superar un nivel del video juego; se le dan simultáneamente muchas órdenes: que se lave las manos, que ayude a poner la mesa pero antes que acomode los juguetes en su cuarto; se le invita a violar una prohibición: "a papá no le gusta que veas este programa, pero como no está, puedes verlo conmigo".

Es necesario *hablar* delante del niño *explicando* con claridad que se espera de su conducta, no hacerlo a los gritos, y a veces desde otra habitación. Los gritos y aún los *golpes* provocan "oposición activa" del niño y reacciones vulgarmente llamadas "rabietas". Aunque también es cierto que muchos padres prefieren "permitirle cualquier cosa con tal que no llore", o hacer su tarea porque él o ella proteste y no la haga: "deja tu cama, te demoras mucho, por no oírte protestar prefiero hacerla yo".

Establecer de forma precisa que pasará si cumple el pedido: "si recoges tus juguetes te compraré más figuritas"; o si no la cumple: "si no haces la tarea no miras televisión".

Normalmente el uso de la recompensa suele ser suficiente. Otras veces hay que evaluar que el pedido no resulte un sacrificio: "no seas egoísta, préstale el muñeco a tu primito", cuando justamente *ése* juguete es el preferido y más importante para su corazón, una especie de "tesoro personal".

¿Cuál sería la "norma" a seguir en estos casos, y en casi todas las circunstancias de la vida, con los niños y aún con los adultos?: en vez de *exigir*, **convencer**.

La risa y el juego

Una de las características más maravillosa de los niños es que el presente los absorbe totalmente: consiguen involucrarse por completo en lo que hacen, ya sea observar un bichito, dibujar, construir un castillo de arena, o cualquier cosa en la que decidan canalizar su exuberante energía. Viven fascinados, son curiosos, su capacidad de asombro y de juego no se agota.

Claro que "jugar" en los tiempos que corren ha cambiado mucho. Ya no existen muchas casas con patios amplios y al aire libre, y no es fácil jugar en la calle como se hacía algunos años atrás a todo tipo de juegos: la escondida, la rayuela, la mancha, la hamaca, saltar con la soga, el fútbol, andar en bicicleta, sin que los padres nos miraran. Es indudable que el movimiento de personas y del tránsito se ha incrementado grandemente y convierten la vía pública en un espacio donde hay que tener mucha precaución (salvo todavía en algunas ciudades pequeñas de provincia). Tampoco todos los padres tienen el dinero suficiente como para pagar una cuota para que sus hijos usen de las instalaciones de un club o de alguna pileta para nadar. Aunque por suerte existen las plazas y parques públicos donde es posible que los niños se diviertan gratuitamente y sin riesgos.

Por otra parte el estilo y la tecnología en los juguetes y en los artefactos electrónicos establecen otras pautas lúdicas (donde existe una carencia muy grande del saludable compromiso físico): televisores color, vídeo-caseteras, vídeo-juegos, la computadora, Internet, los celulares con aplicaciones como Whatsapp, y de esta manera tampoco tienen los niños (y menos aún los adolescentes) relación con el medio ambiente y comienzan a aburrirse, puesto que exploran poco y experimentan menos. Tampoco existen, en las grandes ciudades, muchas posibilidades de jugar con sus pares porque deben
160

involucrarse sus padres, llamando por teléfono para invitar, actuando de mediadores y de estimuladores, y no deja de ser una molestia.

Por eso es necesario incentivarlos a que jueguen solos con su fantasía, su inacabable imaginación. En este tipo de juegos, el niño aprende a ser libre, porque es donde inventa la mayor cantidad de tácticas, estrategias y alternativas. Eso lo prepara mejor para los cambios de la vida. La fantasía es la fuente más importante de la creatividad.

Pero aún jugando solos, se encuentran con que algunos padres también los limitan: se obsesionan con el orden y la limpieza de la casa y los retan cuando ensucian o desparraman sus juguetes o tiran cosas. No los dejan jugar con agua porque se mojan; con cualquier cosa que pueda arrojarse porque pueden romper algo; no pueden pisar el pasto porque hay suciedad de perros... "Niño, deja de joder con la pelota, que eso no se hace, eso no se dice, eso no se toca", nada más representativo que este párrafo de la canción de Joan Manuel Serrat para reflejar de qué modo se relacionan a menudo los adultos con los chicos.

Ante todo lo expuesto, fácil es deducir que son muy pocos los padres que se involucran a jugar con sus niños. Los padres que nunca, o muy pocas veces, abandonan su postura de seriedad para jugar con los hijos no saben lo que se están perdiendo y hasta el daño que están ocasionando: "ahora no, estoy muy cansado"; "no puedo hoy jugar con vos pero el fin de semana lo vamos a hacer". Los hijos se ven frustrados en sus ganas incontenibles de jugar con los padres, y ellos también pierden el momento precioso de relajarse, reír, divertirse, liberar las tensiones y llenar la mente y el corazón con la legítima alegría de la vida.

Para los que tienen la dicha de tener aún niños cerca, ya sean hijos, nietos, sobrinos o vecinitos, les sugerimos que les propongan al niño o niña: "¿vamos a jugar a reírnos?". El niño está inmediatamente bien dispuesto y comienza riéndose verdadera y francamente y nosotros lo hacemos forzando al principio, pero luego, la alegría efusiva del niño nos contagia como una explosión de felicidad y terminamos riéndonos francamente junto con él

A continuación uno de los tres dibujos que figuran en este libro, de nuestro hijo Valentín (todos dibujados en el período de sus ocho años de edad).

*En este caso, no deja de ser un dibujito como el que podría dibujar cualquier niño o niña a esa edad, solo deseamos hacer notar que todas las figuras **sonríen**.*

*Las personas implicadas: nosotros (sus padres) y él mismo, estamos representados como **payasitos**, en clara alusión a la alegría y la risa.*

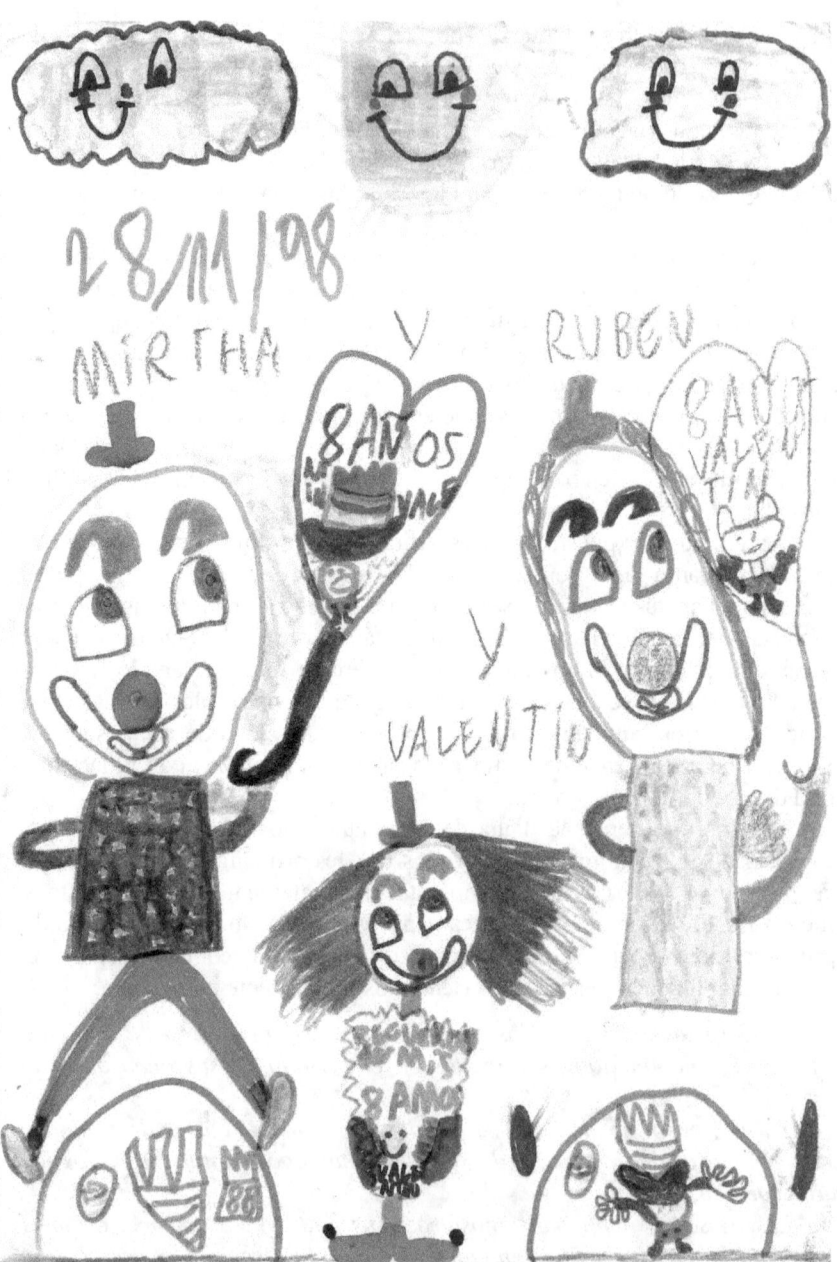

Cuenta Milan Kundera: "Yo le decía a mi hermana, o ella me decía, ven, ¿jugamos a reír? Nos acostábamos uno junto a la otra en la cama y empezábamos. Para hacer como que hacíamos, por supuesto. Risas forzadas. Risas ridículas. Risas tan ridículas que nos hacían reír. Entonces venía, sí, la verdadera risa, la risa entera a arrastrarnos en su rompiente inmensa. Risas estalladas, proseguidas, atropelladas, desencadenadas, risas magníficas, suntuosas y locas... y reíamos al infinito de la risa en nuestras risas... Oh, risa, risa del goce, goce de la risa; reír es vivir tan profundamente".

Nada menos que el filósofo alemán Emmanuel Kant, recomienda vivamente a los padres que los niños deben ser acostumbrados muy pronto a reír francamente, debido a que "los risueños rasgos del rostro se imprimen poco a poco en el interior y asientan una *disposición* a la alegría, afabilidad y sociabilidad, que preparan tempranamente esta aproximación a la virtud de la benevolencia".

Escribió Conrad Hyers: "Los niños poseen un notable talento para no mostrar por el mundo de los adultos el respeto que nosotros estamos tan seguros que merece. Para irritación de todo tipo de representantes de la autoridad, los niños dedican una considerable energía a *hacer el payaso*. Ellos no quieren apreciar la gravedad de nuestras descomunales preocupaciones, mientras que nosotros olvidamos que, si nos hiciéramos un poco más como los niños, puede que nuestras preocupaciones no fueran tan descomunales".

Afirma Lauro Trevisan (61): "Juegue, porque la vida toda es como un niño...el mundo del niño es el mundo de la imaginación, que crea castillos de fantasía y vive entre príncipes y hadas". Los adultos debemos recuperar esos estados: nuestros castillos son un "lenguaje sonriente", las EP, los eternos (si los dejamos) momentos de alegría.

Los niños "evolucionados"

Aprovechamos este apartado para comentar algo sobre ciertos niños que han venido a este mundo vibrando en un *color-frecuencia* diferente, siendo su función la de elevar la frecuencia en la que la raza humana vibra. Algunos los llaman niños *nazarenos* o *acuarianos*, aunque el término más difundido a nivel mundial es el de "niños índigo". El nombre viene porque se dice que sus auras presentan un color azuloso debido a la elevada vibración que manejan. Ahora se habla de niños *cristal* y hasta de niños "arco iris".

Es un fenómeno que apenas se ha comenzado a investigar en diferentes países. Los primeros casos se dieron en Asia. En la Universidad de California hicieron varios experimentos aplicando dosis letales de diferentes tipos de

163

virus, encontrando que sus células eran prácticamente inmunes a cualquier enfermedad. Lo que ha llevado a los investigadores a pensar que toda una nueva raza de niños está surgiendo en la Tierra. Veamos algunas características y "consejos para padres".

* Su desarrollo físico puede seguir un ritmo más acelerado, siendo más altos, o mudando dientes con mayor rapidez.

* Algunos tienen ojos grandes y frente prominente.

* Tienden a ser más bien delgados pero bien formados.

* Su alimentación es preferentemente naturista, muchos de ellos son vegetarianos y algunos ni siquiera aceptan la leche materna. Comen menos que lo esperado, ya que aprovechan la energía en forma óptima; por lo mismo, pueden pasar varias horas o aún días casi sin comer.

* Su desarrollo psicológico es un poco más acelerado, por lo que pueden caminar, hablar o adquirir habilidades motrices a temprana edad.

* Presentan una inteligencia o memoria extraordinarias así como una inusual capacidad para las matemáticas.

* No permiten que se les den órdenes irracionales. "Porque lo digo yo", "Porque soy tu padre", son frases que no aceptan estos niños.

* Lo mismo con tratar de infundirle culpa o vergüenza, no funcionará. Inmediatamente verá la falsedad de estos argumentos y se lo recriminará.

* Desde temprana edad tienen la capacidad de percibir las motivaciones y falsedades de los adultos; no aceptan la hipocresía ni la manipulación.

* Se les debe hablar racionalmente, también es un ser emocional y necesita afecto y atención tanto como cualquier otro niño.

* Muestran gran independencia y al mismo tiempo una notable hiperquinesia.

* Tienen una intuición altamente desarrollada.

* Suelen tener facultades extrasensoriales como clarividencia, clariaudiencia, telepatía, etc. No tome esto como producto de la imaginación o de enfermedad mental (psicosis, esquizofrenia). En vez de llevarlo al psiquiatra o al psicólogo infantil deberá estudiar sobre estos temas.

* Tienen un sentido muy claro de su propia identidad y de su misión en la vida.

* Pueden mostrar un aire de realeza o superioridad, producto de su gran seguridad.

* No deben ser vistos como "entes superiores", sino simplemente como humanos que muestran características que han estado dormidas en la humanidad por largo tiempo.

164

Un aspecto hemos podido observar en algunos niños que vimos y que se decía eran "especiales": una evidente falta de sonrisa en su rostro (¿y tal vez de risa en su intimidad?).

31. Las relaciones relacionan

Nos dice Andrew Mathews: "Una vida dulce es una experiencia compartida. Nuestras grandes alegrías, nuestros bellos momentos, los grandes desafíos y las mejores épocas de la vida, son básicamente aquellas que compartimos con otros. Muchos de nuestros mayores aprendizajes proceden de la convivencia con las personas" (37).

Son variadas y numerosas las clases de relaciones. Las más comunes son, obviamente, las familiares, y al mismo tiempo las que más hay que tolerar, ya que como dice el dicho: "los amigos se eligen, la familia te la imponen". También están las relaciones laborales, circunstanciales, permanentes, profesionales, deportivas, institucionales, etc. De las de padres e hijos ya hablamos. Ahora analizamos las de pareja y las de amistad. En este caso sin profundizar demasiado y desde el particular enfoque del buen humor, la alegría y la risa.

Relaciones de pareja

La palabra "pareja" alude a dos que son pares, a dos que establecen un vínculo a partir de visiones similares de la vida. No necesariamente esas dos personas han de ser idénticas, lo similar entre ellas se refiere a coincidencias esenciales, a tener los mismos valores, a caminar en la misma dirección. Por eso son pares, porque comulgan en su misma manera de ver la vida y porque además la van transitando juntos, acompañándose, respetándose, aunque pueden expresarse en formas distintas. Uno puede ser amante de la pintura y el otro de la electrónica, uno puede maravillarse y estudiar el comportamiento de los pájaros y otro dedicarse al estudio y a la investigación de temas relacionados con la economía. Pero se entienden, se aceptan, se ayudan o colaboran en la actividad del otro.

Y sobre todo *marchan parejos en la evolución.* En la enorme "movida" que existe hoy en el planeta, la principal causa de inicio de un disconformismo suele aparecer ante el automejoramiento de uno y la resistencia o estancamiento del otro frente a la posibilidad de cambio. ¿Pueden haber coincidencias esenciales cuando cada uno está centrado en sí mismo? Desde muy antiguo las relaciones de pareja se han sostenido por la hipocresía

165

y el miedo a romper códigos sociales. Actualmente han aparecido nuevas estructuras y otros tipos de condicionamientos sociales que exacerban el individualismo y el egocentrismo, dando como resultado el aislamiento individual.

El individualismo se retroalimenta a causa de una sociedad cuyo valor fundamental es el "querer ser" más que el otro, más reconocido, valorado, querido, único, imprescindible, etc.

Es muy fácil que en una pareja ocurra una "guerra de egos" que termina en una especie de *negociación* para encontrar una supuesta felicidad y en muchos casos lo que hay es un drama encubierto lleno de exigencias, juegos, acusaciones e intrigas. Cuando a un hombre o a una mujer se le pregunta: ¿porqué quiere estar en pareja?, responden: "para tener a alguien con quien compartir", "para pasear juntos", "para sentirme querido", "para no estar sola". Pocos en general dicen: "para poder darle cariño, afecto, amor". Es muy común encontrar hoy vínculos en dónde se comparta únicamente el aspecto sexual; que no se esté dispuesto a compartir la misma casa; que solo se acompañen físicamente pero que no puedan comunicarse; que el vinculo subsista solo por costumbre, por un interés económico, o que se esté acompañado por miedo a la soledad.

Existe una pareja cuando dos personas comulgan en el amor, cuando se produce un magnetismo tal, una atracción tan fuerte que cada uno necesita física y mentalmente estar cerca del otro; cuando el corazón palpita y nadie resulta más atractivo y cautivante que el otro. Aquí cobran gran importancia los *objetivos comunes*. Es necesario ayudarse mutuamente en el proceso que llamamos de la "manifestación de lo que se desea", aceptando en la propia mente de uno lo que el otro desea. Dos personas enlazadas emocionalmente producen un efecto de "vasos comunicantes"; energéticamente todas las emociones que reprima uno de ellos, las expresa el otro; cuando uno baja su vibración el otro la tiene alta, y viceversa. Por eso es tan importante aprender las técnicas de autoarmonización que planteamos nosotros.

Veamos ahora esa sensación tan mágica que es la *seducción*, sea en los momentos iniciales o en una relación ya consolidada. En este aspecto ¿es útil el uso del humor, de la sonrisa y de la risa? Como en todos los aspectos de la vida, ¡sin duda que sí! A toda mujer le ha pasado. Una espléndida sonrisa suele desatar el comentario masculino cómplice que dice: "el que sólo se ríe de sus picardías se acuerda", o éste otro aludiendo a alguna situación más reciente: "de dónde vendrá con esa sonrisa en el rostro". Y hay mucho de verdad en esas expresiones ¿o acaso usted, si es mujer, con una mano en el corazón y sin cruzar los dedos, puede negarlo?

166

Para hacer un comentario oportuno, hace falta chispa, rapidez y una cierta dosis de atrevimiento, lo cual destierra definitivamente la temida timidez que tantos problemas genera a la hora de las relaciones sociales y más aún de pareja. Así cuando la seducción está en juego, estas características ponen en ventaja a su poseedor; sobre todo en esta época cuando hombres y mujeres desean encontrar momentos de relajación y distensión.

No intentamos aquí ser taxativos pues, en la práctica, existen tantos métodos como parejas. Lo importante es que funcionen en la suya, si ya la tiene o está por tenerla. Pero sin dudarlo, la postura que se expone a lo largo de este libro puede hacer mucho por las parejas. Y no hablamos necesariamente de aquellos que ya están en matrimonio, pues actualmente la convivencia se produce sin estar necesariamente casados bajo leyes civiles o normas religiosas. Sin embargo, la mayoría de los matrimonios exitosos --dicen los expertos-- han aprendido a lo largo de los años a condimentar el amor con una buena dosis de humor y risas, un ingrediente que distiende y quita dramatismo a las dificultades diarias. En algunas parejas las risas son moneda de cambio cotidiana: basta con que uno de los miembros posea el don de ver el costado más gracioso de las cosas para que el otro se "contagie".

Ya desde muy lejos en el tiempo, grandes pensadores nos aconsejan sobre el matrimonio. Cuando le preguntaron a Sócrates si era mejor casarse o no casarse, respondió: "De cualquiera de las dos cosas que hagas te arrepentirás". También le preguntaron a Diógenes a que edad era conveniente casarse y contestó: "En la juventud es demasiado pronto; en la adultez es tarde". Otro aseguró que el matrimonio es como una ciudad *sitiada*: "los que están afuera quieren entrar, los que están adentro quieren salir". A continuación, algunos más:

☺ Los hombres siempre quieren ser los primeros en la vida de una mujer. Las mujeres, en cambio, quieren ser las últimas en la vida de un hombre.

☺ Un hombre prevenido vale por dos.
Una pareja desprevenida vale por tres.

☺ ¿Eres feliz o casado?

☺ Las suegras se inventaron porque el diablo no puede estar en todas partes.

☺ El amor es ciego, el matrimonio le devuelve la vista.

Claro que a veces hace falta un esfuerzo consciente para no dejarse ganar por el mal humor ajeno. Cuando uno de los dos se enoja y pierde su equilibrio, el otro debe darle la voz de alarma, no dejar que se propase con el lenguaje y los gritos. Las discusiones suelen comenzar por cosas triviales, pero que al repetirse generan enojo: el hombre que deja el piso del baño mojado o la leche afuera de la heladera; la mujer que llega tarde o pierde las llaves del auto. Ninguna de estas cosas vale realmente una discusión. Pero para muchos, son el puntapié inicial de interminables batallas. Las discusiones son normales y a veces necesarias en toda pareja, pero se deben evitar los desbordes emocionales.

En general, las parejas descubren enseguida si pueden reírse de las mismas cosas y es raro que una relación se llegue a consolidar cuando ambos no están en la misma onda. Pero entonces, ¿qué sucede después para que poco a poco la pareja se deteriore y los momentos íntimos y divertidos dejen paso, cada vez con más frecuencia, a las discusiones y a las broncas?

Sin embargo, necesario es aceptar que hace falta la presencia de un circuito que se retroalimenta: el verdadero humor sólo es posible en cuanto el amor sigue vivo y hay deseos de continuidad en la relación. De lo contrario se transforma en un sarcasmo o ironía, formas solapadas de violencia. A su vez, mantener viva la llama del amor requiere del buen humor y de una gran dosis de *paciencia* y *respeto*.

También es importante confiar en el otro, para los enamorados existe una frase popular que dice: *"Si amas a alguien, déjalo ir; si vuelve, es tuyo; si no vuelve, nunca lo fue"*. Claro que de aquí pueden surgir nuevas interpretaciones. Veamos las distintas **versiones**:

- ☺ *Optimista*: "Si ama a alguien, déjele ir y no se preocupe, que seguro volverá".
- ☺ *Pesimista*: "Si como era de esperarse, no vuelve, confirmará sus sospechas".
- ☺ *Desconfiada*: "Si acaso vuelve, pregúntele por qué volvió".
- ☺ *Posesiva*: "Si ama a alguien, no lo deje ir".
- ☺ *Impaciente*: "Si no vuelve en las próximas dos horas, llame a la policía".
- ☺ *Paciente*: "Si no vuelve, acomódese bien y siga esperando... algún día volverá".
- ☺ *Juguetona*: "Si vuelve y todavía le ama, déjele ir otra vez; y así sucesivamente".
- ☺ *Vengativa*: "Si no vuelve, salga en su búsqueda y déjele en manos de la policía".
- ☺ *Onírica*: "Si vuelve, es una pesadilla".

☺ *Psicoterapéutica*: "Si vuelve es porque su ego es muy dominante; si no se quiere ir, hay alguna patología".

☺ *Legalista*: "Déjele ir y busque en el Código Civil la parte que habla del abandono de hogar por parte de un cónyuge".

☺ *Estadística*: "Déjele ir; si esa persona le quiere, las probabilidades de que vuelva son de un 86,5 %; si no le quiere, su relación cae en el campo de lo improbable, con un margen de error del 3 %".

☺ *Mercadista*: "Si vuelve, es una persona leal a su marca; si no, es hora de hacer un re-lanzamiento en otro mercado".

Una reflexión: ¿qué pasó con el hombre que finalmente entendió a las mujeres? Cuentan que se *murió de la risa* antes de poder contárselo a alguien. Pero en vez de centrarnos en las cualidades negativas de ambos, celebremos los aspectos positivos. Comencemos por las **mujeres**:

☺ Las mujeres son apasionadas, amantes y cariñosas.

☺ Las mujeres lloran de alegría.

☺ Nunca se detienen por conseguir lo que creen mejor para sus hijos.

☺ Tienen la habilidad de sonreír hasta cuando están muy cansadas.

☺ Saben cómo transformar una simple comida en un agasajo.

☺ Saben cómo entretener durante horas a los niños.

☺ Tienen una voluntad de hierro debajo de una apariencia delicada.

☺ Harán todo lo posible por ayudar a un amigo/a en problemas.

☺ Las mujeres se conmueven profundamente ante las injusticias.

Ahora, los **hombres**:

☺ Los hombres son buenos para mover objetos pesados y matar arañas.

Cuentan que un día, en el Paraíso, Eva llamó a Dios y se quejó por encontrarse sola y además estar harta de comer manzanas:

-- *Quiero satisfacer mis necesidades* --le dijo-- *de alguna manera más divertida.*

-- Bueno Eva, en tal caso, tengo una solución: crearé un hombre para ti --le propuso el Gran Hacedor--.

-- *¿Qué es un hombre?*

-- Un hombre será una criatura imperfecta, pero más fuerte y más rápido que tú. Tendrá un aspecto simple, vulgar, algunas veces grosero. Pero como te estas quejando de tu soledad y de tu aburrimiento, le crearé distinto sexualmente de tal forma que satisfaga tus... eh... necesidades. Tendrás que halagarle, hacerle creer que es el mejor, que te satisface maravillosamente.

-- *¿Y cuándo voy a tener un hombre en mi Paraíso?*

-- Pues, te lo voy a crear hoy mismo, pero con una condición: como será arrogante, narcisista, egocentrista y machista, tendrás que hacerle creer que le hice a él primero. Recuerda: éste será nuestro secreto... **De mujer a mujer...**

Piense, por favor, si son necesarios los hombres para las mujeres (piense)...¡por supuesto que lo son!, y especialmente para ejercer trabajos reconocidamente masculinos: alta costura, decoración de interiores, arte culinario y coiffeur...

Un último aspecto: los casos de sexo con el mismo sexo, lo dejamos pendiente para considerarlo en algún otro libro. Por lo pronto, no se censure por ser heterosexual.

Relaciones de amistad

Muchas personas pasan horas en el trabajo sin hablar con los compañeros; pasan horas frente al televisor y a la video-casetera; pasan horas frente a la computadora. Otros se comunican con los demás por las redes sociales, por e-mail, por mensajes de texto a través de un teléfono móvil, pocas veces los hablan por teléfono y casi nunca los visitan en persona. Hasta en el interior del hogar, las conversaciones y la comunicación se han reducido: cenas muy rápidas, a veces de pié en la cocina, y viendo televisión. ¡Y después esas mismas personas se quejan que no tienen "relaciones"! (ya ni siquiera emplean la palabra "amigos").

¿Cuántos están realmente dispuestos a salir y a conocer gente? Si usted se limita a deambular entre la heladera y el televisor de su casa no podrá conservar amigos o conocer nuevas posibles amistades.

¿Usted siempre espera que otros le llamen, tomen la iniciativa, le inviten a salir y le *insistan* que los acompañe? Y cuando lo hacen ¡usted les dice "hoy no puedo" o "no tengo ganas"! Los demás se cansan de insistir. Les gusta que uno demuestre entusiasmo, sobre todo cuando se trata de compartir o celebrar.

¿Y que decir cuando cada vez que se encuentran, usted demuestra un gran sufrimiento? Algunos creen que si siguen sufriendo lo suficiente, los padres, la pareja, los hijos o los amigos sentirán pena y empezarán a quererle. Las relaciones sanas no se basan en la lástima o la compasión. Por lo pronto,

170

sepa que el sufrimiento nunca es tan real ni tan "sufrido" que no podamos, por lo menos, aguantarlo. Más aún, en la mayoría de los seres humanos, es válida la descomposición del término: *sufro-y-miento*: "miento" más de lo que verdaderamente "sufro".

Si usted sale a compartir un momento con alguien, y esa persona se la pasa culpando a sus parientes, a su jefe, a su vecino, a su trabajo, a sus hijos, al gobierno y hasta a sus amigos (sin darse cuenta que está hablando con "otro" amigo) por la vida miserable que lleva, usted no va a desear salir otra vez con esa persona. En realidad, uno espera que cuando se encuentra con alguien, esa persona le alegre, aunque sea por ese momento, la existencia. Uno espera "sentirse bien" estando con esa persona. Bueno, los demás esperan lo mismo de usted.

Un estudio reciente de la UCLA (USA) señala que la amistad entre mujeres es algo verdaderamente especial. Se descubrió que las amigas contribuyen entre sí a darse identidad y modelar el futuro. Dicen que las amigas ayudan a llenar huecos emocionales de las relaciones maritales. Según los científicos hay evidencias de que tener amigas ayuda a las mujeres a prevenir el estrés. Después de 50 años de investigaciones se ha determinado que hay sustancias químicas producidas por el cerebro que ayudan a crear y sostener lazos de amistad entre las mujeres. Aparentemente cuando se libera la hormona llamada oxitocina como parte de la reacción de las mujeres hacia el estrés, estas sienten la necesidad de proteger a sus hijos y agruparse con otras mujeres. Cuando esto ocurre, se produce una mayor cantidad de oxitocina que disminuye el estrés severo y produce efecto calmante. Estas reacciones no se presentan entre los miembros del sexo masculino, debido a que la testosterona que los hombres producen en altas cantidades tiende a neutralizar los efectos de la oxitocina, mientras que los estrógenos femeninos aumentan su producción.

Se ha demostrado que los lazos emocionales que existen entre las mujeres que son amigas reales y leales contribuyen a reducir los riesgos de enfermedades al bajar la presión arterial y el colesterol. Se cree que esta puede ser una de las razones por las cuales las mujeres suelen vivir más tiempo que los hombres. Se estudió también cómo las mujeres superaban un trance como la muerte del cónyuge y se estableció que las mujeres que podían confiar en sus amigas reaccionaban sin enfermedades graves y se reponían en un lapso menor que aquellas que no tenían en quien confiar.

En consideración a todo lo expuesto ¿cuál cree usted que es el "mejor amigo"? Para disfrutar de relaciones fructíferas **usted** *debe ser su mejor amigo*. El éxito en todas las relaciones amistosas depende de que usted se acepte. Para ello, resulta útil trabajar autoafirmaciones del tipo: "siempre hago lo acertado con mis amigos"; "frecuentemente tengo éxito en mis relaciones"; "soy capaz de mantener una amistad".

Debe, además, incrementar la relación con un amigo **incondicional** que es su Guía Espiritual. Lea esta psicografía recibida de uno de esos seres:

*"Cuando la risa desborde tu alegría, cuando los éxitos coronen tus esfuerzos, cuando la salud sea plena y la vida generosa, **allí estaré**.*

*"Cuando la pena sea amarga y la sonrisa escasa, cuando el fracaso ponga a prueba tu entereza y estés triste... quiero que sepas que **también allí estaré"**.*

Por último: *acuérdese* de las personas con quienes realmente le encanta convivir o compartir. Lo más probable es que se trate de gente que sabe **reír**, que son personas ALEGRES, que tienen *más* amigos y *menos* enfermedades.

32. El trabajo de tener trabajo

"El trabajo dignifica, fortifica y gratifica", dice un dicho popular. Sin duda, el trabajar aumenta nuestra autoestima. Un trabajo o una profesión confieren a la vida forma y contenido. Tener un trabajo que amemos --si somos tan afortunados como para hallarlo-- es una de las experiencias más gratificantes de la vida. "Hago lo que me gusta y encima gano dinero o me pagan por ello". Mucho se ha dicho sobre el trabajo, desde el bíblico: "Ganarás el pan con el sudor de tu frente", pasando por sentencioso: "El trabajo no mata a nadie", hasta el sarcástico: "Si el trabajo es salud que trabajen los enfermos". Como dijo aquél holgazán: "el trabajo es tan importante que siempre dejo un poco para mañana".

Muchas personas han pasado de un trabajo hacia otro antes de encontrar aquél que las hace felices. No hay nada de indigno en ello. Lo vergonzoso es sentirse mal en un trabajo y no tratar de mejorarlo o buscar otro. Pero lo deseable e indispensable es ganar el propio sustento, desempeñar un servicio útil y abrirse camino en el mundo.

Escribe Cyril Connolly: "Nada es tan insoportable para una persona como estar en reposo absoluto, sin pasiones, sin quehacer, sin diversión. Entonces siente su nada, su insuficiencia, su dependencia, su impotencia, su vacío. Inmediatamente brotarán del fondo de su alma, el malhumor, la tristeza, el despecho, el tedio, la desesperación". Para muchas personas la insatisfacción laboral es la causa principal de la infelicidad en la vida. Un conocido motivador yanqui, dice: "Pedirle a alguien que siga desarrollando tareas que no le gusten, con las que no se siente comprometido y que no consigue realizar satisfactoriamente condena al individuo a la infelicidad y al descenso de productividad".

Claro que existen trabajos que resultan demasiado cotidianos y rutinarios como, por ejemplo, el de ama de casa: cuando se termina de hacer las camas éstas vuelven a desordenarse; cuando se termina de lavar los platos éstos vuelven a ensuciarse; cuando se termina de limpiar los pisos éstos vuelven a mancharse. Pero para muchos el secreto reside en "ver algo más allá de la rutina", en saber que el propio trabajo "conduce a alguna parte". Esto es real tanto para un ama de casa como para un alto ejecutivo. Es lo que marca la diferencia entre que nuestro trabajo nos produzca *cansancio*, reflejado en una disminución de la capacidad laboral, o no.

Asegura el psiquiatra británico J.A. Hadfield que la mayor parte de la fatiga que padecemos trabajando es de origen mental y emocional, en realidad el agotamiento de origen puramente físico es raro. El aburrimiento, el resentimiento, la sensación de que no se aprecia el trabajo de uno, la idea de que estamos perdiendo el tiempo, el sentimiento de inutilidad, la prisa, la ansiedad y, por supuesto, la preocupación, son los factores mentales-emocionales que agotan a cualquier trabajador, sedentario o activo.

También cansa mucho la cantidad de trabajo que *no* realice, advierte Dale Carnegie, refiriéndose a la *acumulación* de tareas: cartas sin contestar, entrevistas sin realizar, etc. Este autor recomienda buscar *descansar* de todas las formas posibles (aún en plena tarea) para evitar la tensión nerviosa que produce el agotamiento psicofísico, y en especial proporcionarle descanso a los "músculos de los ojos" pues a través de la vista pasa una cuarta parte de la tensión nerviosa de todo el organismo. Para ello hay buenos ejercicios con los ojos (consulte el "Método Bates").

Si usted es una de esas personas que a menudo siente mucho cansancio con o en su trabajo, es bueno que conozca estos apuntes del irónico y punzante escritor británico George B. Shaw: "El año tiene 365 días, de 24 horas cada uno, de las cuales 12 horas están dedicadas a la noche que hacen un total de 182 días. Por lo tanto, sólo quedan 183 días hábiles, menos 52 domingos, quedan 131 días, menos 52 sábados, queda un total de 79 días de trabajo. Pero hay 4 horas diarias dedicadas a las comidas: suman 60 días, lo que quiere decir que quedan 19 días dedicados al trabajo. Pero usted goza de 15 días de vacaciones, sólo le quedan 4 días para trabajar, menos aproximadamente 3 días de permiso que usted solicita por estar enfermo o para hacer diligencias, sólo le queda 1 día para trabajar, pero ese día precisamente es el "Día del Trabajador", que es feriado y por lo tanto no se trabaja...Entonces... ¿de qué se siente usted cansado?".

Dicen Hill y Stone (26): "Independientemente de cual sea su ocupación --jefe o empleada; ejecutivo u obrero; médico o enfermera; abogado o secretaria; profesora o alumno; ama de casa o sirvienta-- es necesario que halle satisfacción en su trabajo mientras lo tenga". Usted, por ejemplo, ¿sabe por qué va a trabajar? ¿por qué desempeña su oficio o su profesión? Para la gran mayoría, la primera causa es la *retribución* (que puede ser o no en dinero). ¿Y más allá? Es necesario sentir orgullo del trabajo que cada cual desarrolle, pues de esta manera los demás le valorarán.

Observe a las personas que disfrutan con su trabajo y a las que no, la diferencia principal radica en que las primeras personas logran inyectar entusiasmo y aprendizaje en su situación laboral y ésta termina resultando ¡divertida!, por lo que la satisfacción en el trabajo se medirá en **sonrisas** y en *eficiencia*. La Gestión de la Sonrisa es un posicionamiento filosófico en la Administración de Empresas que considera al trabajo como un placer y no como un sufrimiento.

Aconseja Robert Holden que es necesario acostumbrarse a dar unos *risueños* "¡Buenos días!" a todos los compañeros de trabajo. Ya sabemos la respuesta que produce el saludo con una sonrisa, no sólo nos la devolverán sino que esos compañeros se comportarán de igual modo con otros, y éstos con otros más, generándose una "ola de sonrisas". Concluye este autor: "una sonrisa al entrar es la mejor manera de garantizar una sonrisa al salir".

También es útil y beneficioso habituarse a elogiar o a decir alguna palabra amable a cualquiera de los que trabajan en el mismo lugar. Esto puede concluir en la saludable costumbre de *reunirse* con los compañeros a celebrar... lo que sea, aún sólo por la excusa de reunirse, y ¡atención!: nada de hablar de problemas laborales en esa reunión.

Por favor, analice estas preguntas:

¿Qué podría hacer hoy para divertirse más en su trabajo?

¿Sabía que el buen humor no le resta seriedad a su trabajo?

¿Conocía que la creación de contextos de buen humor aumenta más de un 50% el rendimiento de los equipos de trabajo en las organizaciones y que la posibilidad de reírse mejora la actitud de los empleados hacia la empresa?

¿Se anima a probar que un ambiente donde está permitido reírse a carcajadas propicia la creación y la innovación, y que la motivación de los empleados aumenta si creamos un clima distendido y divertido?

Existe una afirmación que nosotros transmitimos en nuestros cursos y que ayuda muy bien a programar subconscientemente nuestra relación con el trabajo. Si desea probar aquí la tiene: *"Tengo un trabajo maravilloso, divinamente dado, doy de mí lo mejor y está muy bien remunerado"*.

La relación que más se escucha, se discute, se disfruta o se padece es la relación *trabajo-dinero*. Son muchos los que trabajan exageradamente y no dejan de ser pobres, y otros lo hacen una cantidad apenas razonable de horas y hacen fortuna. Trabajar mucho es un importante ingrediente, pero no es garantía de prosperidad. Entonces ¿en dónde está el secreto de esta relación que, por otra parte, preocupa tanto a ricos como a pobres? ¿Cambio de estrategia? ¿o de actividad? ¿Más armonía con el trabajo? ¿o con el dinero?

33. Poderoso caballero . . .

En la sociedad de consumo actual, el dinero es "efecto" y "causa", pues todo llega a tener un "precio", por todo se puede pagar y casi todo se tiene que pagar. Así, el trabajo llega a desvirtuarse: se buscan "horas extras", se sacrifican horas de vida familiar y de descanso con el fin de poder acceder a más cosas que, creemos, otorgan "status".

Cierto es que resulta admirable conocer la vida de hombres y mujeres que con su esfuerzo ascendieron y mostraron con ostentación y sano orgullo sus logros y los bienes que pudieron darse el lujo de adquirir. Pero por otra parte, esos estilos de vida llevan --a los que no pueden lograrlo-- a conceder al dinero y a las riquezas el más alto escalafón en la vida. Esto es consecuencia de la idealización irracional que se hace hoy del **éxito**, donde solamente queda englobado el dinero, la fama, el poder, y la atracción física.

Un antiguo dicho afirma: "El dinero engendra dinero"... "¡pero yo no lo tengo!" --agrega enseguida aquél que le falta--. Otro conocido dicho popular asegura: "El dinero no hace la felicidad"... "¡pero calma mucho los nervios!" --afirma seguidamente usted--. Aunque parece que tampoco un novio, una esposa, un hijo, ni un sueldo de diez mil dólares mensuales pueden mantener elevada esa inefable sensación tan subjetiva de felicidad y alegría que nos proporcionan el verdadero *bien-estar* en la vida.

"Si me ganara el Loto sería feliz", ¿cuántos son los que repiten con vehemencia este "mantra" al oído de su almohada? Recibir una suculenta pila de billetes es una de las formas más rápidas y sencillas de dibujar una sonrisa en la cara, pero, ¿cuánto puede durar esa "dicha" inoculada por un "pinchazo" externo? No demasiado, según reconocieron los ganadores de lotería de Estados Unidos en una encuesta que se les efectuó un año después del golpe de suerte que --se suponía-- habría de cambiarles la vida. Los que antes del millonario suceso llevaban una vida armoniosa, continuaron sintiéndose bien. Pero los que se sentían infelices y desgraciados no consiguieron que todo el dinero "llovido del cielo" les comprara una dosis diaria de felicidad y alegría.

Escéptico y vital como pocos, Henry Miller encontró para sí mismo una receta algo dura para vivir: "No tengo dinero, ni recursos, ni esperanzas. Soy el hombre más feliz del mundo". Uno de los maridos de la actriz Liz Taylor, el millonario Mike Todd, que vivió serios avatares económicos, expresó un valioso concepto: "Nunca he sido pobre, sólo he andado escaso de dinero. Ser pobre es un estado de ánimo, no tener dinero es sólo una situación temporaria".

De aquí que la re-programación, a través del lenguaje, de la mente subconsciente vuelve a tomar importancia. Si usted repite: "No me alcanza el dinero para pagar mis deudas", se encontrará muy seguido frente a esa dificultad. En cambio si lo polariza con: "Tengo suficiente dinero para vivir cómodamente" ó "El dinero viene fácilmente a mí cuando lo necesito", es muy probable que sus circunstancias comiencen a cambiar. Claro que también es probable que la primera reacción de la mente consciente (el ego) ante esas afirmaciones sea desalentadora. Si se trata de alguien que siempre ha vivido muy escaso, casi en la pobreza, y comienza a repetir las afirmaciones para cambiar su situación económica, le aparecen *respuestas en contra,* de estas características: "no tienes la suficiente educación o preparación"; "no vas a conseguir un empleo importante, por lo tanto, ¿de dónde va a salir el dinero?".

La mayoría de las deudas del común de las personas se generan por querer acceder a cosas que aún no están *ganadas en consciencia.* Esto significa que el ego apura para acelerar el proceso de obtener algo convenciéndonos de que "se pasa el tiempo" y lo cierto es que internamente aún no se está aceptando con total tranquilidad lo que se desea adquirir, y allí aparece el "endeudamiento". Dice Horacio M. Valsecia : "cuando el deseo y la consciencia están de acuerdo, puedes acceder a lo que quieres sin endeudarte".

¿Es bueno el dinero? Mucha gente dice: "el dinero es el origen de todos los males", en cambio, la Biblia dice: "el *amor al dinero* es el origen de todos los males". Existe una gran diferencia entre ambas afirmaciones, aunque el ser humano, a lo largo de toda la historia desde la aparición del dinero como bien de uso y de cambio, lo convirtió en un "instrumento de *poder*" y, como todo poder, puede ser utilizado para construir y sanar como para destruir y dañar.

Sin duda el dinero es "sucio": *físicamente* porque el billete o la moneda pasan por muchas manos, bolsillos, carteras, billeteras, etc.; *energéticamente* porque las personas que sirven de pasamanos lo "cargan" con sus pensamientos, emociones y actitudes: así hay quienes sienten que les cuesta ganarlo, otros lo ganan bien pero "se les va de las manos", a otros les "duele" soltarlo, o invertirlo, o gastarlo, otros lo ganan de manera deshonesta y otros

176

lo usan de igual manera: para someter y corromper; finalmente otros lo obtienen directamente robando.

En nuestras clases, testeamos con elementos de radiestesia, la energía del dinero y en la casi totalidad de los casos su vibración es "negativa". Por eso es sano y necesario *polarizarlo* hacia una vibración positiva. Para lo cual empleamos la *bendición*, entendida como "bien-decir": *calificar* de la mejor manera la energía del dinero, entendiendo que *circula* y no que "se gasta": cada vez que intercambiamos dinero, comprando algo, abonando un pasaje, pagando un servicio público, etc., repetir mentalmente: *"Bendigo este dinero".*

¿Dónde está la abundancia?

De acuerdo con un concepto bíblico, Dios nos concede todo lo que pedimos *antes* de que se lo pidamos. La pregunta obligada es: "¿entonces dónde está aquello que deseo; por qué no lo tengo?". La respuesta desde lo metafísico es: Dios (o el Universo) nos otorga las cosas que estamos ya dispuestos a **aceptar** *internamente.* Dice Valsecia: "es probable que conscientemente desees obtener una fortuna; sin embargo, en tu interior no te sientes merecedor de ella". El diálogo interno, ya hemos visto, es muy poderoso y es el que el Universo verdaderamente escucha y termina por manifestárnoslo. ¿Cómo recibir algo si no somos conscientes de qué se nos ofrece?

Según Kübler-Ross: "Dios nos otorga lo que *necesitamos* y no lo que *deseamos*". Esto significa que se debe cambiar algo de uno mismo (para mejor) para obtener lo que deseamos.

Trabajar la *aceptación* es un buen paso. Reconocer y *agradecer* lo que se nos ofrece en la vida es otro gran paso. Si no lo hacemos seguiremos dolidos, enojados y vacíos, convencidos de que pertenecemos al grupo de los que no tienen suerte. Otros pasos son: visualizarse obteniendo lo que se desea, evitando los pensamientos de duda y preocupación y los sentimientos de frustración cuando pasa el tiempo sin que se manifieste lo deseado.

Dicen Melita Denning y Osborne Phillips (12) que "el dinero es una manifestación de energía, y la energía como tal se puede invocar, dirigir y aumentar", y agregan: "es una fuerza poderosa tanto en el nivel material como en los niveles inmateriales de la vida". Este matrimonio realizaron durante muchos años estudios específicos sobre las filosofías oriental y occidental, la psicología jungiana y los cultos de los misterios. De ellos tomamos el llamado "ejercicio del signo del aumento" que, con bastantes variantes, lo aplicamos incorporado en nuestra creación: la *"Secuencia de la Salud"*, y lo llamamos "Ejercicio de la Abundancia".

*Este es el Signo del Aumento usado en dicho ejercicio y diseñado por los Osborne. Se trata de un **Imán** (para atraer todo lo "abundante") y anexado el signo "más" (+) = aumento. Encerrado como protección en un círculo.*

Las variantes que incorporamos se deben a que la "abundancia" no es sólo dinero y bienes materiales, también es trabajo bien remunerado, familia, amigos, relaciones; además es vivenciar emociones positivas, y su consecuencia: un buen estado de salud. Y, por supuesto, espiritualidad.

Este ejercicio, que se practica en los cuatro niveles de nuestra escuela, es de mucha visualización con afirmaciones positivas. Aquí sólo vamos a sugerirle la práctica, en cualquier momento que usted lo desee, del final que nosotros ideamos para dicho ejercicio que resulta muy útil para "contactarse" con algún ser espiritual y es el siguiente:

* * El primer paso es la necesidad de que usted se "entregue", es decir dejarse fluir y **aceptar recibir** la Luz que con seguridad le van a enviar desde otros planos. Debemos visualizar **Todo Luz** delante de nuestra "pantalla" mental, y percibir que esa Luz inunda todo el lugar en que se encuentre en ese momento, y su propio cuerpo físico.

Luego ver y sentir cómo dentro de esa Luz se *materializa* una figura de algún ser espiritual en quien nosotros confiemos, que bien puede ser la imagen de un Ángel, de nuestro Guía Espiritual, o de Jesucristo, o la Virgen María, o Buda, o Moisés, o Krishna, o Sai Baba, o de quien nosotros creamos.

*¡Y nos "fundimos", sonrientes, **con** y **en** ese Ser!*

*El siguiente dibujo es una interpretación de la **Abundancia** de nuestro hijo Valentín, realizado a los ocho años y medio de edad. Hay muchas connotaciones con el "signo peso", pero la más fundamental es el "niño" que sostiene la "varita" influenciado por los dibujos del protagonista de "El Principito" (de Saint-Exupéry), que en ese entonces leía Valentín.*

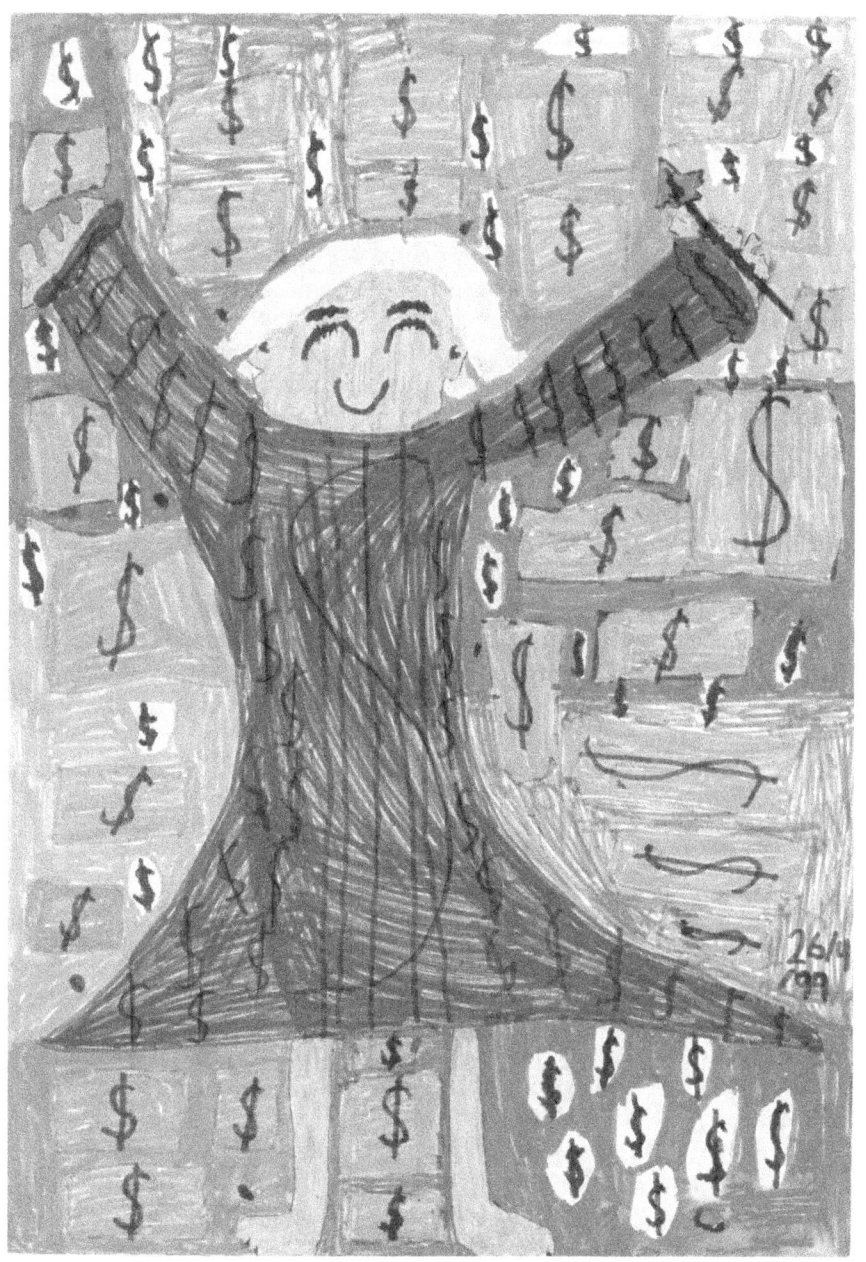

179

34. ¡Jubilarme yo!

Y sí, finalmente, llega el momento. Hay que jubilarse.

Una palabra que trae aparejados procesos, resquemores y hasta temores. Se suele pensar en la última curva de la vida, en el ocaso, en el cada vez más próximo acontecimiento de morirse. La jubilación existe por causa de rigurosas leyes que determinan la edad en que un hombre o una mujer *deben retirarse*, dejar de trabajar, porque entró en la edad de la vejez. Pero sucede que es un límite arbitrario y en la mayoría de las legislaciones del mundo un poco prematuro. ¿Por qué se le pone una especie de "fin" a una persona que, casi con seguridad, todavía está en muy buenas condiciones psicofísicas?

¿Determina la edad cronológica la vejez, la senectud?

No necesariamente, hay un dicho que dice: "muchos mueren a los 35 y son enterrados a los 70", haciendo alusión a la existencia de *jóvenes-viejos*. Esas personas que ya sufren desgano, fatiga, falta de iniciativa, poca vitalidad a una edad muy temprana. Por el contrario, hay muchos *viejos-jóvenes* que continúan transitando la vida con proyectos y con la energía suficiente para encaminarse en concretarlos.

Se habla de la "tercera edad" para referirse a esta etapa, cuando en realidad son cuatro "edades" en la vida de un ser humano: la niñez, la adolescencia, la edad madura y *"¡qué bien estás!"*

Fuera de lo humorístico, según Deepak Chopra, hay tres maneras diferentes de medir la edad de una persona: cronológica, biológica y psicológica. La edad **cronológica** es la que se tiene según el calendario y es la menos confiable, ya que una persona puede tener un cuerpo que aparente más o menos edad y sobre todo más o menos salud. Esto es lo que determina la edad **biológica**, es decir, la que realmente tiene el cuerpo según el estado de los signos vitales: cómo ha afectado el tiempo a los órganos y tejidos comparándolos con otra persona de la misma edad cronológica. En cuanto a la edad **psicológica**: es la que "se siente tener". No hay dos personas que tengan la misma edad psicológica porque no hay dos personas que compartan las mismas experiencias. Pero lo importante de esto es que la mente y el cuerpo reaccionan conforme a ese sentimiento. Si usted se siente más joven y vital de lo que dice su edad cronológica, su biología le manifestará psicofísicamente "tener menos años". Claro que lo inverso también se produce.

Por eso es tan importante **vivenciar y trabajar las EP**.

Ya son numerosos los estudios que comprueban que las neuronas no envejecen *mientras se las sigan estimulando* con actividades que representen novedad o desafío: viajes, ciertos deportes, caminatas, juegos de ingenio, aprendizaje de otros idiomas, dar algo de su tiempo para ayudar a obras sociales, religiosas, sanitarias o culturales, colaborar en la crianza de los nietos (si los tiene), practicar yoga, etc.

Pero sobre todo dos actividades claves: la ejercitación *mental* (lectura, juegos de ingenio, manualidades tipo hobbies) y la ejercitación de las *piernas*, ya que son las primeras en acusar el paso de los años.

Está muy equivocado quien cree que con la jubilación, o a cierta edad, llegó el momento de detenerse, de permanecer en casa en una silla, de suspender prácticamente toda actividad. Ese puede ser el comienzo del fin. Esta etapa, como lo destaca Lauro Trevisan, no es el momento de quedarse inactivo, sino de *cambiar de actividad.* Se ha comprobado que al mantenerse activo toda la vida se frena la pérdida de tejido muscular y esquelético. Al renovar sus intenciones de llevar una vida activa y útil, muchos ancianos pueden mejorar drásticamente su capacidad motriz, su fuerza, su agilidad y la rapidez mental.

☺ Como ese señor de 89 años que se casa con una jovencita de 19 años, y su hijo (un señor también bastante mayor), alarmado, decide hablarle en estos términos:

-- Piensa un poco, papá: ¡diecinueve añitos! En algún momento ustedes van a hacer el amor, y eso... ¡puede ser *fatal*!

-- Tienes razón, hijo --contesta el recién casado-- no lo había pensado... Bueno, pero yo soy fatalista. Ah, sí, sí... ¡si se me muere, busco otra !!!

☺ Retorna de su luna de miel otro señor, de 87 años, casado con una señora 50 años menor, y se va a conversar con sus amigos jubilados del parque. Allí lo apremian para que cuente en detalle su reciente experiencia, y él responde:

-- Uuy, no me hagan acordar... Hicimos el amor casi todos los días...

-- ¿¡Casi todos los días!? -- responden asombrados sus amigos jubilados a coro--

-- Sí, *casi* lo hicimos el lunes... *casi* lo hicimos el martes... *casi* lo hicimos el miércoles...

Senectus Erectus

No obstante, el autor Fred Shoenberg señala que lo relacionado con el sexo (como ha sido habitual en la mayoría de la literatura que ha querido tomar con humor esta última etapa de nuestra vida) no es lo único a tener en cuenta, existen otros **síntomas** que determinan el acercamiento de la vejez (56). Por ejemplo:

☺ Empieza a darse cuenta la gran frecuencia con la que orina y asiste a los funerales.

☺ Entra en alguna habitación y se queda varios minutos tratando de recordar para que fue ahí.

☺ Dice por primera vez algo que acostumbraba decir su padre y que a usted nunca le gustó.

☺ Comienzan a acelerarse los teñidos de pelo.

☺ En su vocabulario aparecen expresiones como: próstata, prolapso, ¡ay!, vitamina E, colesterol, análisis, anteojos, hipertensión, osteoartritis, menopausia.

☺ Se da cuenta que las personas de su edad sólo aparecen en cortos publicitarios de televisión relativos a productos para: dentaduras, insomnio, seguros de retiro, regularidad intestinal.

☺ Empieza a recordar que "todo tiempo pasado fue mejor".

☺ Cuando escucha: "¿puedo ayudarle con ese paquete?" o "¿quiere una comidita blandita ?".

☺ Cuando necesita mucho más tiempo que una mañana para recuperarse de una fiesta.

☺ El médico le dice: "lo suyo no es neuralgia...es nostalgia".

En la edad de la madurez --concluye Shoenberg-- ya somos lo bastante sabios como para saber que la sabiduría no viene con la edad. Aquí no se puede argumentar ignorancia o inocencia, ahora uno es estúpido o culpable. Y si usted ya ha llegado pero aún no se dio cuenta, no faltará alguien que se lo haga notar cuando le diga: "¡Que bien se conserva *todavía*!" Pero no se atormente pensando que todo es negativo. Aquí tiene una lista de las cosas buenas de la madurez:

☺ **No es contagiosa.**

Además, la vejez es una etapa maravillosa en que se sabe todo acerca de la vida… ¡el problema es recordarlo!

Es indudable que dentro de cada uno se oculta la convicción de que debe envejecer y esto provoca que nuestro cuerpo obedezca. Un sabio hindú, Shankara, declaró: "la gente envejece y muere por que ve a otros envejecer y morir". Afirma Deepak Chopra --autor de la cita-- que como la mente influye sobre todas las células del cuerpo, el *envejecimiento* humano es cambiante; puede acelerarse, demorarse y hasta revertirse.

182

Cientos de descubrimientos científicos de las tres últimas décadas han verificado que el envejecimiento depende de la persona en un grado mucho mayor de lo que se ha creído siempre: "El *miedo a la vejez* te hace envejecer más aprisa; aceptarla con gracia, en cambio, aleja de tu puerta a muchas miserias, tanto físicas como mentales: *eres tan viejo como crees serlo"*.

Con mucho humor, Eduardo Leunda Moya, habla de la **vejentud**, y dice que es un "estado de calma" donde se mantienen ciertos síntomas propios de alguien más joven, y distingue tres tipos de "vejentud": 1) los *vejentonianos*, son los envalentonados que todavía persisten en mantenerse joviales, activos, vestir a la moda, salir a bailar con amigos o amigas, se reúnen con jóvenes, y critican a aquellos que teniendo idéntica edad no manifiestan la misma vitalidad (aunque en la intimidad recurren a todo tipo de inyecciones y complejos vitamínicos para "mantenerse en estado"); 2) los *vejentudos*, son los corajudos que hacen alarde de "haber enterrado a unos cuantos" y se deleitan con la lectura de la página necrológica de los diarios y el seguimiento de todos los noticieros, simulan no sentir cansancio nunca, aguantando estoicamente en la cola de jubilados su turno para cobrar (aunque en la intimidad se desploman y sienten verdadero temor por el deterioro psicofísico); y 3) los *vejentosos*, son los quejosos que viven hablando de sus dolencias y de la carestía de la vida, y así andan encorvados y trabajosamente, pues le pesan los años. Algunos llegan a ser tiránicos y realmente patéticos, por lo cual no es extraño que terminen solos en algún geriátrico.

Podríamos distinguir un cuarto tipo: los que asumen la vejez como una etapa "distinta" pero digna de ser vivida en todo su esplendor y *se ocupan de que así sea*. Aunque reconocen sus limitaciones siguen "trabajando" buenos hábitos: conservan el buen humor, el optimismo, la alegría y la actitud mental positiva y tratan, por todos los medios posibles, de *contagiar* a los demás, sobre todo a sus seres queridos. Son aquellos que siempre van a estar *acompañados*, porque todos quieren estar con ellos pues irradian esa sabiduría de vida. Como dijo George Bernard Shaw (el "viejito del siglo"): "La juventud es algo muy importante para dejársela a los jóvenes".

El cuerpo, y sobre todo el rostro, de los ancianos nos revela cómo hablaron, pensaron y fundamentalmente ¡**rieron**! durante toda su vida. Hay una estadística en medicina geriátrica que informa que todos los ancianos *saludables* tienen un factor en común: *un buen sentido del humor.*

Entonces cabe considerar que una actitud mental positiva reflejada en una filosofía de vida con buen humor nos proporciona una buena salud durante los años más cruciales de nuestra existencia y, tal vez, una vida más larga. Si aún está lejos, ¿ha pensado usted que cara tendrá a los 80 años...?

Si se halla, por ejemplo, entre los cuarenta y cincuenta años, piense qué actitud asume usted con las manifestaciones de risa, buen humor, alegría y optimismo de las personas que representan los dos extremos de la vida: los niños y los ancianos (si es que los tiene a su lado en la familia).

Sobre las actitudes con los niños ya hemos hablado. Y a sus padres les dicen: "¡otra vez con los mismos chistes!"; "¡de nuevo con la misma historia de cómo te divertías en los bailes!"; "¡por favor no hables más!" Y así, tal vez sin quererlo, van opacando la capacidad innata de reír espontáneamente de un niño y lo beneficioso de recordar lo bueno y alegre del pasado de un abuelo.

Es muy bonito lo que dice Deepak Chopra respecto de una actitud positiva ante la edad: "¿Imaginas cómo serás el día en que cumplas los 100 años? Es un gran salto conceptual, comparable a pedir a un niño de dos años que se imagine en la edad madura. Pero imagínate con 50 años (quizás ya estés allí) y luego trata de aprehender este hecho asombroso: el día en que cumplas 50 años será el de tu *segundo nacimiento*. Con toda probabilidad, delante de ti se extiende una vida completa que durará al menos treinta años, o más, probablemente cuarenta, cincuenta y hasta sesenta años. Para todas las generaciones previas, el quincuagésimo cumpleaños marcaba el momento de aminorar la marcha... Entusiasmado por las posibilidades de planificar toda una vida nueva... dejé a un lado todos los estereotipos de la ancianidad que ahogan la mente y encaré mi segundo nacimiento...¿que me impide vivir todo lo posible?...¿que me impide gozar de buena salud?...¿por que temer que algún día me dejaré caer en un sillón para no volver a levantarme...?".

Un hombre que vivió hasta los 100 años declaró una semana antes de su muerte: "Si hubiera sabido que iba a vivir tanto me hubiera cuidado más". Asegura Schoenberg que "la ancianidad es una muestra del sentido del humor de la naturaleza". Y un dicho popular dice: "si vives con alegría vives más días; si vives con desazón te acercas al *cajón*".

35. Amor: el destino de la vida

Respecto del "amor", poderosa EP (tal vez la más poderosa) necesaria es la salvedad que la misma trae aparejadas otras como "dar y compartir", "agradecimiento", "tolerancia y comprensión", "perdón", y que, por supuesto, se interrelacionan.

Dar y compartir

Correspondería aquí hablar de solidaridad, generosidad, servicio, es decir: comprometerse para estar disponible. Como afirma Josep Galofré

Vilagut (48): no es tanto un *deber* dar, compartir, ser solidario y generoso, estar comprometido y disponible, sino un *derecho*. Tengo el derecho de ayudar a los demás. Tengo el derecho de ser útil a todo aquél que me necesite.

Tengo el derecho de experimentar la alegría de darme a los demás y así ser, cada día, más feliz. Si queremos ser felices, debemos tratar de hacer felices a los demás. "Ser bueno sólo para ti, es no ser bueno para nadie", escribió Voltaire en el siglo XVIII.

Dicen Hill y Stone: "el que no ha aprendido el bendito arte de compartir no ha emprendido todavía el verdadero camino de la felicidad, porque ésta consiste principalmente en compartir. Y recuérdese de una vez para siempre que cualquier riqueza es susceptible de ser multiplicada con el simple proceso de compartirla con quien la precise. Sin olvidar que el lugar que uno ocupa en el corazón de sus semejantes está determinado precisamente por el servicio que les presta".

Prestar *servicio* es *dar* y también *compartir*, compartir algo que le sea de utilidad a otro, en todas las formas de las necesidades humanas, con el uso del dinero o sin él.

Son los grandes principios universales (los *siete principios* de Hermes Trismegisto que conforman una **única** Ley) quienes aseguran que todo servicio útil que se preste recibe una compensación justa. Se debe aprender a avanzar por la vida con la capacidad para dar y recibir ayuda. Ninguna persona alcanza un éxito consistente o adquiere riquezas duraderas sin ayudar a otros que también buscan esos deseables fines. Para *conseguir* es preciso antes *otorgar*. Dar y compartir *olvidándose de lo que se desea obtener* **a cambio**. Cuanto más se comparte, tanto más se tiene.

"Es preciso equilibrar el ganarse la vida con el compartirla", reflexiona Jaume Traveria (48). Este psicólogo considera que compartir es un *trabajo* y una *capacidad* y ambos son la fuente de la alegría, del optimismo y del amor más genuinos. "Aquél que da una parte de lo que tiene, da algo mucho más importante que aquél que regala la mitad de lo que le sobra", dice Eduard Romero en el mismo libro. También lo dijo George Eliot: "hay que ser pobre para conocer el lujo de dar".

Muchos otros aseguran: "cuando soy generoso, nadie me lo reconoce". Y eso es cierto la gran mayoría de las veces, pero ¿cree que es motivo suficiente como para dejar de serlo? Piense en las ocasiones en las que alguien ha sido generoso con usted. Analice cuál fue su reacción. Se cuestiona Romero: cuando alguien espera nuestra presencia y no se la concedemos... cuando alguien se queja de dolor cerca de nosotros y no le oímos... cuando alguien nos pide ayuda y no se la prestamos... ¿es porque antes de actuar nos

185

ponemos a juzgar si ese alguien "se merece" nuestro apoyo? En la parábola del buen samaritano, Jesucristo nos describe de forma clara los resultados negativos de no saber plantearse bien el problema de la ayuda al otro. Tanto el sacerdote como el levita "pasaron de largo" sin ayudar a aquél hombre malherido. Plantearon mal el problema al hacerse la pregunta inadecuada: *¿Qué me pasará si me detengo a ayudar?* Y la respuesta era obvia: "si me paro, perderé el tiempo, me mancharé de sangre, tendré problemas con otros adeptos a mi religión... mejor no me complico la vida...". Por el contrario, el samaritano se hizo la pregunta correcta: "*¿Qué le pasará a **él** si no me paro?*: *puede morir, desangrarse*". Se detuvo, lo ayudó y acertó.

Si todos nos atreviéramos a preguntarnos frente a quien se acerca a nosotros: "¿qué necesita esta persona?", en lugar de "¿qué se merece?" (o si "se lo merece"), el mundo cambiaría muy rápidamente.

Con su habitual filosofía, Romero describe una serie de conductas cotidianas que transcribimos (con algunas modificaciones) pues pinta muy bien este sentimiento de dar y compartir: Si con nuestro bienestar ya tenemos bastante y no queremos ocuparnos porque, al fin y al cabo "¿que podemos hacer nosotros?", no somos solidarios. Cuando no me entero nunca de nada y vivo únicamente pendiente de mis necesidades, no soy solidario. Si pensamos que queremos lo mejor para nuestros hijos y olvidamos a los hijos de los demás, no somos solidarios. Cuando decimos: "no me importa, yo puedo permitírmelo", no somos solidarios. Si no trabajamos de manera que aquellos que dependen de nosotros puedan confiar y pagamos mal a los que trabajan para nosotros, no somos solidarios. No soy solidario cuando me creo más importante que otro porque tengo más dinero, porque ocupo un cargo de mayor responsabilidad, porque mis pertenencias son *más*: más bonitas, más grandes. No somos solidarios cuando nuestra ambición pasa por encima de todo, cuando queremos situarnos en una situación ventajosa.

Cuando no presto los apuntes de clase al compañero que faltó, por una cuestión de competitividad, no soy solidario. Cuando dejamos una canilla abierta porque en nuestra ciudad nunca hubo problemas de agua, no somos solidarios. Cuando pienso que el otro siempre viene a mí a quitarme y nunca a dar; cuando estoy siempre a la defensiva y soy desconfiado a ultranza; cuando no soy capaz de querer, ni permito que me quieran, no estoy siendo solidario.

Aconsejaba Jesucristo: "Quien quiera ser grande entre los suyos que se ponga al servicio de su hermano", y les lavaba los pies a sus discípulos. De esta definición se desprende que sólo podemos considerar "disponible" a esa persona que "habitualmente" está dispuesta a ayudar (y no a las que lo hacen una vez al año) y lo hace espontáneamente "con todos": con los simpáticos y

186

con los antipáticos, con los ricos y con los pobres, con los miembros de la familia y con los de afuera.

Agradecimiento

Muchas veces usted debe haber escuchado sobre la necesidad de agradecer. Dijo Schopenhauer, un gran pesimista en su vida cotidiana: *"Raramente pensamos en lo que tenemos, sino siempre en lo que nos falta".* Probablemente esta es la actitud --asegura Dale Carnegie-- que ha causado más miserias que todas las guerras y enfermedades de la historia. Claro que es muy importante conseguir lo que se quiere, y es muy saludable poner todo nuestro empeño en ello, pero mucho más lo es disfrutar cuando se lo obtiene o agradecer lo que ya se tiene.

El agradecimiento lo descubrimos instalado en nosotros cuando las cosas que poseemos, comenzando por nuestra propia existencia, las experimentamos como puro *regalo* de la vida. Fijarnos en las cosas buenas que hemos recibido y que no podremos pagar por ellas ningún precio. Y, sin embargo, son nuestras, las poseemos: estar vivos cada mañana, salud, libertad, alimento, familia, amigos, trabajo, o las cosas materiales con las que convivimos todos los días, como electricidad, agua corriente y potable, gas natural, teléfono, educación, hospitales, transportes. Vivimos en una época que nos ofrece una amplitud de posibilidades como no la tuvo la humanidad antes. El agradecimiento es algo profundamente escondido en nuestro interior y que, al descubrirlo, imprime un nuevo sentido a nuestra búsqueda en esta vida que nos ha tocado vivir.

Claro que sólo se puede expresar lo que se tiene archivado, de alguna manera, en nuestro subconsciente. Dijo Jesucristo: "nadie puede dar aquello que no tiene".

Cuenta una leyenda que un magnánimo monarca de un gran reino, envió a dos de sus ministros a recorrer todo el extenso territorio de sus dominios y a cada uno entregó un libro en blanco. Uno de ellos debía anotar en su libro todas las expresiones de agradecimiento; el otro ministro debía anotar todas las quejas de los súbditos. Al regreso de los funcionarios, el del libro de quejas había logrado completarlo, el otro, se presentó muy tímidamente con sólo una hoja anotada. El monarca se puso igualmente muy contento, pero cuando vio la hoja había sólo una persona registrada. Ante la tristeza de los ministros, les dijo el buen rey: "Alegráos, una persona ha sido agradecida".

¿Sería el resultado de esta leyenda muy distinto si hiciéramos una encuesta similar en la sociedad actual? ¿O tendríamos el mismo tipo de respuesta? Según el evangelista Lucas, Jesucristo sanó a diez leprosos en una tarde, pero ¿cuántos de estos leprosos se detuvieron para darle las gracias?: *solo uno.* Cuando Jesucristo le preguntó a sus discípulos: "¿Dónde están los otros nueve?", todos ellos habían desaparecido.

Opina Dale Carnegie que no debemos esperar gratitud, y si en algún momento obtenemos que alguien nos agradezca algo, será una "sorpresa deliciosa", y si no lo conseguimos, no nos causará tanto daño. Y agrega: si queremos encontrar la felicidad, cesemos de pensar en la gratitud o la ingratitud y *demos por la alegría interior de dar.* La palabra gratitud viene del griego "chara" que quiere decir "alegría".

Cuando van mal las cosas, nos quejamos con gran facilidad, pero solemos callarnos cuando las cosas van bien. El agradecimiento es, en verdad, una EP poco corriente. Además, si usted ya es agradecido o agradecida, no se conforme con serlo sólo íntimamente: acostúmbrese a *expresarlo*, verbalmente o por escrito. Esta costumbre de expresar el agradecimiento y no sólo sentirlo, le mantendrá alerta de todas las ocasiones para agradecer que se le presentan en un solo día. Veamos su caso, ¿cuántas veces hoy debiera haber manifestado agradecimiento y no lo ha hecho?

Empiece a practicar agradecer a Dios por despertar con salud cada mañana. Nada más imagine lo que debe ser despertar todos los días con una grave enfermedad. Agradezca por conocer y poder trabajar sobre su persona cada día y por tener la oportunidad de transmitir estas herramientas a sus seres queridos.

¿Tolerar para comprender?

A las personas que integramos este mundo, nos mueven objetivos diferentes, ideas y gustos diversos. Por lo tanto, es preciso permitirnos ser como queremos ser, pero, y esto es fundamental, permitir a los demás ser como desean ser, no como quisiéramos nosotros que fueran. Dejar a los demás crecer para que se realicen por sí mismos. En todo caso lo que sí podemos hacer es poner a su alcance los mejores medios de que disponemos y que nos sirvieron a nosotros, para su crecimiento.

El hecho de que a una misma escuela acudan alumnos de distintas situaciones familiares y sociales, de distintas culturas, de distintas religiones, de distintas razas, representa un enriquecimiento colectivo y nunca debe crear un conflicto. La humanidad es una.

Todos los pueblos aportan alguna nota al gran concierto mundial, y las diferencias culturales, sociales y religiosas, en vez de ser causa de conflictos y separatividad, deberían ser motivo de regocijo por la riqueza y variedad de expresiones de la que es capaz el ser humano. El *racismo* establece una jerarquía entre las diferentes modalidades físicas de la especie humana: según el color de la piel, la forma de los ojos, los rasgos del rostro; llegando a situaciones sociopolíticas durísimas: el "antisemitismo" de la Alemania nazi, el "apartheid" en Sudáfrica, la "limpieza étnica" en Yugoslavia, por citar ejemplos históricamente recientes. La *xenofobia* establece un rechazo a toda persona considerada "extraña" al grupo que se considera "autóctono". La hegemonía del más fuerte se termina estableciendo con la violencia, y esto se advierte hasta en algo tan cotidiano como el deporte.

Aceptar que todo el mundo tiene el derecho a ser respetado por lo que es: una persona intrínsecamente igual a nosotros. Desde este punto de vista, nadie es más que nadie. Son merecedores de respeto todas las razas, condiciones sociales, culturas, edades, sexos... Este es el primer paso hacia la tolerancia y la comprensión. Dice Miquel Martí Solé (48): "somos iguales y somos diferentes, ésta es la realidad humana. Hay que disfrutar conjuntamente de la igualdad y de las diferencias y enriquecernos mutuamente de estas diferencias. La intolerancia invierte estos términos: marca las diferencias en aquello que tenemos de iguales e impone la igualdad en aquello en lo que pretendemos ser diferentes".

No debemos transitar por la vida a los pisotones y a los empujones, no respetando el turno y "colándose". El afán de *llegar antes* que el otro (a donde sea o en el momento que sea) nos hace perder la serenidad en el trato. Advierte Bernabé Tierno: "que las actitudes de rechazo hacia los demás no sean tu manera habitual de comportarte".

Porque *necesitamos a los demás*. Necesitamos una pareja que comparta momentos en nuestra vida. Necesitamos de un amigo que llene algunos vacíos en nuestro corazón o que brinde con nosotros en esas situaciones de fiesta y alegría. Necesitamos de nuestros padres, y de hijos. Necesitamos de quién nos escuche. Ahora recapacite: usted ¿es tolerante y comprensivo con todas esas personas? Y con alguien más alejado de sus afectos, como un compañero de estudio o de trabajo ¿resuelve sus conflictos de forma tolerante y comprensiva? Y con usted, ¿cómo reacciona frente a las actitudes con su propia persona? Hay personas que se descalifican con su actuación, viven con hipocresía: parecen muy solidarios pero los domina el *egoísmo,* y el vacío del egoísmo los hace tristes, los empobrece.

No siga leyendo, cuando le pedimos a lo largo de este libro que piense o recapacite: ¡¡¡ piense y recapacite !!!

- -

Gracias (ah…disculpe si le parecimos intolerantes).

Desde muy antiguo (la epopeya india del Mahabharata, Confucio, la cultura griega, el Antiguo Testamento, Jesucristo...) se dicen frases parecidas a ésta: "no hagas a los demás lo que no te gustaría que te hicieran a tí", pero la síntesis creemos la logró el publicitario Burt Manning, que **polarizó** la frase de esta manera: *Hágales a los demás lo que le gustaría que le hicieran a usted.*

Es la **Regla de Oro**, el más básico de todos los aspectos: "ponerse en el lugar del otro". Los demás son seres humanos que respiran, ríen, lloran, sueñan, ambicionan, sufren y desean igual que usted, y quieren ser tratados con la misma dignidad, respeto, tolerancia y comprensión que usted espera.

Aunque debemos tener en cuenta que esta *regla de oro* no dice lo que en concreto hay o no hay que hacer, sólo es un *criterio* que sirve para saber si lo que he hecho, estoy haciendo o puedo hacer, es lo justo y lo correcto para mí y para el otro.

Dentro de la complejidad moral de este mundo actual, la "regla de oro" sigue siendo, como antiguamente, de una simplicidad y efectividad extraordinaria. Es la mejor situada en el punto medio entre el antiguo *"ojo por ojo, diente por diente"* y el *"ama a tu prójimo como a ti mismo"* (o *"amarás a tu enemigo"*).

¡Hágales a los demás lo que le gustaría que le hicieran a usted!

Perdón

El conflicto y el enfrentamiento entre las personas, entre instituciones y pueblos es el pan de cada día. La conflictividad es una característica bien patente en las relaciones humanas. En el trato diario surgen discusiones, acusaciones, falsificaciones y hasta injurias y maldiciones. Ante esta cadena de vituperios, la única solución real planteada por cuanto pensador filosófico o religioso hubo, es el ejercicio del perdón, tanto a nivel personal (perdonarse a uno mismo) como interpersonal (perdonar al otro).

¿Pero estamos realmente dispuestos a perdonar? ¿Y a pedir perdón?

En verdad, cuando se habla de perdón, se deben incluir estos tres aspectos: perdonar, perdonarse, pedir perdón. ¿Cuál de estos aspectos le resulta más accesible? Medítelo. ¡Medítelo!

Perdonarse a uno mismo es aliviar la carga de culpa por todo lo que creemos que hicimos incorrectamente o que dejamos de hacer, cuando debimos hacerlo. Es darnos permiso para comenzar de nuevo.

En *"Un curso de milagros"* (19), se dice: "debo haber decidido equivocadamente porque no estoy en paz. Yo mismo tomé esa decisión, por lo tanto, puedo tomar otra, y *quiero* tomar otra decisión porque deseo estar en paz". El presente es siempre una oportunidad para comenzar de nuevo, un *momentum* lleno de luz, que sólo lo aprovecharemos cuando seamos verdaderamente honestos con nosotros mismos.

¿Y pedirle a alguien que nos perdone? ¿Pedir "perdón" en el momento mismo que cometimos una falta o poco tiempo después? ¿Usted tiene esa actitud? ¿O cree que aquí se mezclan cuestiones como *orgullo* o *timidez?* Le dejamos las preguntas para que las razone. Sólo piense cuántos sinsabores se ahorraría sabiendo pedir perdón a tiempo.

El **amor propio** --perfecta manifestación del ego-- es ciego y suicida: prefiere la satisfacción de la *venganza* al alivio del perdón. El perdón *alivia.* No hay fatiga más desagradable que la que produce el rencor. Dice Ignacio Larrañaga: "pocas veces somos ofendidos; muchas veces nos *sentimos* ofendidos". Y pregunta: ¿quién sufre: el que odia o el que es odiado? El que es odiado vive tranquilo, generalmente, en su mundo. El resentimiento solo destruye al resentido.

Tal vez resulta más fácil perdonar a personas que han hecho muy poco que realmente nos dañara o nos enojara. Pero ¿perdonar a aquellos que sí nos ocasionaron un daño grande, que sí nos hicieron enojar mucho y que los sentimos como verdaderos enemigos? Allí aparecen --dice Marianne Williamson (65)-- los límites de nuestra capacidad de perdonar. Resulta difícil dejar de lado el juzgamiento de esa persona, nuestro ego nos protesta: "¡Perdonar! ¡Pero si tú tienes razón!". Y tememos que el perdón sea una posición peligrosa que implica un injusto sacrificio de nuestra parte. Es muy fuerte la tentación de defendernos, de devolver el ataque. Perdonar no es sinónimo de debilidad. Tampoco significa permitirles a los demás que vuelvan a hacer lo mismo, sino todo lo contrario: **ejercer el perdón es una manera de ponerle límites a los demás**.

Sin embargo, el perdón sigue siendo el único camino que nos permite salir de esa situación ambigua y dolorosa: si amamos --continúa Williamson-- seremos liberados del dolor; si negamos el amor, permaneceremos en el dolor. Si el maestro Jesucristo hubiese gritado desde la cruz: "los odio a todos", habría sido una historia completamente diferente a la que fue gracias al: "Perdónalos, Padre, porque no saben lo que hacen". Si no comprendemos no podremos perdonar. Con la comprensión viene el perdón y con el perdón viene el amor, asegura Louise L. Hay.

Uno de los conceptos más claros sobre el perdón, fueron escritos por Norman Cousins y hemos querido transcribirlos con sus palabras: "Entre las principales *cualidades* positivas de nuestra mente humana está la capacidad de cortar el contacto con los recuerdos que nos pesan y nos acosan con fantasías de venganza. La manera más fácil de ahondar un agravio es aferrarse a él. La manera más segura de intensificar una enfermedad es culparse uno mismo de ella, o culpar a Dios... He aprendido que la vida es un aventurarse en el perdón. Nada desordena más el alma que el remordimiento, el resentimiento, las propias recriminaciones. Los sentimientos negativos ocupan un gran espacio mental, y bloquean nuestras percepciones, nuestros proyectos, nuestros placeres.

"El perdón es un don que no sólo necesitamos conceder a los otros, sino también a nosotros mismos, liberándonos así del autocastigo y permitiéndonos ver en la vida un horizonte más amplio que el que se ve en circunstancias de culpa o resentimiento".

Perdonar es reconocer que no existe deuda, importante concepto del verbo "perdonar", con el que concluye Norman Cousins (11).

Este reconocimiento se extiende mucho más allá de *olvidar* o *disculpar*, ya que estas dos actitudes implican que la deuda ha quedado resuelta de una manera u otra, pero *aún existe*. Cuantas veces habremos oído decir: "yo olvido pero no perdono". Otros lo expresan al revés: "yo perdono pero no olvido". De cualquier manera ambas expresiones muestran que **no hubo** perdón verdadero.

También se dice "yo disculpo pero no perdono". En cuanto a **disculpar** se trata de: *sin-culpa*; quien disculpa acepta que no hubo "culpa" de parte de la otra persona. **Per-donare**, vá más allá: *para-donar*, hacer uso del don de otorgarle a la otra persona el "reconocimiento de que no existe deuda": página nueva...en blanco...aunque podemos decidir no compartir más nada con esa persona; sale de nuestra vida...pero **Per-donada.**

Nuestro amoroso destino

Ahora si, nos adentramos en el "amor". Tal vez uno de los temas sobre lo que más (y más bellamente) se ha escrito desde lejanos tiempos en la humanidad. Por lo tanto no vamos aquí a sobreabundar con más y parecidos conceptos, sólo hemos querido que no faltaran en nuestro libro algunos criterios, dentro de la línea que nos movemos.

Dijimos al hablar de la Alegría que ésta y el Amor son las EP que contienen una energía que le es propia que más se irradia. Vivimos en el planeta Tierra que, se asegura, dentro de la organización del Universo, es el planeta del chakra del Corazón (o cardíaco), es decir que encarnamos aquí para *aprender a amar*, y en condiciones no del todo favorables, que nos indican que los problemas que enfrentamos son verdaderas oportunidades para brindar amor. Esto hace que la tarea de "extender amor" sea más valedera. También se dice que esta nueva Era de Acuario es la de la Amistad Universal, y una amistad se cimenta y se sostiene a través del Amor, o sea que entramos en una era que nos va a ayudar con la tarea.

¿Por qué ocurre que todo lo que odiamos, nos molesta o rechazamos, parece ser que es lo que más se "nos pega"? Por lo que hemos dicho más arriba, para aprender a amar. Por eso la vida nos pone frente a situaciones y personas difíciles que nos dan la oportunidad de mostrar lo mejor de nosotros mismos. Hasta que no aprendemos a amar, o al menos a perdonar, la situación o la persona "molesta" no desaparecen de nuestra vida. Por lo tanto, maldecir, quejarse, protestar o criticar no hacen sino aumentar el lazo que nos une a aquello que rechazamos. Sólo el amor sana, disuelve, restaura.

Y dicen que a veces este proceso toma varias vidas, pues se vuelven a encontrar las mismas almas bastante a menudo, ya sea por causa de actividades en común, por amistad, pero sobre todo por lazos de **amor** y de **odio**. *Así parece ser que estaríamos en presencia de nuestros enemigos, cara a cara, hasta que aprendamos la lección. Muchas veces nuestro enemigo reencarnaría en forma de un hijo para que, finalmente, accedamos a amarlo.* El mismo mecanismo sirve también para el amor: las almas que se han amado mucho se volverán a encontrar para hacer que perdure una unión que la muerte no puede llegar a cortar: *"lo que Dios ha unido no podrá el hombre (con su desencarnación) separar".*

"Lo contrario al amor es el odio", se dice, cual si fueran polos opuestos. Es un error, no lo son. Amor y odio son energías. El amor se puede convertir en odio; son transformables. Por lo tanto no son opuestos, sino complementarios. *Puedo dejar de amar pero no por eso debo odiar.* La verdadera oposición es entre el amor y el miedo. Nunca están juntos; si se ha apegado demasiado al miedo, el amor desaparece. El miedo no puede convertirse en amor, el amor no puede convertirse en miedo.

El miedo invalida, paraliza y cuanto más paraliza, más miedo aparece; es un círculo vicioso. Sólo el amor enriquece. El amor da alas, ayuda a relajarse en la vida, da valor para experimentar la vida de diferentes maneras, es multidimensional. Es todo el arco iris, todos los colores de la vida.

Una vez más debemos contar una anécdota de nuestro hijo, que prueba lo que se dice de todos los niños: en una temprana edad persisten recuerdos y se establecen contactos que de adultos no son tan fáciles de lograr. Estaba acostado con nosotros en la "cama grande" como le gusta a los niños hacer, y de pronto nos dijo muy naturalmente: "Ayer vino Jesús, todo vestido de azul, y me dijo que les dijera a ustedes que el *amor cura*". Efectivamente, el amor cura lo emocional, cura lo psíquico y cura hasta lo físico. Recuerde como curaba esa mujer que fue la Madre Teresa de Calcuta: con ¡amor y sonrisa! Y cuentan que les decía a sus misioneras que cada vez que rescataban a alguien de la calle, lo primero que debía ver esa persona era un ¡rostro sonriente! Y cuando asistían a alguien que desencarnaba, lo último que esa persona debía ver era ¡un rostro sonriente!

Aseguran casi todas las religiones y líneas de conocimiento esotérico que las almas pueden "ganarse" la posibilidad de ascender o evolucionar o transitar (y aún "descender") por los llamados "planos", solamente a través del **Amor**. Es la única salvación. El único refugio. Con la vibración del amor y la asistencia o ayuda de seres espirituales, cualquier alma tiene abiertos los caminos de lo que Jesucristo determinó como "muchas moradas en el Reino de mi Padre". Por ejemplo, alguien más elevado de una pareja que mucho se amó en vida puede encontrar y auxiliar a su amante. Al respecto es muy ilustrativa la película *"Más allá de los sueños"*, interpretada, una vez más, por el actor Robin Williams (película que ganó un Oscar por la puesta en escena realizada por el argentino Eugenio Zanetti).

El ser humano que más adelantado haya estado en el camino espiritual del Servicio y del Amor durante su vida física será el más activo en los planos espirituales para continuar asistiendo y ayudando a otras almas. Se dice que para llegar a subplanos más elevados, sin recibir daño alguno, se debe "amar sin esperar recompensa".

En otra oportunidad, nuestro hijo nos hizo unas preguntas que se las trasladamos a usted: ¿qué hay adentro del corazón de las personas? (piense). Nosotros le contestamos sobre algunos detalles físicos, y nos dijo que allí adentro está Dios. Luego continuó: ¿y adentro del corazón de Jesús? (piense), también está Dios, nos dijo; ¿y adentro del corazón de Dios? (piense): **Amor**. Dijo San Agustín: *"Si quieres conocer a una persona, no le preguntes lo que piensa sino lo que ama"*.

Aconseja Horacio M. Valsecia, el siguiente ejercicio: "cuando estés con alguien que te cuente todos sus problemas y lo veas muy afligido, mientras le escuchas, repite mentalmente: *El amor es todo lo que existe*. La persona perderá interés en todo su drama y hasta quizás diga: ¿qué estaba diciendo?". De igual manera funciona el mecanismo para con uno mismo: "frente a cualquier situación que te asuste, cualquier problema sin resolver, incluyendo los económicos, familiares o de salud, repite muchas veces: *el amor es todo lo*

194

que existe, hasta que tu vibración cambie, es decir tu pesar desaparezca".

Hay una anécdota al respecto, referida a alguien que veía a su Guía Espiritual o Ángel de la Guarda, es el caso de la italiana Gemma Galgani (1878-1903), único, según Pierre Jovanovic, en los anales de la angelología moderna, en el que un protegido escupe sobre su Ángel para probar si era "el diablo disfrazado de ser de luz", o por lo menos, como se sabe ahora, un "falso guía". El relato es el siguiente: "Un día cuando su Ángel de la Guarda se presentó, Gemma le escupió a la cara, intentando despedirle. Pero el Ángel no se movió, y en el lugar donde Gemma escupió, a los pies del Ángel, brotó una rosa blanca; y en los pétalos, en letras de oro, se leía: *"Del Amor se acepta todo"*.

Una buena puerta al conocimiento definitivo, como corolario de los conceptos vertidos en este apartado: *Quien ama, perdona; quien no ama, olvida; quien quiere ser feliz: ¡ama, perdona y olvida!*

En clara concordancia con algunos de los principales aspectos que hemos considerado en este libro, Torkom Saraydarian (51) alude a la llamada Tríada Espiritual, compuesta de los siguientes aspectos: *voluntad, amor, y alegría,* y que, según nuestra interpretación, operan de la siguiente manera:

1) cuando todavía estamos aferrados a la "consciencia de la personalidad", regida por el Ego, y estimulada por nuestros deseos y necesidades (lo que queremos tener y no tenemos o lo que teníamos y perdimos), debemos comenzar a erradicar los HMN a través de una gran fuerza de **Voluntad** orientada hacia el *Conocimiento* (conocimiento de estos temas profundamente esotéricos);

2) esto nos permitirá ligarnos más con un plano *emocional*: incluimos en nuestra vida las EP, de las cuales la más poderosa es la energía del **Amor**, y nos nucleamos alrededor del corazón y del timo;

3) así nos vamos introduciendo en un plano más *mental*, donde hay más estabilidad, y lo vamos logrando al estimular, con la energía de la **Alegría**, las glándulas pituitaria y pineal.

4) de esta manera, empezamos a ser conscientes del Alma: la verdadera alegría consiste en que nos damos cuenta que ya no somos vulnerables, no hay nada que perder, todo existe para ganar.

Los tres aspectos forman, como dijimos, los tres lados de un *triángulo* (Tríada Espiritual), en cuyo interior, según este autor, se halla el *Gozo,* tal vez la más poderosa EP, tanto que de ella se dice que no es humana sino espiritual.

Si logramos contactar nuestra Alma, accederíamos a la más poderosa EP, que no habría que considerarla "humana" sino esencialmente Espiritual (y que cubriría todo el interior del triángulo): el *Gozo*.

Diseñamos con **Mirtha Manno** para las clases de nuestros Cursos el siguiente diagrama que hace más entendible a lo que cada uno de nosotros debemos aspirar en esta vida.

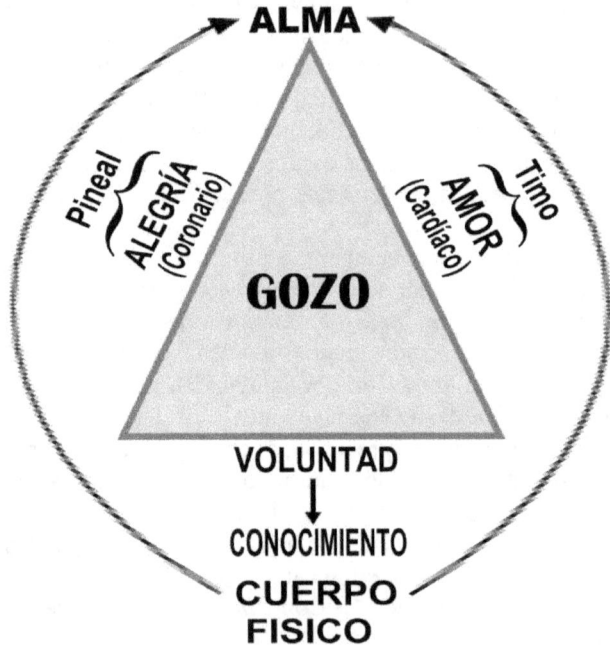

Estos conceptos nos dan pié para establecer la relación del Amor con la **risa**, y para ello volvemos al bíblico profeta Daniel, en la interpretación de Hans-Gerard Grunenbaum. Dice bellamente este autor: "Lo que demuestra Daniel, al exhibir su humor, es que no existe verdadero amor si él no abre la risueña posibilidad de la risa. De tal modo, reír de algo o de alguien con mucho cariño puede constituir la demostración máxima de confianza y aprecio en la persona o el objeto. Por eso la figura de este profeta se revela como única y adorable: *él* **ama** *a Dios a través de* **la risa: forma suprema del amor**".

A continuación, dibujo realizado por nuestro hijo Valentín a los ocho años de edad. En el dibujo figuran ángeles con flechitas (¿cupidos?); la palabra **Amor** *está dentro de una gran sonrisa y los corazones en los extremos son las comisuras de la boca (ya existía el diseño de nuestro logo: una boca sonriendo --como muchos dibujos de la risa en el mundo--); se acompaña de una estrella junto a los angelitos, y florcitas, como dientes, en la boca.*

196

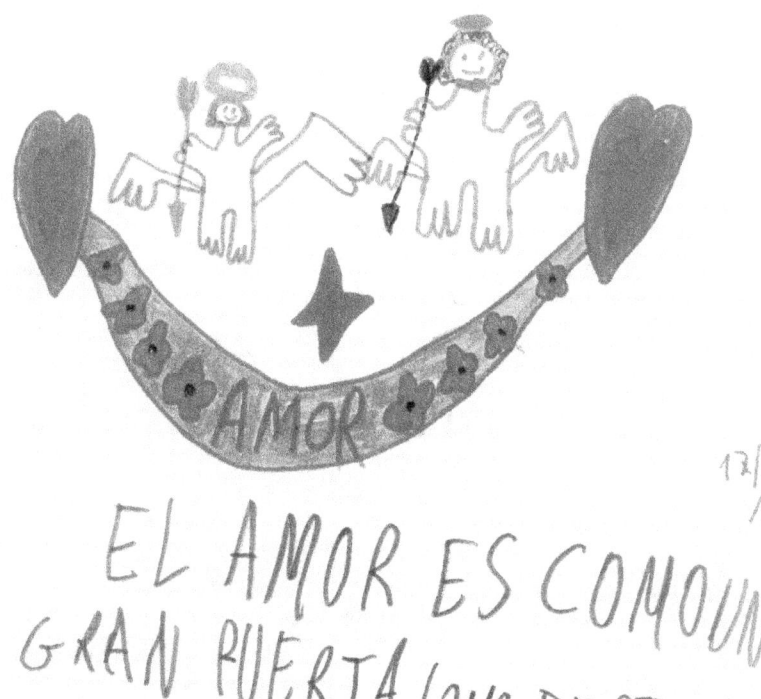

17/12
/98

EL AMOR ES COMO UNA
GRAN PUERTA que DESTRULLE
TODO EL MAL COMO Una GRAN
LUZ que abre LAS PUERTAS
del universo donde TODOS
EVOLUCIONAMOS
AMOR: EL DESTINO DE LA VIDA

Al texto que escribió lo analizamos un poquito más adelante.

A muchos seres humanos suele ocurrirles que en determinados momentos se siente la necesidad de escribir algo, cuyo resultado se denomina *psicografía* o "escritura automática".

Cuando se ejercita la llamada *percepción extrasensorial*, la conexión se puede practicar a través de un ejercicio --al que todas las personas pueden acceder--, que consiste en prepararse, solicitando asistencia de nuestro Guía Espiritual, para recibir *información* telepática de una entidad comunicante, y copiarla, a través de la escritura manual. Si la *asistencia* ha sido *correcta*, esas entidades comunicantes suelen ser, en su gran mayoría, seres humanos desencarnados ya iluminados o elevados (es decir que no permanecen en los bajos planos astrales), y si se dan a conocer, pueden ser desde personalidades que fueron muy famosas hasta ilustres desconocidos.

Asi le sucedió durante 5 años a la colaboradora de este y otros libros, mi **esposocia** (dicho con humor: mitad socia y mitad esposa luego de 37 años de trabajar juntos) **Mirtha Manno**, que *canalizó* (recibió mensajes) de Guías, Maestros, almas evolucionadas, ángeles, elementales de la naturaleza, a través de 215 alumnos que asistían en ese entonces a las clases de nuestra Escuela de "La Risa y la Salud" y que están volcados en su libro *"Telepatía entre Planos-Mensajes de los Guías Espirituales"* (36 -- en venta en Amazon.com).

De la misma manera suele ocurrir con un deseo imperioso de dibujar y pintar, en este último caso eso se llama *psicopictografía,* y lo que ocurre es que se recibe o se "canaliza" información de otros planos (a veces de pintores muy famosos como ocurre con el brasilero Gaspareto). Esto es muy común en los niños cuando se ponen, absolutamente concentrados, a dibujar y pintar, y lo hacen muy decididos y hasta con urgencia, y muchas veces realizan dibujos hermosos, para el sano orgullo de sus padres.

En este último dibujo que nos ocupa, las frases (con las, tal vez, inevitables faltas de ortografía), indudablemente canalizadas o dictadas y referidas al tema del Amor, dicen: *"El Amor es como una Gran Puerta que destruye todo el mal. Como una Gran Luz que abre las Puertas del Universo, donde todos evolucionamos. **Amor: el Destino de la Vida**".*

El último concepto, que, a pesar de haber sido un conspicuo lector, nunca lo había leído, merecería ser el título de un capítulo o de todo un libro dedicado a este tema.

Al respecto, existe un relato anónimo, aparentemente escrito por una médica, o una enfermera, que destaca profundamente lo que es (o debiera ser) un "Amor verdadero":

Era una mañana agitada, eran las 8:30, cuando un señor de unos 80 años, llegó al hospital para que le sacaran los puntos de su pulgar.

El señor dijo que estaba apurado y que tenía una cita a las 9:00 am. Comprobé sus señales vitales y le pedí que tomara asiento, sabiendo que quizás pasaría más de una hora antes de que alguien pudiera atenderlo.

Lo ví mirando su reloj y decidí, que ya que no estaba ocupada con otro paciente, podría examinar su herida. Mientras le realizaba las curaciones, le pregunté si tenía una cita con otro médico esa mañana, ya que lo veía tan apurado.

El señor me dijo que no, que necesitaba ir al geriátrico para desayunar con su esposa. Le pregunté sobre la salud de ella.

El me respondió que ella hacía tiempo que estaba allí ya que padecía de Alzheimer. Le pregunté si ella se enfadaría si llegaba un poco tarde. Me respondió que hacia tiempo que ella no sabía quien era él, que hacía cinco años que ella no podía ya reconocerlo.

Me sorprendió, y entonces le pregunté: "¿Y usted sigue yendo cada mañana, aun cuando ella no sabe quien es usted?"

El sonrió, me acarició la mano y me dijo:

Ella no sabe quien soy, pero yo aún sé quien es ella.

Se me erizó la piel, y tuve que contener las lágrimas mientras él se iba, y pensé:"Ese es el tipo de Amor que quiero en mi Vida".

El Amor Verdadero no es físico, ni romántico. El Amor Verdadero es la aceptación de todo lo que es, de todo lo que ha sido, de todo lo que será y de lo que no será.

36. Ahora es la hora

Usted debe considerar que hay prácticas, técnicas, para que todo este conocimiento que hemos descrito hasta aquí, pueda "incorporarse" y formar un estilo de vida nuevo, distinto, útil. Con miras a mejorar la calidad de vida actual, y por consecuencia la futura. Y dicen otros, por "causalidad" la próxima vida. El razonamiento que debiera imponerse es: "debo vivir mi vida... me permito comprender... elijo alegrarme... y reír… me merezco amar... esforzarme para ser feliz... acepto ayudar... debo ***aprender*** para ***evolucionar***"

Y el momento para realizar todo éso es **¡ahora!** *¡Carpe Diem!*

¡Carpe Diem! Si usted vió la película *"La sociedad de los poetas muertos"*, con el inefable actor Robin Williams, recordará que esa expresión quiere decir **"vive el día"**.

Usted ya no es su pasado --nos advierte Lauro Trevisan--, usted no es aquella criatura que fue a los dos años de edad, ni el adolescente que fue a los catorce años, ni la joven que fue a los veinte, tampoco es lo que le *sucedió* en el pasado, aunque el pasado sea *ayer*. El ayer no existe. Si usted continúa con la cabeza vuelta hacia atrás, lo único que conseguirá será... ¡tortícolis!

Reflexiona Osho: "Muchos de nosotros vivimos nuestras vidas en el mundo del tiempo, en memorias del pasado y esperanzas para el futuro. Sólo raramente tocamos la eterna dimensión del presente: en momentos de repentina belleza, o repentino peligro, encuentros con un amante o con la sorpresa de lo inesperado. Muy poca gente sale del mundo del tiempo y de la mente, de sus ambiciones y competitividades, y vive el mundo del presente".

Ciertamente pocas veces vivimos en el presente. O estamos hostigados por el recuerdo del pasado, o lo estamos por la imaginación del futuro, del porvenir. El pasado y el futuro nos privan del presente, y si bien, como dice Alfred Stern, es un privilegio de la raza humana constituir conceptos abstractos del pasado y sobre todo del futuro, es también una experiencia dolorosa, o feliz, en la medida en que los recuerdos, o la imaginación del porvenir, sean de circunstancias negativas o positivas.

Y muy sencillamente lo expresó John Lennon: "La vida es todo aquello que te sucede mientras te empeñas en hacer otros planes".

Si espera comenzar su automejoramiento *mañana,* ya perdió un día, el de **hoy**, porque mañana tampoco existe. Más aún, tal vez ni usted exista mañana, como nos puede ocurrir a cualquiera de nosotros. El hecho real es que nadie puede saber con certeza si habrá para él un mañana. Vivir el presente nos obliga a *hacer algo,* y cuando se está en actividad los miedos y las preocupaciones desaparecen.

No tenemos más que el presente. Sin duda que el momento presente también es un tiempo huidizo, pero siempre está con nosotros. Sólo se puede aprovechar el *momentum* si se hacen las cosas con la mente y las fuerzas en lo que se está haciendo. La clave de la satisfacción y la felicidad es *fijar la mente* en la poderosa "AA", doble A: *Aquí y Ahora".*

Dice Andrew Matthews: "Te encuentras en el sitio al que te han conducido tus pensamientos y acciones en los últimos años. Lo que hagas hoy influirá en la posición que tengas los próximos años. La vida es un proceso en construcción. Dondequiera que estés es desde donde tienes que empezar".

Es sólo una cuestión de *decisión*. Y las decisiones se toman *ahora*. Fíjese lo que escribió al respecto un hombre muy especial: "Y así, después de esperar tanto, un día como cualquier otro **decidí** triunfar, decidí no esperar a las oportunidades sino yo mismo buscarlas; decidí ver cada problema como la oportunidad de encontrar una solución; decidí ver cada desierto como la oportunidad de encontrar un oasis; decidí ver cada noche como un misterio a resolver; decidí ver cada día como una nueva oportunidad de ser feliz.

"Aquel día descubrí que mi único rival no eran más que mis propias debilidades, y que en éstas, está la única y mejor forma de superarnos; aquel día dejé de temer a perder y empecé a temer a no ganar; descubrí que no era yo el mejor y que quizás nunca lo fui, me dejó de importar quién ganara o perdiera, ahora me importa simplemente saberme mejor que ayer.

"Aprendí que lo difícil no es llegar a la cima, **sino jamás dejar de subir**.

"Aquel día dejé de ser un reflejo de mis escasos triunfos pasados y empecé a ser mi propia tenue luz de este presente; aprendí que de nada sirve ser luz si no vas a iluminar el camino de los demás. Aquel día decidí cambiar tantas cosas...

"Aquel día aprendí que los sueños son solamente para hacerse realidad. Desde aquel día ya no duermo para descansar... Ahora simplemente *duermo para soñar*".

Esto lo escribió Walt Disney.

Y otro Walt, en este caso Whitman, escribió: "No abandones las ansias de hacer de tu vida algo extraordinario".

Ahora usted sabe mucho más. *Ahora* conoce razonamientos sobre lo visible y mundano y sobre lo invisible y espiritual. No permita que ninguna antigua creencia le estorbe su camino. *Ahora* usted sabe que *no es cuestión de creer sino de **saber***.

Tampoco se tome demasiado en serio. Ayúdese con una sonrisa y una buena carcajada. Esto es así. *Aquí y Ahora*, **alégrese**. **Aquí**... éste es el lugar y **Ahora**... no lo deje para después. Gracias.

37. La dieta para la falta de hambre

Lo que sigue es una especie de "síntesis" de los conceptos expresados en nuestra propuesta y que habitualmente entregamos al público que asiste a nuestras convocatorias (también está en nuestro sitio en Internet). Son una serie de *preceptos* para recordar y, eventualmente trabajarlos, para con uno mismo y para con los demás. Lo hemos llamado *"La Dieta del Buen Vivir"*.

☺ Para con los demás

1. Lo que existe en tu interior es lo que darás y por lo tanto es lo que *recibirás*, ya que para las Leyes del Universo *"dar y recibir son la misma cosa"*.

2. *Intenta* ver en todas las personas, en todas las cosas y en todas las circunstancias, una misma mente igual a la tuya: la Mente de Dios.

3. *Ofrece* a los demás comprensión y ayuda en lugar de sentir enemistad y competitividad.

4. *Elogia* a las personas que alternan normalmente o circunstancialmente contigo.

5. *Recuerda* permanentemente que tu *propósito* en esta vida es lograr *amor, paz* y *alegría.*

6. *Trata* de estar con gente que sea de tu agrado y también trata de agradarles.

7. *Escapa* de los comentarios negativos y desagradables.

8. *Brinda la sonrisa* a todas las personas con quien te cruces en la vida, aunque al principio te resulte forzado o no tengas ganas.

9. *Busca hacer reír* a los demás, y sentirás que es uno de los mejores bienes para poseer.

☺ Para contigo

1. *Regocíjate* de la abundancia que representa despertarse cada mañana frente a la experiencia de un nuevo día.

2. *Agradece* constantemente todo lo que tienes: desde un fósforo, pasando por tus bienes (muchos o pocos), los seres queridos, hasta el sol si está brillando o la lluvia si está cayendo.

3. *Bendice* permanentemente todas tus tareas: las livianas y las pesadas, las que te gustan y las que no te gustan.

4. *Alégrate* de vivir, de estar sano, de tener familia, o pareja, y amigos, de ser creativo.

5. *Esfuérzate* por ocupar tu mente con pensamientos *positivos*, en lugar de los negativos que siempre te abruman: *"según pienses así serás".*

6. *Cuida y corrige tu lenguaje* y abandona el hábito de protestar y de hablar de escasez.

7. *Adopta* una actitud de *alegría* pensando con *humor*, manteniendo tu mente abierta y permitiéndote "ver" las situaciones que te toca vivir de manera divertida.

8. *Ríete* todos los días lo más que puedas; si es posible en compañía, y sanamente, ríete de tí y contigo mismo.

7

EL GRAN DESAFÍO: LA ALEGRÍA

Mi alegría es mi fiesta personal.
Un Alumno

38. El consejo de la alegría

Finalmente, hemos llegado al capítulo que le da título a este libro. ¿Cuánto hace que usted no "salta de alegría"? Y no sólo saltar íntimamente, emocionalmente, sino también físicamente. Pegar unos enormes saltos acompañados de carcajadas. Piense si usted no es de esas personas que se concentran más en lo que no han hecho o en lo que todavía deben hacer, inclinándose más por la lucha en lugar de hacerlo por la alegría y en concentrarse más en todos sus logros --sean pequeños y cotidianos o la gran victoria en el mundo exterior--.

El sentimiento de la alegría es el que --observamos en nuestros cursos-- más les cuesta obtener a nuestros alumnos. Parece ser, por otra parte, una constante del ser humano a lo largo de su historia no poder conservar la alegría que Dios o el Universo nos brinda con cada amanecer. Entonces ¿que es lo que **no** nos permite sentirnos alegres como debiéramos simplemente por nuestra condición de seres humanos?

Viejos programas en nuestra mente subconsciente; ideas inútiles preconcebidas desde muchos años atrás; pensamientos limitadores de queja, insatisfacción, y preocupación; "hipotecar" la alegría por lo económico, lo afectivo, lo laboral; esto es lo que nos lleva a la imposibilidad de sentir alegría: cuando nos obsesionamos con aquello que no tenemos o con lo que creemos que nos falta, o con lo que perdimos.

Somos todos alumnos en continuo aprendizaje, aunque en realidad no necesitamos aprender demasiadas cosas nuevas, sino *comprender mejor* muchas que dábamos por sabidas, ya que si, en la etapa de la vida que estamos transitando no nos sentimos del todo alegres es porque lo que hemos aprendido o comprendido hasta acá es insuficiente para mostrarnos la *alegría de vivir.*

Son numerosas las advertencias que sobre la alegría, la risa, el buen humor y su relación con la salud y una mejor calidad de vida se nos han hecho desde tiempos inmemoriales. Ya vimos muchas relacionadas con la risa en nuestro libro antecesor de éste. Veamos ahora que nos han aconsejado sobre la alegría.

Algunos de los muchos libros que componen la Biblia son buenos ejemplos. Por ejemplo, en Proverbios, 17:22: "Un corazón **alegre** es como una buena medicina, pero un espíritu deprimido seca los huesos"; también en Proverbios, 15:15: "El corazón **contento** tiene un permanente banquete"; o siempre en Proverbios, 30:30: "Un corazón **alegre** es la *vida de la carne*".

En Eclesiastés, 30:16: "No existe riqueza que valga más que un cuerpo sano, ni mayor satisfacción que la **alegría** del corazón". También en Eclesiastés, 30:21-25, hay un texto que, con un notable poder de síntesis recorre el mismo camino que hacemos nosotros a lo largo de este libro: "No te dejes dominar por la tristeza ni te aflijas con tus pensamientos. La **alegría** del corazón del hombre es la vida del hombre; la alegría del hombre *prolonga* sus días... Engaña a tus inquietudes, consuela a tu corazón, aparta lejos la tristeza: porque la tristeza mató a muchos y en ella no hay utilidad alguna... Envidia y cólera abrevian los días; la preocupación trae la vejez antes de la hora".

En Oriente, el Khata Upanishad nos enseña que "cuando un hombre ha oído y ha comprendido y, buscando la esencia, llega hasta lo Más Recóndito, encuentra la dicha en la Fuente de la **Alegría**". Y el Taittiriya Upanishad nos dice: "La alegría procede de Dios. ¿Quién podría vivir y respirar si la **alegría** de Brahman no llenase todo el Universo?" El Bhagavad Gita es muy directo: "La esencia de nuestro Ser, nuestro Yo, es **Alegría**, *Ananda*".

Muchas veces el término *ananda* forma parte de los nombres benditos que se otorgan a los discípulos espirituales para recordarles que: a) su esencia es la alegría; b) su misión es alegría; c) su servicio es alegría; y d) su objetivo es la alegría. Paramhansa Yogananda --autor de la célebre *"Autobiografía de un Yogui"*-- y Anandamayi Ma son dos magníficos ejemplos de yoguis ananda que divulgaron un *evangelio de la* **alegría**.

Tal vez uno de los más grandes Maestros encarnados en toda la historia de la humanidad, Jesucristo, era un maestro de la Ciencia de la Alegría. Ordenó a sus discípulos que se "alegraran y saltaran de contento" y les decía: "Pero vuestra tristeza se transformará en gozo...y vuestro corazón se **alegrará** y nadie más os quitará vuestra **alegría**" (Juan, 16:20-22). También: "Hasta ahora nada pedisteis en Mi nombre: pedid y recibiréis para que vuestra **alegría** sea completa" (Juan, 16:24). En cierta ocasión, Jesucristo estaba orando y, en un momento, le confió al Padre: "Mas ahora voy junto a Ti y digo esto al mundo, para que tengan en sí mismos mi plena **alegría**" (Juan, 17:13).

En otra ocasión, el Maestro habla del amor y nos dice que el amor culmina con la alegría: "Como Mi Padre me amó, así os he amado. Permaneced en Mi Amor. Si guardáis mis pensamientos, permaneceréis en Mi Amor, así como Yo también permanezco en el amor de mi Padre, respetando los mandamientos. Os dije esto para que **Mi alegría** esté en vosotros y sea perfecta **vuestra alegría**" (Juan, 15: 1-1). El mismo discípulo Juan, en la introducción de su primera carta, se refiere a las palabras antes transcriptas de Jesucristo: "Y nuestra comunión es con el Padre y con su hijo Jesucristo. Y esto os lo escribimos para que nuestra **alegría** sea completa".

El apóstol Pablo finaliza su segunda carta a los corintios de la siguiente manera: "Finalmente, hermanos, **alegraos**, buscad la perfección, tomad coraje. Permaneced en armonía, vivid en paz, y el Dios del amor y de la paz estará con vosotros". Escribiendo a Timoteo, el mismo apóstol le recomienda: "A los ricos de este mundo, exhórtalos a que no sean orgullosos, ni pongan su esperanza en la inestabilidad de la riqueza sino en Dios que nos provee todo en abundancia para que nos **alegremos**". Y en su carta a los filipenses, Pablo vuelve a insistir: "¡**Alegraos** siempre en el Señor! Repito: ¡**Alegraos**!".

En Grecia, el poeta cómico Menandro (340-292 a.C.) recomienda que la **alegría** predomine siempre sobre la tristeza, aún en situaciones de verdadera desdicha.

Históricamente más cerca, el filósofo Juan Luis Vives (1492-1540), en su *"Tratado del alma"*, sostiene que la tristeza es una pasión fría, seca; mientras que la **alegría** es un efecto cálido y húmedo, que prende fácilmente en los niños, en los jóvenes y en los individuos sanos. Recomienda que las personas, sobre todo las vulnerables, tienen que huir de la tristeza sostenida como de la peste y esforzarse continuamente para que la alegría interior rija sus vidas, por ser ésta una fuente de placer.

También en el Renacimiento, Robert Burton (1577-1640), un clérigo y erudito inglés, escribió en su *"Anatomía de la melancolía"* (uno de los primeros textos de psiquiatría, según Moody): "La **alegría** --decía Vives-- purga la sangre, confirma la salud, y produce un color fresco y agradable; prorroga la vida, da buen juicio, da juventud al cuerpo, le da vida y lo prepara para cualquier trabajo... y es uno de los tres doctores salernitanos: doctor *Alegría*, doctor *Dieta* y doctor *Tranquilidad*, que curan todas las enfermedades... hacer locuras de vez en cuando no está mal, hay un tiempo para todas las cosas... Festea a menudo y ten amigos **alegres**... Una y otra vez te pido que seas **alegre**, y si algo turba tu corazón, o molesta tu alma desprécialo y condénalo, déjalo pasar. Y esto te lo digo no como teólogo, sino como médico; pues sin esta **alegría**, que es la *quintaesencia de lo físico*, las medicinas y todo lo que se use y se aplique para prolongar la vida de los hombres no tendrán ninguna fuerza, estarán muertas".

Voltaire confesaba: "Si no hubiese tenido el amor del trabajo y de la **alegría**, hace mucho tiempo que hubiera muerto de desesperación". El filósofo holandés Benito Spinoza (1632-1677) define la alegría como "la pasión mediante la cual la mente pasa a una perfección mayor".

El sentimiento de alegría, en cuanto afecta a la vez a la mente, al cuerpo y al espíritu, constituye el placer inmediato o jovialidad.

Según una exhaustiva investigación de Emilio Temprano, hasta en los manuales sobre estrategia militar, hay consejos, para los mandos, sobre la alegría, a los efectos de dar ánimo a su gente, en especial antes de las batallas.

En un tratado sobre el *"Arte Universal de la Guerra"* (1697), del príncipe italiano Raimundo Montecuccoli, se aconseja mostrarse más **alegres** en los mayores peligros y adversidades, pues es *la forma ideal para ganar batallas*, ya que unos militares tristes y pusilánimes están abocados al más completo fracaso.

Siguiendo a Temprano, este autor nos hace conocer a A.F.Bureau Deslandes, autor de un curioso libro (1714) titulado *"Reflexiones sobre los grandes hombres que murieron plácidamente"*, entre bromas y gracias, como Demócrito, Vespasiano, Augusto, Suetonio, Rabelais, Enrique VIII de Inglaterra, Hobbes, y otros que no perdieron la alegría o el humor cuando eran trasladados al cadalso, como el ejemplo de Tomás Moro y su "Oración del Buen Humor".

La oda *"A la alegría",* de Federico Schiller (1759-1805), en parte de sus versos dice: "La **alegría**, bella chispa divina, es el resorte poderoso de lo eterno; ella agita el engranaje que mueve el reloj del tiempo". Inspiró el canto, con solo y coros, nada menos que a Beethoven para una de las composiciones más imponentes que se hayan escrito: la *Novena Sinfonía*.

A principios del siglo XIX, Rabi Najman, de Braslav (Rusia) último exponente del jasidismo, dice: "Cuando el hombre realiza una acción en la **alegría**, libera las *chispas* de santidad que han quedado prisioneras en los seres. Todas las enfermedades vienen de la degradación de la alegría. La **alegría** es un gran remedio. Hay que hallar en sí mismo un solo punto positivo que nos vuelva alegres, y *prenderse* de él".

Para Schopenhauer, la alegría es "el dinero contante y sonante de la felicidad". Un buen resumen de lo expuesto nos lo brindan dos autores contemporáneos. La venezolana Conny Méndez nos dice:

"YO SOY demasiado grande para preocuparme,
demasiado noble para enfurecerme,
demasiado fuerte para temer,
demasiado feliz para permitir la presencia de algo negativo".

Y el brasilero Lauro Trevisan (61), otro de los autores más leídos en Sudamérica, nos aconseja:

¿Por qué llorar si la vida es una fiesta?

¿Por qué sufrir si el paraíso está dentro suyo?

¿Por qué vivir enfermo si la **alegría** es la *energía* de la salud?

¿Por qué volver a los dramas del pasado si el punto de felicidad es el momento presente?

¿Por qué deprimirse si la **sonrisa** es el sol del corazón?

¿Por qué estresarse si la fiesta de la vida no tiene fin?

Como puede ver, la "orden" es ser alegre. De todas las formas posibles e imaginables: *¡alegrarse!*... Alégrese... **Sonría** y **alégrese**.

39. ¿Una Ciencia de la Alegría?

Vaticina Torkom Saraydarian que la "ciencia de la alegría" será, en el futuro, el curso más avanzado que se dictará en universidades, tanto científicas como esotéricas.

Dijo el maestro El Morya: "Nuestro deseo es que la gente comprenda dónde se encuentra su panacea. Estamos de fiesta cuando vemos que quienes colaboran con nosotros han divisado el *escudo de la alegría*". Y advierte este maestro: "es hora de que la ciencia investigue la influencia de la alegría. Pensamos en una alegría pura, en la alegría de la bondad y la creatividad. Si no fuera así, todos los rencorosos se sentirían felices imaginando que lo que ellos irradian está lleno de luz". Por eso se aconseja: "que sea la **alegría** tu *escudo* y la **risa** tu *espada*" (fíjese en la pág. 242 nuestro dibujo alusivo).

Se dice que a menos que las personas tengan alegría, no podrán ser utilizadas por las fuerzas creativas del Universo, porque serán vulnerables a las fuerzas de la oscuridad. Efectivamente, compartimos y somos desinteresados cuando la alegría nos ilumina; la codicia y el egoísmo desaparecen bajo la *energía* de la alegría que hace que la gente se olvide de sí misma y sea simpática, generosa, honrada y que le **sonría** *a todo*.

Nuevamente aconseja El Morya: "Los problemas no pueden resolverse en las tinieblas de la depresión o la ira. Se los debe resolver bajo la Luz de la Alegría".

Afirma Saraydarian que ahorramos energía, salud y dinero si conservamos nuestra *alegría*, nuestra *paciencia* y nuestra *serenidad*, y que si perdemos estos tres diamantes podemos quedarnos sin futuro. Y concluye este autor que "la alegría es un estado del Ser en el que tu consciencia no es condicionada por el ambiente ni por los pensamientos, emociones y actividades que tienen lugar en tu entorno. Un estado en el que se detienen todas las *creaciones negativas* de tu consciencia, se rechazan todos los ataques de las *fuerzas de la oscuridad*, se construye un escudo alrededor de ti y el *vigía* que hay en ti está alerta".

Una persona alegre percibe cómo distintos *bienes* (materiales, mentales-emocionales y hasta espirituales) fluyen en su dirección porque las *fuerzas de la abundancia* saben que esa persona los usará para el bien común y para servir a la humanidad. La **abundancia** y la **alegría** se hallan estrechamente relacionadas. Esto genera gran *armonía* en el entorno: la gente coopera voluntariamente con una persona alegre. Y todo esto genera **confianza**. Dice El Morya: "Se han cruzado abismos, mediante Alegría y Confianza. No sólo la Valentía, sino precisamente la Alegría es lo que nos vuelve Invulnerables".

Quienes sólo viven por un instante sus momentos de alegrías provocan fluctuaciones en sus estados de ánimo tan importantes que no solo no pueden proyectar metas sino que cambian constantemente de dirección y de objetivos y van y vienen entre ellos.

La palabra *alegría* deriva probablemente del latín **alacre**: *alacer equus* es el "caballo brioso". *Alacer/alacris* significa, entonces: "activo", "vivo", "lleno de ardor", "ágil", "lleno de entusiasmo", "ligero". De aquí que el *uso* de la alegría debe ser practicado diariamente. Unos consejos más, ahora de parte de Saraydarian: "siéntase alegre y luego traslade esa corriente de alegría a sus seres queridos, a la comida que prepara, a los objetos que usa, a la ropa que viste, al agua que bebe...sienta alegría antes de leer o estudiar, antes de abrir la puerta de su casa para salir, antes de encender su auto o subir a un transporte público, antes de empezar su trabajo diario... no empiece ni termine nada sin sentir primeramente alegría".

Y continúa este autor con un enfoque que viene muy bien respecto de cómo se está viviendo en todo el planeta, en lo que hace a las relaciones interpersonales y entre las distintas nacionalidades: "Nuestra situación social puede cambiar por completo si todos y cada uno trabaja su alegría personal y la transmite a los demás, en lugar de *atacarnos* y *amenazarnos* mutuamente, imponiendo nuestra autoridad y cultivando el temor y la hipocresía.

"Cultivemos la semilla de la alegría...

"Son una lamentable mayoría los humanos que no tienen alegría en sus hogares, escuelas, negocios, fábricas y oficinas. No podemos tener éxito ni prestar un servicio si carecemos de alegría. Esta es la razón por la que no estamos avanzando como debiéramos en el plano personal, grupal, nacional y mundial".

Una sociedad alegre tiene salud y prosperidad. Al igual que un ser humano.

Reír y llorar de alegría

Muchas veces, reímos de alegría ante acontecimientos agradables o hermosos que esperábamos que ocurrieran, pero más reímos cuando esos acontecimientos fueron sorpresivos o inesperados. Claro que en estos últimos casos esa misma sorpresa convierte el acontecimiento en una sensación tan fuerte que podemos mezclar la risa con lágrimas de alegría. Otras veces lloramos de alegría ante circunstancias que nos parecían casi imposibles de concretar y que, después de grandes esfuerzos, vimos felizmente realizadas.

Dijo la actriz cómica estadounidense Lily Tomlin: "Cuando estoy alegre me dan ganas de llorar, pero cuando estoy triste no me dan ganas de reír. Creo que es mejor estar alegre. Así tienes dos sentimientos por el precio de uno".

Podría pues concluirse, junto con Alfred Stern, que si la risa y el llanto acompañan con frecuencia a las alegrías, son *consecutivos* a la alegría, y de ningún modo constitutivos. Es decir que la alegría existe por sí misma, de tal modo que hay personas que se alegran sin reír ni llorar, y tal vez sean ellas las que mejor se alegran. Para algunos pensadores, la alegría que no está acompañada ni de risas ni de llantos, podría ser considerada como la alegría *absoluta* o *suprema*.

40. La energía de la alegría

De todas las EP que hemos contabilizado a lo largo de este libro, la Alegría, además de un estado de ánimo, una emoción positiva como todas las otras, es, junto con el Amor, la que más *energía expande*. Podemos asegurar que la alegría **es** energía. Cuando una persona se hace presente en algún lugar, uno nunca percibe a ciencia cierta que clase de EP inunda a esa persona. No podemos advertir, hasta que no la escuchamos hablar, moverse, opinar, actuar, si es una persona feliz, o voluntariosa, o agradecida, o buen humorada u optimista, pero si es alegre, lo advertimos de inmediato, sin siquiera la necesidad de que se exprese de ninguna manera, porque la alegría es energía que se manifiesta e inunda todo el contorno de esa persona y, por supuesto, se irradia y se contagia.

De igual manera, una persona que brinda amor, sobre todo a través del servicio, se advierte, se "siente" con sólo mirarla. Un buen ejemplo lo tenemos --notable nada más que a través de documentales y fotos-- en dos personas claves de los últimos años; *causalmente* ambas residentes en la India: el Mahatma Gandhi y la Madre Teresa.

Siguiendo una vez más a Torkom Saraydarian, veamos que tipo de energía es la alegría.

1. Regeneradora.

Cuando se sienta algo débil psicofísicamente comience a *pensar* en la alegría. ¿Y cómo se hace?, se preguntará usted. A través de su "imagen personal de la alegría". Y ésta se logra efectuando el ejercicio que llamamos "Meditación de la Alegría", y que se describe en el apartado nº 42.

2. Purificadora.

De la mente, de las emociones y, claro, del cuerpo físico. Un ejemplo simple lo tenemos en las personas que estando con HMN se la pasan contando **chismes**; en cambio, la gente alegre cuenta **chistes**. ¡Que diferencia tan significativa sólo por una letra!

3. Dispersiva.

Tal como el sol dispersa las nubes, la alegría dispersa los HMN. Cuando se sienta con invasión de HMN, comience a *trabajar* la alegría y verá como se borra esa estructura de vida externa que usted íntimamente no desea. ¿Y cómo?, volverá a preguntarse usted. La respuesta está en los apartados 41 y 44.

4. Expansiva.

a) De otras *EP*: cuando usted está alegre tiende a saltar, a abrazar a los demás, a compartir con otras personas su estado;

b) De la *mente* y las *aptitudes creadoras*: estando alegre "creamos" nuestro mejor baile, la mejor pintura, la mejor música, la más bella poesía, se trabaja mejor, se estudia mejor, se usan palabras positivas y optimistas (subconscientemente usamos del "lenguaje sonriente");

c) De la *consciencia:* esto es importante porque uno es igual a lo que percibe. Por ejemplo, si usted sale de su casa, con preocupación, o tristeza ¿que es lo que más percibe en la calle?, es muy probable que inseguridad, malos tratos, discusiones, mendicidad, peligro; ahora si usted sale alegre ¿percibe tranquilidad, armonía, gente amable? ¡observe bien!...seguro que sí.

d) De la *percepción* y del *intelecto:* la preocupación y la tristeza desaniman y el desánimo crea inseguridad y duda, en esas condiciones no se puede *percibir* que es lo mejor y cuales son las soluciones correctas. Con seguridad que si tomamos alguna decisión en un estado de alegría no tomaremos la equivocada.

5. *Ardiente en lo espiritual.*

Cuando nuestros pensamientos y emociones tienen una carga de alegría son positivos, bellos, rectos, invencibles, potentes, victoriosos y, en consecuencia **nutrientes**: "nutren" nuestros cuerpos físico, astral (emociones) y mental (pensamientos) y, por supuesto, se reflejan en el aura. Y aquí viene lo más interesante: las emanaciones de alegría posibilitan que el aura irradie la sinfonía de colores que le es propia y esto es una especie de señal para los seres superiores (guías espirituales, maestros ascendidos, ángeles), que se acercan a prestar asistencia, seguros de que a través de esa energía de la alegría se hará buen uso de las vibraciones de su cercanía. ¿Bonito, verdad?

La frecuencia vibratoria del aura de una persona alegre atrae igual o parecida frecuencia de los seres de luz. La de una persona con HMN atrae otras cosas, como entidades de bajo astral que se "toman" o se "pegan" de nosotros y aumentan el malestar.

41. Técnicas para la alegría

Nos dice certeramente Lauro Trevisan: "Fíjese, usted pasa horas limpiando su coche o dedica un gran tiempo en elegir la ropa que se va a comprar o que simplemente se va a poner para salir de su casa, o espera pacientemente que le atiendan en la peluquería o está largo tiempo frente al espejo peinándose o afeitándose o maquillándose, pero... ¿cuánto tiempo dedica a entrenarse para estar alegre? Si usted sólo vive *para afuera*, si sólo se interesa por las apariencias, por la reputación, por obtener logros solamente materiales, entonces su felicidad va a estar supeditada a una avalancha de circunstancias externas que van a hacer que un día esté feliz y otro día se sienta desgraciado".

Realmente, pobre aquel que sólo espera que la alegría le brote naturalmente sin hacer nada para provocarla, para trabajarla. La alegría se puede y se debe trabajar, como el resto de las EP. Aquí desarrollamos tres "campos de acción" desde donde acceder a un estado de alegría: 1) desde el lenguaje; 2) desde lo mental-emocional y 3) desde lo físico.

1. *Desde el lenguaje.*

Usted ya conoce la importancia que para nosotros tiene la manera de expresarse. Se debe esparcir alegría con y a través de las palabras. Cuando usted maneja el "lenguaje sonriente", sus palabras transportan *cantidades* formidables de la *energía* de la alegría, capaces de transformar su salud, su negocio, su profesión, sus planes, su futuro... y el de los que le rodean: una persona alegre tiene un entorno alegre.

Es muy útil "trabajar" *afirmaciones*, verbalizándolas en voz audible para nosotros. A continuación le sugerimos algunas:

1. *Sostengo mi sonrisa con naturalidad.*
2. *Soy alegre y me muevo con facilidad.*
3. *Vivo el presente y solo actualizo mi pasado alegre.*
4. *Sólo proyecto al futuro lo positivo y lo bueno que deseo.*
5. *Atraigo a mi vida las mejores intenciones.*
6. *Todas las dificultades tienen solución basada en alegría y entusiasmo.*
7. *Me ocupo de todos mis asuntos de un modo avasallante.*
8. *Creo firmemente y alegremente en mi propósito de vida.*
9. *Me ejercito en mantener en mi mente y en mi corazón todos los momentos de alegría que he vivido.*
10. *Celebro todos los días la infinita alegría de estar vivo.*
11. *Vivo económicamente bien y pago con alegría mis compromisos.*
12. *Cuido mi crecimiento espiritual.*
13. *Cultivo mi sonrisa y mi risa.*

Por ejemplo, por la mañana, comenzar el día con: *"Hoy todas mis emociones son **alegres"**.* Y cuando durante el transcurso de la jornada aparezcan emociones decepcionantes, negativas, dolorosas, *polarizarlas* reemplazándolas por: *"No acepto este estado de ánimo, hoy todas mis emociones son alegres".* Debemos comprender y reconocer que tenemos muchas oportunidades para la alegría, y cada día nos trae las suyas. La decisión es solamente nuestra.

2. Desde lo mental-emocional.

Debemos adiestrar a nuestra mente para emprender una nueva "marcha", *apoyándonos en el lenguaje,* y de esa manera no permitir que la mente elabore o plasme pensamientos tristes o negativos, porque se activa un mecanismo que produce una especie de "escape tóxico": antes de que los pensamientos salgan de la mente, generalmente convertidos en palabras, ya contaminaron el aura.

Cuando se empieza a pensar, la *motivación* de lo que se piensa hace que la energía mental construya "formas" de pensamiento tóxicas o saludables. La energía mental no es negativa ni positiva; es *neutra*. Nosotros creamos las formas y el *sistema electromagnético* del cuerpo responde en consecuencia. Usted es quien se está enfermando o curando.

También es aconsejable *meditar* e impregnarse de alegría interior, contactándose con nuestro Guía espiritual o con el ser de luz que sabemos nos traerá seguridad y alegría. Es útil acompañar esa actitud con la *oración*, pues produce bienestar, en una extraña combinación de "euforia pacífica". Un buen pedido a efectuar es que se nos conceda alegría.

De igual manera, impregnamos nuestro hogar y nuestro lugar de trabajo con las "formas" de nuestros pensamientos, sentimientos y palabras. Si son deprimentes y negativos todo el ámbito que nos rodea se contamina de tal forma que a nuestra alma (y a todos nuestros "cuerpos") le resulta difícil ser creativa. Hasta la respiración se dificulta. Un espacio o lugar cuyos estratos son de *aflicción* es un espacio en el que operan fuerzas negativas destructivas.

Ocurre lo mismo en lo físico y en lo energético. Veamos: sabemos que los HMN le hacen perder "funcionalidad" a nuestra glándula timo, y además nos disminuyen nuestras defensas inmunológicas. En ese estado psicofísico, ¿quién se enseñorea de nuestro cuerpo? (piense). ¡Exacto! Los "bichos", a los gérmenes, bacterias, microbios y virus les gusta un espacio físico lleno de dolor, y por lo tanto disminuido inmunológicamente, pues se desarrollan más abundantemente. Con las fuerzas o energías de la *oscuridad* ocurre lo mismo: al disminuir (también debido a nuestros HMN) nuestra frecuencia vibratoria, comenzamos a atraer frecuencias de la misma baja o densa vibración que les gustan la depresión, la preocupación y las adicciones (drogas, tabaco, alcohol, exceso de comida) porque pueden "influenciar" a la persona que se comporta de esa manera.

3. Desde lo físico.

a) Impregne de **alegría** *el lugar:* el espacio, las paredes, los muebles, los objetos... ¿Y cómo? Bueno, muchos hablan de acciones muy útiles de realizar: limpieza, orden, ventilación, iluminación, pintura, música, aromas, flores, etc. Usted, que ya ha avanzado en la lectura de este libro, o si ya ha leído nuestro libro anterior (11), ¿de qué manera cree se puede impregnar de alegría un lugar? Piense (pausa). ¡Acertó! **¡Con la risa!**

Comience con la sonrisa y luego con la carcajada. Usted ya lo vió: la risa es exorcista. Luego sume el "lenguaje sonriente", y los pensamientos positivos y amorosos.

b) Planifique y lleve a la acción actitudes alegres:

☺ Con respecto a la pareja, los hijos, los compañeros de trabajo u otras personas. Usted sabe íntimamente qué cosas los ponen alegres. Pues bien, trate de llevar a cabo ese tipo de cosas.

Es posible elegir comportarse alegremente en circunstancias rutinarias o desalentadoras, en parte para mantener nuestro propio vigor y en parte como apoyo a las personas que amamos o que debemos compartir mucho tiempo con ellas. Cuando estamos tristes alrededor de ellas les quitamos energía, comportándonos alegremente sucede algo interesante: las personas y el entorno comienzan a cambiar y eso redunda en nuestro propio beneficio, pues se retroalimenta nuestra alegría.

☺ La *lectura* de crónicas, noticias, artículos, pensamientos, poesías, novelas que contengan buenas dosis de optimismo, buen humor y alegría, así como revistas y libros de chistes, historietas cómicas, etc.

☺ La *televisión*, la *radio* y el *cine*, a través de programas y películas sobre temas que resalten lo bueno y lo positivo, comedias, historias cómicas, etc.

☺ La *decoración* del hogar, el lugar de estudio y de trabajo con colores, cuadros, fotos y posters alegres.

☺ La *música*, sintoniza con el cuerpo y el alma aumentando las vibraciones positivas o negativas: la música alegre nos pone alegre, la música vigorosa nos excita, la música tranquila nos apacigua, la música triste nos deprime.

☺ *Bailar*, incita a la alegría, a la despreocupación, a los sentimientos amorosos, libera tensiones, alivia el estrés y la depresión.

☺ *Cantar, tararear* o *silbar* temas alegres.

☺ Estudiar o practicar algún *instrumento musical*.

☺ La *actividad física*, desde el simple y beneficioso caminar, hasta la gimnasia o la práctica de cualquier deporte.

☺ *Pasear*, caminando o en cualquier medio de locomoción: bicicleta, auto, micros, trenes.

☺ *Reunirse*, con amigos, o simplemente en familia alrededor de la mesa. El propio Jesucristo participaba de comidas y banquetes porque sabía que siempre que las personas se reúnen para la comida común, se crea un ambiente de comunión, fraternidad, alegría y buena disposición.

☺ Las *conversaciones* positivas.

☺ *Contar* o que le cuenten chistes.

☺ El *beso,* el *abrazo*, la *relación sexual* efectuados en una verdadera interacción amorosa.

Recuerde que todas estas actitudes ayudan a liberar **endorfinas**.

214

c) *"Cargue" energética y positivamente* los *objetos*, armonícelos o polarícelos con la energía de la alegría. Los alimentos que come, los líquidos que bebe, la silla en la que se sienta, la ropa que usa, la lapicera con la que escribe, los libros que lee o estudia, los elementos de su trabajo diario o los que usa para cocinar, la cama donde duerme, los remedios que ingiere, el dinero que recibe. ¿Y esto como se hace...?

Siempre **sonriente**, pida asistencia a su Guía espiritual para que le ayude con la energía necesaria, concéntrese en ambas palmas de sus manos y cuando perciba el movimiento de energía acerque sus manos a 10 cm. del objeto que se trate y "envíe" una salutífera y alegre **energía** hasta que sienta que se le termina.

42. Visualizaciones de la alegría

Este apartado intenta responder a las apreciaciones sobre "pensar" o "trabajar" la alegría. Torkom Saraydarian nos ofrece varias maneras de visualizar la alegría. Aquí transcribimos tres de ellas con algunas modificaciones, resultado de la experiencia de trabajarlas con nuestros alumnos.

En todos los casos debe usted, ya lo sabe, sentarse con la espalda bien recta, los pies bien apoyados en el piso, las manos sobre las rodillas con las palmas hacia arriba, los ojos cerrados y una sonrisa en los labios.

1. Momento de alegría pasada personal.

a) Visualizar, recordar, revivir, un momento de enorme alegría personal, ya acaecida, si es posible de la juventud o la niñez;

b) Con todos los detalles posibles del acontecimiento: día, lugar, la ropa que llevaba puesta, quiénes estaban allí, los colores y olores;

c) Una vez bien ubicado el acontecimiento, percibir dónde se siente la alegría, en qué parte del cuerpo físico la puede ubicar, cómo es estar alegre y luego, intentar trasladarlo al momento actual tratando de "sentir" esa alegría en el cuerpo físico, emocional y mental.

¿Cómo es "estar alegre"? ¿Dónde se "siente" la alegría?

Sin interrupción pase al momento siguiente:

2. Momento de alegría compartida.

a) Visualizar, recordar, revivir, un momento de gran alegría vivido por algún ser querido por usted, con todos los detalles posibles;

b) Vivenciar cómo la alegría de esa persona le producía una enorme alegría a usted;

c) Percibir cómo se siente estar alegre por la alegría de otra persona: ¿se

215

siente de igual manera que la experiencia anterior? ¿la puede ubicar en el mismo lugar?, y nuevamente intente trasladarla al momento actual tratando de "sentir" esa alegría en sus cuerpos. ¿Dónde se "siente" la alegría?

Sin interrupción pase al momento siguiente:

3. *Momento de alegría futura.*

a) Trate de crear, visualizándola, con todos los detalles posibles, qué circunstancia futura, --de ocurrir realmente-- le ocasionaría gran alegría;

b) Debe ser algo que usted mucho desea que ocurra. Pues bien, ya está ocurriendo: ¿que tipo de alegría le produce? ¿es igual que las dos circunstancias anteriores?, intente vivenciarla en el momento actual.

Estos tres "momentos" sirven para que usted experimente la sensación de alegría y para que, de ellos, elija cuál prefiere para que sea su **"imagen personal de la alegría"**, a la que puede recurrir todas las veces que sea necesario --o cuando se sienta sin ánimos-- para "pensar" y "trabajar" la alegría.

¿La alegría es siempre la misma (aunque con distintos matices)? ¿O hay alegrías distintas? También puede usar de este ejercicio de manera continua --como aconseja Saraydarian-- 3 veces por semana, durante 6 meses. Según este autor, cuanto mayor sea el número de imágenes alegres que ocupen sus pensamientos, mayores serán su afán y los resultados de su futuro. Por supuesto, de esta manera seguimos reprogramando nuestra mente subconsciente.

Todos tuvimos y tenemos muchos momentos de alegría en nuestra vida, pero parecen muy pocos porque permanecen tapados por el dolor, el sufrimiento y el olvido. Debemos "reflotarlos". No hay alegrías grandes o pequeñas, todas las alegrías son la misma alegría, la diferencia radica en la intensidad con que las sentimos y la profundidad con que las registramos.

Mucha gente asegura no haber tenido "casi" ningún momento de alegría en su vida, y, de haberlos tenido, consideran que "duraron muy poco". En estudios recientes se ha realizado cierta estadística aproximada que habla de un "3 x 1"; se dice que por un momento o circunstancia realmente triste de la vida, hemos tenido tres circunstancias realmente alegres. Pues bien, nosotros pensamos que la proporción es aún mayor. Solo le proponemos el siguiente ejercicio: sobre la base de la "meditación de la alegría" descrita, disponga, al menos una vez por semana, a recordar momentos vividos de alegría, pero…comience desde la edad en que usted pueda tener recuerdos. Algunos dicen que recuerdan desde los dos añitos de vida, otros que antes de los 6-7 años no tienen recuerdos. Como sea, vaya usted abarcando de a 5 o 10 años, durante dos o tres meditaciones trate de recordar momentos alegres a partir de

216

sus, por ejemplo, 4 años de edad hasta los 10. Luego de los 10 a los 20, y así sucesivamente hasta llegar al día de ayer. ¡Se sorprenderá de la enorme cantidad de situaciones de alegría que vivió y compartió!

Ahora bien, después de todos estos ejercicios que nos han hecho *meditar la alegría*, le preguntamos: ¿dónde se siente la alegría? (piense)

La alegría se registra primeramente en el cerebro y se manifiesta en la zona de los chakras cardíaco y estomacal (plexo solar) --aunque tal vez se lee con mayor facilidad en los ojos--, pero cuando la sentimos, **todo** nuestro cuerpo vibra, las miles de millones de células que conforman nuestro organismo se movilizan... Ahora, ¡visualícese cada célula riendo alegres como si fueran foquitos encendidos!!!...

43. El "mapa" de la alegría

Sobre una cartulina blanca, o cartón-cartulina o plancha de telgopor, según el tamaño que usted necesite, debe distribuir y pegar los siguientes elementos:

1) En el medio y arriba una foto-color suya, actual, en la cual esté muy sonriente y debajo escriba su nombre completo;

2) Seleccione fotos suyas desde su niñez hasta la actualidad, en las cuales esté en actitud alegre o sonriente, o que sean fotos realmente de su agrado. Si en alguna de ellas hay algún ser querido que ya ha desencarnado, anímese y péguela también, ya que la mejor manera de recordar a alguien que ya no está, es en los momentos de risa y alegría; y si también en alguna de ellas hay alguien que usted no desea recordar, recorte esa figura;

3) Seleccione fotos o dibujos de objetos materiales que le gustaría poseer: autos, casas, computadoras, aviones (si le encanta viajar), etc.;

4) Seleccione fotos o dibujos de elementos religiosos en los que usted crea, estampitas de seres de luz, santos, u otro tipo de imágenes, etc.;

5) Seleccione y copie frases o afirmaciones positivas que usted sienta que le hacen bien leerlas o recordarlas;

6) Hágase fotocopias de billetes de dinero;

7) Ubique todos esos elementos dejando un círculo en limpio en el centro del "mapa" ya configurado, con el espacio suficiente para escribir en letras algo más grandecitas lo siguiente:

"YO SOY alegre, alegre, siempre alegre".

Finalmente elija un lugar de su casa algo privado donde pueda ubicar el mapa, que esté fuera de la vista de cualquier curioso ajeno a su núcleo familiar, pero que esté accesible para que usted lo pueda ver y leer.

44. Conclusiones prácticas

Veamos ahora algunas actitudes que nos permitirán mantener nuestro estado de alegría, si realmente lo tenemos, o generar la alegría y comportarnos alegremente:

☺ *Huya de complicarse la vida.*

a. Evite actualizar su pasado negativo, triste o desagradable.

b. No padezca los problemas de mañana, agregando gravedad y aflicción al día de hoy.

c. Si continua haciendo lo que siempre hizo, seguirá obteniendo lo que siempre obtuvo: en el caso de la alegría, un constante desaliento.

☺ *Piense en la tristeza como una mentira.*

a. Reconozca su resistencia a deshacerse de su infelicidad ("que bien estoy sintiéndome mal").

b. Modifique aquellos aspectos de sus percepciones y actitudes de vida de los viejos esquemas que han demostrado su inutilidad (si hasta ahora no ha logrado usted conservar la alegría en su vida, es probable que usted este siguiendo esquemas erróneos).

c. Ningún "Dios" ha creado la tristeza: esta es una invención y una confusión de la mente humana.

☺ *Analice la verdad de sus preocupaciones.*

a. Sea consciente que ningún problema carece de solución y que ninguna solución se fundamenta en preocupación, tristeza o abatimiento (no tome decisiones en un estado de abatimiento).

b. El miedo empequeñece y paraliza; recuerde: el tiempo nos demuestra que nunca ocurrieron la mayoría de aquellas cosas que nos hacían temer.

c. Sepa reconocer que las preocupaciones --o las tristezas-- que le alejan de la alegría suelen ser de escasa envergadura (no todos los meses fallece un ser querido, o tenemos un grave accidente, o quebramos económicamente, o nos despiden de nuestro trabajo, o nos diagnostican una grave enfermedad o fracasamos seriamente en nuestra profesión).

☺ *Ocúpese de un modo positivo y avasallante.*

a. No se engañe si hoy no vive con alegría porque tiene problemas por resolver, porque mañana tendrá con seguridad otros nuevos.

b. Evite el sentimiento de culpa, que predispone a un autocastigo y le aleja del júbilo de la alegría.

218

c. Tenga la voluntad de creer firmemente y alegremente en su *propósito de vida* (distinguimos entre un propósito *mundano* y uno *espiritual* y lo diferenciamos de la *misión de vida* en nuestro libro *"El Alma y la Salud"*).

d. Cultive su crecimiento espiritual (recuerde a su Guía Espiritual).

g. Realice metódicamente nuestra "secuencia de la salud".

☺ *Ejercítese en la necesidad de ser alegre.*

a. No involucre a las circunstancias y a otra gente como culpables de lo que le pase.

b. No busque excusas para justificar su falta de alegría.

c. Mantenga lo mas que pueda en su mente y en su corazón los momentos de alegría (recurra a su "imagen personal de la alegría").

☺ *Atraiga hacia usted la alegría.*

a. Actúe y hable cómo si la alegría estuviese "instalada" en usted.

b. Comience bien el día en dirección hacia el buen humor.

c. Insista con las celebraciones aún en tiempos difíciles.

d. Utilice música "movida" y edificante para levantar el ánimo.

e. Acostúmbrese a practicar enérgicas caminatas.

f. Cultive la sonrisa y la risa (que, ya dijimos, son las manifestaciones físicas de la alegría).

Recuerde que todas estas actitudes ayudan a liberar **endorfinas**.

45. La relación optimismo-alegría

Desde un planteo general o filosófico, es decir en cuanto a los conceptos mundiales (son las mismas definiciones para todos los idiomas y que se encuentran en los **diccionarios**): ¿qué diferencias encontraría usted, si los consulta, entre alegría y optimismo? Veamos.

Alegría: Grato y vivo movimiento del ánimo que se manifiesta con signos exteriores: *entusiasmo*. Divertirse, complacer, regocijarse, gozar, reanimarse.

Optimismo: Propensión a ver y juzgar las cosas desde el aspecto más favorable. Viene de "óptimo": sumamente bueno, no puede ser mejor. Se exterioriza con *entusiasmo*. Otorga seguridad confianza y tranquilidad.

Ahora bien, desde los planteos de nuestra propuesta, desarrollados en este libro: ¿qué entendemos nosotros por alegría y qué por optimismo?

Alegría:

Es energía.

Es amplia y envolvente, radiante y contagiosa.

Privada y pública.

Emocional y espontánea.

No es un momento, apunta a ser continua.

El pilar sobre el cual se construye el escalón a la vida.

Se da con naturalidad en los niños.

Asume la característica de una *"forma de ser y de existir"*(* --1ª importante diferencia--).

Es una actitud del *Alma* (** --2ª importante diferencia--).

Optimismo:

Es una manifestación más reducida y privada.

Mental y dirigido.

Actitud mental o EP sobre algún acontecimiento particular.

Aunque es mas restringido que la alegría apunta a elaborar una continuidad de vida por lo cual asume la característica de una *"forma de estar"*(*).

Es una actitud de la *Inteligencia* (**): creer en el triunfo.

Aquí aparece el más destacable elemento de diferenciación: mucha gente cree que siendo optimista ya se es alegre, o a la inversa, que siendo alegre ya se es optimista. En verdad, estas EP o actitudes de vida no funcionan así. Solo de una manera es posible: elaborando la alegría una persona se vuelve optimista. A la inversa no es posible, ya que se puede pensar en positivo y ser optimista sin ser alegre.

Esto último lo vemos cotidianamente (y se podrían citar muchos nombres: artistas, empresarios, famosos humoristas, etc.). Una persona exitosa, o millonaria, para que llegue al lugar en donde está, con seguridad debió ser un gran optimista, nunca dudó de su capacidad ni de sus condiciones para alcanzar sus objetivos: creyó en el triunfo. Pero en su vida íntima, mientras recorría ese arduo camino hacia sus metas, nunca fue alegre; más aún, es una persona triste, o malhumorada… Pero alguien esencialmente alegre, es bastante difícil que sea, al mismo tiempo, pesimista.

Es decir que solo la alegría puede traer aparejado al optimismo.

Existe una anécdota del gran pintor, escultor e inventor Leonardo Da Vinci, acerca de su pintura "La última Cena", una de sus obras más copiadas y vendidas en la actualidad.

Tardó 20 años en hacerla debido a que era muy exigente al buscar a las personas que servirían de modelos. Tuvo problemas en iniciar la pintura porque no encontraba al modelo para representar a Jesús, quien debía reflejar en su rostro pureza, nobleza y los más bellos sentimientos. Así mismo debía poseer una extraordinaria belleza varonil. Por fin, encontró a un joven con esas características, fue el primero que pintó. Después fue localizando a los 11 apóstoles, a quienes pintó juntos, dejando pendiente a Judas Iscariote, pues no daba con el modelo adecuado.

Este, debía ser una persona de edad madura y mostrar en el rostro las huellas de la traición y la avaricia. Por lo que el cuadro quedó inconcluso por largo tiempo, hasta que le hablaron de un terrible criminal que habían apresado. Fue a verlo, y era exactamente el Judas que el quería para terminar su obra, por lo que solicitó al alcalde le permitiera al reo que posara para él. El alcalde, conociendo la fama del maestro Da Vinci, aceptó gustoso y llevaron al reo custodiado por 2 guardias y encadenado, al estudio del pintor.

Durante todo el tiempo que posó, el reo no dio muestra de emoción alguna por haber sido elegido como modelo, mostrándose demasiado callado y distante. Al final, Da Vinci, satisfecho del resultado, llamó al reo y le mostró la obra; cuando el reo la vio, sumamente impresionado, cayó de rodillas, llorando.

Da Vinci, extrañado, le preguntó el por qué de su actitud, a lo que el preso respondió:

--*Maestro Da Vinci, ¿es que acaso no me recuerda?*

Da Vinci observándolo fijamente le contesta:

--No, nunca antes lo había visto.

Llorando y pidiendo perdón a Dios, el reo le dijo:

--*Maestro, yo soy aquel joven que hace 19 años usted escogió para representar a Jesús en este mismo cuadro.*

Por más belleza física que se posea, es la belleza interna la que finalmente sale a relucir a través del tiempo en nosotros, quedando inevitablemente marcada en nuestro rostro, y un estado continuo de alegría es uno de los pocos que puede lograr esa maravilla y hasta impedir un envejecimiento muy marcado.

46. Síntesis a su cargo

Ahora, ¿se anima usted a arribar a nuestra síntesis sobre este tema? Dicha síntesis tiene que ver con todo nuestro Método RH (risa holística), con el eje central de toda nuestra propuesta. Piense (pausa). Le damos una ayudita, anticipada nada menos que por Descartes (1596-1650): "Con frecuencia es preferible una alegría *forzada* que una tristeza real".

Explica William James (1842-1910): "El camino voluntario de valor soberano para llegar a la alegría, si es que la has perdido, es sentarte alegremente y actuar y hablar como si la alegría estuviera ya a tu lado".

Y propone Dale Carnegie (1888-1955): "ponga en su cara una amplia sonrisa; saque pecho; respire pausada y profundamente: y entone algo. Si no puede usted cantar, silbe. Si no puede silbar, tararee. Pronto descubrirá a qué se refería William James: que es *físicamente imposible* permanecer deprimido o agobiado mientras se manifiestan los *síntomas de una alegría radiante*".

Este recurso de moverse en la dirección opuesta a la que se dirige nuestro humor es muy útil cultivar. Muchos aplicamos esta psicología práctica sin darnos cuenta cuando, por ejemplo, le pedimos a un niño que llora: "ríete que ya pasó..." y el niño comienza a sonreír al principio con desagrado, pero luego se termina alegrando verdaderamente.

Bien, ¿a que conclusión podría arribar usted después de haber recorrido prácticamente este libro por completo? No se apure en seguir leyendo. Piense otro poco.

- -

Creemos que la síntesis la tiene Lauro Trevisan, y que muy bien se puede aplicar con nuestra propuesta; ha dicho este autor: "A **fuerza** de estar alegre uno se **vuelve** alegre".

Hay gran diferencia entre **estar** alegre y **ser** alegre. Usted en este momento puede estar riéndose a carcajadas y a los dos minutos caer en una tristeza que dé pena. Sólo tuvo unos momentos de alegría. Pero usted **no es** alegre. *Estar* alegre es un paso sin duda necesario para *ser* alegre y por lo tanto, todo lo que pueda servirle para crear alegría es no sólo válido sino además excelente, pues *de tanto estar alegre se termina siendo alegre*.

Es decir, al igual que lo propuesto para la risa: no espere a que algo o alguien lo haga reír, y especialmente si considera que por los momentos de la vida que está atravesando no tiene ningún motivo valedero para reír (aún sabiendo íntimamente que le haría muy bien poder reírse), ¡hágalo igual! ¡**fuerce** su risa!

Bien con la alegría pasa algo muy parecido: ¡**fuerce** una **actitud** alegre!, tal como lo explicamos en el punto 6 de las "Conclusiones de la alegría" (nº 44) y tal como lo aconsejaron los muy preclaros pensadores que acabamos de citar.

Dijo Víktor Frankl: "Al hombre se le puede arrebatar todo, salvo una cosa, la última de las libertades humanas: la elección de la actitud personal que debe adoptar frente al destino para decidir su propio camino". Y esa elección está, sin dudas, cimentada en un estado de alegría.

Como corolario de todo lo expuesto sobre la alegría, podemos concluir en que el máximo *misterio* de la alegría consiste en que la misma posee una "sabiduría especial": no hay necesidad de aconsejar a la gente sobre cómo manejar constructivamente su vida, sólo remitirnos a enseñarle a vivenciar la alegría, y a *compartirla,* y ésta se encargará de mostrarle lo que debe hacer y cómo hacerlo. Dicen los maestros que la alegría incrementa nuestra "luz propia" revelando exactamente lo que uno es.

Por esta razón, a los que trabajan del lado bueno de la vida, como servidores de la Luz, se les aconseja que estén siempre alegres, para que reemplacen la energía psicofísica cuando ésta se agote. Igualmente que tengan a su alrededor colaboradores cargados de alegría y entusiasmo para remover constantemente la energía de la alegría. De lo contrario si la energía se agota aparece el aislamiento y la aflicción y se es más vulnerable a "ataques" de la gente y hasta de ciertas energías espirituales opuestas a la luz.

Esta es una característica en la que insisten muchos estudiosos: cuando el alma desencarnada revisa su vida anterior muy rápidamente en tres dimensiones, se siente su propio juez e *invariablemente* observa que es "juzgada" por el Amor que ha sentido y brindado a los demás, y por el Servicio que, sólo a través del Amor pudo haber desplegado.

Y parece ser que se le hacen notar dos aspectos muy fuertes desde lo vivencial.

Uno de ellos es que vuelve a vivir cada uno de sus gestos, acciones y palabras y sobre todo *sus efectos* sobre los demás; por ejemplo, si ha dado un bofetón a alguien *vive* los efectos de ese bofetón **en el lugar** de ese alguien. ¡Lo que debe ser vivir la experiencia de un criminal en el lugar de su víctima!

El otro aspecto es que se muestran todos los momentos de la vida que acabamos de transitar, en que tuvimos la oportunidad de estar **Alegres** ¡y no lo estuvimos! Y este detalle fue recogido en el *Talmud,* cuando dice: "En el mundo venidero, a todos se nos llamará para que respondamos de lo bueno que Dios puso en esta tierra y nos negamos a disfrutar".

Así que, una vez más se lo volvemos a solicitar, **fuerce** su sonrisa y su risa y, ahora, también **fuerce** su *actitud alegre.* De la misma manera que cuando alguien *quiere* estar enfermo, *actúa como si estuviera enfermo;* o cuando quiere ponerse triste, *actúa con tristeza;* cuando quiera sentirse alegre *actúe con alegría.*

Y comenzará a irle muy bien. Usted se va a sanar.

8

EL CAPÍTULO EXTRA: FELICIDAD Y ALEGRÍA

Definitivamente nadie puede decidir por nosotros.
Nadie puede obligarnos a sentir o a hacer algo
que no queremos, tenemos que vivir en libertad.
VIKTOR FRANKL

47. Felicidad

Un aspecto que nos impide lograr la felicidad es la **postergación**: "Yo sé que tendría que hacer eso o aquello y no lo hago, pero ya me llegará el momento". Esa actitud produce ansiedad, incomodidad y hasta culpa y preocupación. Entonces, el refugio -como bien lo hace notar Wayne W. Dyer- es apelar a tres frases muy típicas: "*Quizá* las cosas se solucionen solas", o "*Espero* que las cosas vayan mejor", o "*Deseo* que se arreglen las cosas".

En realidad, esta actitud solo sirve para evitar realizar las tareas o tomar las decisiones que sabemos tienen la importancia de las principales actividades de nuestra vida. Además un *no-hacedor* es, a la vez, un *hablador* que mira cómo hacen las cosas los demás y luego elucubra conceptos filosóficos o prácticos sobre la forma en que lo están haciendo y, muchas veces, cómo lo hubiera hecho mejor él... eso si hubiese vencido la inercia de la postergación.

Escribió Alfred Souza: "por largo tiempo parecía que para mí la vida estaba a punto de comenzar, la vida *de verdad*; pero siempre había algún obstáculo en el camino: algo que resolver primero, algún asunto sin terminar, tiempo por pasar, una deuda por pagar, entonces la vida comenzaría *"después de..."* hasta que me di cuenta que esos obstáculos **eran** mi vida".

Así que deje de esperar a terminar los estudios, o hasta que baje 10 kilos, o hasta que se case, o hasta que tenga hijos, o hasta que sus hijos se vayan de casa, o hasta que se divorcie, o hasta la primavera, el verano, el otoño, el invierno, hasta el viernes a la noche, hasta el próximo lunes y vaya entendiendo que, en primer lugar, la felicidad comienza por *amarse uno mismo*. Empiece a elegir las cosas, los comportamientos, las personas que más le gustan en todas las situaciones. Tómese un tiempo para usted, desde dormir una siesta hasta dar un paseo por el parque, incluso si tiene pendientes muchas cosas por hacer.

Comienza a ser feliz la persona que puede mirar al futuro con la fe de que se convertirá en el ser humano que le gustaría ser. Con la certeza de que alcanzará el objetivo que no consiguió alcanzar hasta ahora.

Si un hombre o una mujer están bien, su mundo estará bien. Se puede atraer la felicidad de la misma manera que se puede atraer la riqueza, la desdicha o la pobreza. Piense... ¿cómo está su mundo? Abraham Lincoln comentó: "he observado que las personas son tan felices como se permiten serlo". ¿Y cuál es el camino para "permitirme ser feliz"? Podemos enumerar algunas actitudes principales.

☺ *La sola decisión de serlo.*

Andrew Matthews, narra su propia experiencia: "Recuerdo que un día, cuando tenía veinticinco años de edad, me levanté con la firme determinación de dejar de ser infeliz. Me dije a mí mismo: *si verdaderamente vas a ser feliz algún día, ¿por que no empezar hoy?*. Aquél día decidí ser mucho más feliz que nunca. Quedé sorprendido. ¡Funcionó! Después les pregunté a otras personas que sabía eran felices y todas revelaban experiencias similares a la mía: en determinado momento de sus vidas advirtieron que ya estaban hartas de su infelicidad, amargura y soledad, y simplemente se *decidieron* a cambiar las cosas".

☺ *En casa*, con nuestros seres queridos, dentro de nuestro hogar, allí continúa la felicidad. Y para tener un hogar feliz: practique y enseñe con el ejemplo la comprensión y la tolerancia. Pero también generar la voluntad de *hacer felices a los demás* para ser feliz uno mismo. Esto es muy importante, porque la felicidad (al igual que la alegría y la risa) es contagiosa.

¿Por que hacer de nosotros, y de cuantos nos rodean, seres infelices y melancólicos cuando es posible crear la felicidad por medio de una simple *actuación animosa*? Uno de los medios más seguros de alcanzar la felicidad consiste en dedicar las propias energías para hacer feliz a otra persona, y la felicidad vendrá a usted. La infelicidad deriva, la mayoría de las veces, de estar absortos en nosotros mismos.

☺ *Dejar de luchar contra lo inevitable o contra lo que no se puede cambiar,* aunque pongamos todo nuestro empeño.

Epícteto enseñó a los romanos: "No hay más que un camino que conduce a la felicidad, y consiste en dejar de preocuparse por las cosas que se encuentran más allá de nuestra voluntad".

☺ *Evitar la protesta y la queja*, porque --como asegura Dyer-- son el refugio de la gente que desconfía de sí misma y, por extensión, desconfían de los demás y de la vida toda. La *confianza* y la *aceptación* son fundamentales para ser feliz.

☺ *Mantenerse activo/a y ocupado/a.* Haga algo, en lo posible fuera de su casa. Nadie adquiere valor encerrado en su casa. Es necesario "probarse", salir a la calle y hacer lo que se tiene que hacer.

En el momento mismo que nos ponemos en *acción*, empiezan a desaparecer una considerable cantidad de HMN, sobre todo el miedo y la preocupación, y cuando no hay emociones, sentimientos o actitudes negativas, se enseñorea mágicamente la felicidad.

Desde lo **externo**, hay distintas cosas que nos producen por sí solas el sentimiento de felicidad. Es decir que, según la persona y su entorno, habrá algún aspecto o circunstancia de la vida que lo pondrá feliz, y a otra persona le hará feliz algo diferente. Por ejemplo, la felicidad que produce:

. la salud	. la profesión	. bailar y/o cantar
. los hijos	. el trabajo	. el bienestar económico
. una pareja	. viajar	. el logro de algún objetivo
. los amigos	. el arte	. estudiar e investigar
. los nietos	. sentirse útil	. el reconocimiento
. un deporte	. el proyecto	. el amor
. una mascota	. ayudar	. la lectura

Puede agregar a la lista qué aspectos o circunstancias le hacen especialmente feliz a usted. Por lo pronto, le contamos qué cosas lo hacen feliz a un buen amigo nuestro: "las *pequeñas* cosas": una pequeña mansión, un pequeño yate, una pequeña fortuna... una pequeña...

La persona feliz tiene una conducta o estilo de vida que es muy evidente para quien sabe advertirlo. ¿O tal vez tiene ese estilo de vida porque ya es feliz en su interior? *Disfruta* virtualmente todo lo que le brinda la vida, se siente *cómoda* haciendo cualquier cosa. Siente *entusiasmo* por la vida y quiere todo lo bueno que pueda sacar de ella: le gusta la lluvia y el sol y los días nublados y fríos y calurosos, aunque tenga sus preferencias. Le agrada alternar y jugar con los niños.

La persona feliz es una persona cariñosa, bondadosa, sonriente, colaboradora, nunca está manipulando a los demás. Es esencialmente honesta, confiable, no es evasiva, ni pretende mentir respecto de ninguna cosa. Presenta una total carencia de culpa. Por supuesto, tampoco se preocupa, sólo *se ocupa*. Goza el presente porque sencillamente se da cuenta de lo absurdo que es "esperar para disfrutar".

No se enreda con pensamientos que sabe le van a llevar al mal humor. No se enoja. Si está a punto de entrar en confrontación con otra persona, preferirá cambiar de tema o irse. Es hacedora, activa. Le encanta ayudar a los demás.

Sabe reír y hacer reír. Descubre el humor en casi todas las situaciones y se puede reír de los acontecimientos más absurdos lo mismo que de los más serios y solemnes. Le resulta fácil crear buen humor. No se ríe de la gente, se ríe con la gente. Todo lo ve en la vida como un gran divertimento, aunque toma muy en serio sus cosas y sus proyectos.

Y fundamentalmente, no permite que ninguna circunstancia ni persona la *desarmonice*, ya que sabe intuitivamente o porque lo aprendió, a *protegerse* y a *defenderse*. **Tal vez ya leyó este libro**.

Dijimos en el capitulo segundo que a la felicidad suele relacionársela o peor aún, confundírsela con la alegría, bien, en este capítulo describimos las semejanzas y las diferencias.

48. El principio de la felicidad

Dijo Ludwig Marcuse: "Existen deseos que no envejecen. Solo pasan sencillamente de moda de vez en cuando, o entran de nuevo en moda de vez en cuando. La felicidad es uno de estos eternos deseos básicos".

Y un Ángel, agregó: *"Si pudieras escuchar los lamentos de dolor y pena que provienen de la Tierra, te impactaría. Por eso tu tarea es aprender a ser feliz para que sólo con tu presencia puedas sacar a alguien de su tristeza y en lugar de sumarte con simpatía al dolor de otros, lleves a tus semejantes a tu propio estado de felicidad"*.

¿Se ha planteado alguna vez cuál es el objetivo de ser feliz? (piense) El objetivo de ser feliz es mejorar la propia vida, disfrutarla, darle un aire nuevo, más fresco y dinámico. Tener la sensación de tenerlo todo pese a que no puede "llegar" a fin de mes, sentirse tan grande como el hombre más rico del mundo o el rey más apreciado, pese a no serlo.¿Y por qué la felicidad mejora la vida? Porque al estar más feliz, mejora el rendimiento, y se crea una oleada de positivismo natural que hace que todo vaya mejor.

Dos personas pueden tener exactamente la misma vida pero si uno comienza a ser feliz, a sacarle el mejor partido a su vida, verá como en cinco años está a años luz de la otra persona, en el tema laboral, sentimental, amistades, diversión y todos los demás ámbitos de la vida.

Levantarse cada mañana animado, ir al trabajo relajado/a y disfrutando del trayecto en bus (auto o metro), comenzar el trabajo con una sonrisa, disfrutar de lo que se hace. Saborear ese momento que se pasa con los compañeros, aprovechar ese tiempo libre para leer, escribir o hacer algo que otorgue satisfacción. Cambiar esa odiosa costumbre de esperar que pase la semana para que llegue el deseado fin de semana. Cuando uno aprende a ser feliz y valorar la vida ya no hace falta esperar al fin de semana porque entre semana ya se está viviendo y disfrutando la vida con una sonrisa.

Cuando se aprende a disfrutar la vida y todo lo que la rodea se aprende a valorar mejor las cosas, a verlas desde otra perspectiva; es muy posible que cada día usted pase por delante de un bonito paisaje que hace años que no había advertido, y ahora es el momento de apreciarlo.

Aniquilamos de raíz estos comportamientos inservibles y caprichosos, ya basta de esperar milagros o cosas extraordinarias porque lo mejor que tiene la vida está justo al lado, con la pareja, la familia, los amigos, en la misma ciudad de siempre... No hace falta salir con una estrella de Hollywood ni irse a la otra punta del mundo.

Ser feliz, es al final, la construcción de un gran fondo de ahorro de experiencias significativas, pobre de aquel que guarda lo que posee en donde se corre el riesgo de perderlo todo. Simplifíquese...el mundo no está en su contra. Los que nos rodean nos quieren... cada quien a su modo.

49. Conclusiones de la felicidad.

¿Cómo podría agregar felicidad a sus años?

¿Qué podría hacer hoy para favorecer la creación de contextos felices en su vida? Nosotros interpretamos que el mundo emocional es el que nos predispone a la acción.

Felicidad, ese estado de plenitud y equilibrio que todo ser humano anhela como ideal de realización y bienestar y que combina una justa proporción entre lo que se es, lo que se tiene y a lo que se aspira, es y será siempre uno de los temas motores de nuestra existencia y por tanto un tema fundamental de estudio, que al parecer no ha escapado de la lista de temas abordados por las más prestigiadas escuelas de negocios.

Un estudio esclarecedor

Cuando se investigó a los gemelos Landmark, en la Universidad de Minnesota, se encontró que aproximadamente el 50% de la diferencia en la felicidad de una persona a otra es determinada genéticamente. No heredamos rasgos particulares que nos hacen más o menos felices, sino que nuestro ADN es responsable de lo que los investigadores denominan *"punto de referencia de felicidad"*, y aseguran: "Uno puede ganarse la lotería y eso aumentaría temporalmente la felicidad... y una muerte en la familia deprimiría también temporalmente la felicidad". ¿Y como arribar a ese *"punto de referencia de felicidad"*?

Después de 75 años y 20 millones de dólares invertidos, en junio de 2009, la revista *The Atlantic* publicó un artículo con los resultados de un estudio denominado Grant Study, que reveló los factores más importantes para ser feliz en la vejez. Desde 1938, se realizó un seguimiento de 238 egresados --todos hombres-- de la Universidad de Harvard estudiando sus formas de comportamiento, desde los planos psicológico, antropológico y físico. El resultado fue publicado en el libro *"Triumphs of Experience"*, por George Vaillant, quien dirigió el estudio desde 1966, y determinó:

a) la primera es que el común denominador del bienestar (y por ende de la felicidad) son las **relaciones íntimas**, la fuerte correlación que existe entre la calidez de las relaciones y la felicidad en la vejez. En ese orden de ideas, lo más importante para tener una vida feliz se basa en la calidad de las relaciones;

b) la importancia de tener una **infancia feliz**. La calidad de tiempo compartido y las relaciones con sus padres en la infancia de los hombres involucrados en el estudio también se consolidaron como factores claves para la vida en la vejez;

c) se estableció una gran diferencia entre los hombres que tenían ideologías **liberales** y quienes, por su parte, preferían seguir los lineamientos establecidos por la sociedad. Se reveló que los del primer grupo, en promedio, tenían sexo hasta los 80 años de edad; mientras que los más conservadores lo hacían solo hasta los 68;

d) esto no solo se vio reflejado en la salud física y emocional de los hombres participantes, sino en el rango de sus **salarios**, poniendo en primer lugar a quienes tenían mejores relaciones interpersonales, ganando en promedio 141 mil dólares anuales y obteniendo más éxito y reconocimiento profesional, que los otros. Específicamente, los hombres que habían tenido mejores relaciones con sus madres ganaban 87 mil dólares más que los que no. Así mismo, tenían menor riesgo de desarrollar demencia al llegar a la tercera edad;

e) por último, quienes tenían mejores relaciones con sus padres que con sus madres, corrían menor riesgo de sufrir de ansiedad, incrementando sus niveles de satisfacción con sus vidas a la edad de 75 años.

Según escribe David Brooks para el *New York Times*: "Los hombres del estudio frecuentemente se volvieron más conscientes de sus emociones al envejecer, más aptos a reconocer y expresar emociones. Parte de esta explicación es biológica. Las personas, especialmente los hombres, se vuelven más alerta de sus emociones al envejecer. Parte de esto es probablemente histórico. En los últimos 50 años, la cultura americana ha descubierto el poder de las relaciones".

La investigación apunta a **cuatro áreas clave** donde, si lo deseamos, podemos cosechar el mayor beneficio para nuestra felicidad y hacerla duradera: la familia, la amistad, el trabajo y la fe. Todos aspectos que ya los tratamos a lo largo de este libro. Veamos estos nuevos enfoques.

1) Familia. Lo que caracteriza a las EP (emociones positivas) --en especial alegría y felicidad--, es que para vivenciarlas es necesario tener una *conexión*, fundamentalmente con seres queridos. "La felicidad es amor", y para vivir la vida al máximo y tener una vejez feliz el secreto es la calidez de las relaciones que se establecen con las personas que nos importan y que amamos.

2) **Amistad**. A diferencia de los familiares (que de alguna manera se nos imponen), se puede "elegir" a los amigos para poder crear una *comunidad de apoyo*, con personas con ideas afines y pasiones similares. Asegura Ed Diener que todas las personas felices tienen relaciones cercanas, por lo menos unas pocas personas con las que realmente pueden contar. Las personas solitarias sin confidentes tienden a ser infelices.

3) **Trabajo**. La mejor manera de aumentar la felicidad personal a través del trabajo es encontrar placer en lo que usted hace. La clave es trabajar de manera que sus habilidades coincidan con sus pasiones. Tener la capacidad de solventar económicamente a la familia es gratificante, pero tener que pasar demasiado tiempo en el trabajo puede ser contraproducente: se sacrifican otras fuentes de felicidad.

4) **Fe**. En este siglo XXI, cuando muchísima gente parece estar más interesada en el dinero, la cultura *pop* y los impactantes dispositivos tecnológicos, que en los antiguos valores como la religión y la espiritualidad, es necesario saber que se puede contar con esos aspectos tan especiales como son la fe, la religión y la espiritualidad.

No obstante, Vaillant encontró que los hombres que tenían una estrecha relación con los miembros de su familia y con los amigos, eran menos propensos a buscar experiencias espirituales, y que, en el caso contrario, necesitaban más pertenecer a alguna comunidad religiosa y/o espiritual.

Una vez más, remitiéndonos a la Universidad de Harvard, el curso que se dicta con más popularidad y éxito --más que los de economía de los cuales son los grandes especialistas-- es sobre la felicidad. Dicho curso se llama *"Mayor felicidad"*, y es dictado por Tal Ben Shahar.

Este curso atrae a 1.400 alumnos por semestre y 20% de los graduados de Harvard toman este curso electivo ¿Por qué? Quizás porque este curso, basado en las últimas investigaciones de **psicología positiva**, los hace cuestionar creencias y supuestos arraigados en nuestra sociedad.

"La vida --aseguran allí-- es similar a una empresa. Una empresa tiene ganancias, costos y tendrá utilidad en la medida en que sus ganancias sean mayores que sus costos. En la vida diaria, nuestros costos son nuestras emociones y pensamientos negativos, y las ganancias, nuestros pensamientos y emociones positivas. Si tenemos en balance más pensamientos y emociones positivas en nuestra vida, la empresa de nuestra vida está logrando utilidades. Una persona con una depresión prolongada, sería como una empresa quebrada. Analice cómo está su vida en cuanto a las utilidades de felicidad, ¿Está en positivo (azul) o está en rojo?".

¿Cómo lograr estar más en azul en cuanto a felicidad? A continuación varios "consejos clave" o *tips* o "conclusiones" para mejorar la calidad de nuestro estado personal y que contribuyen a la generación de una vida positiva.

1) *Practique algún ejercicio*: (caminar, ir al gym, yoga, natación, etc.). Los expertos aseguran que hacer ejercicio es igual de bueno que tomar un antidepresivo para mejorar el ánimo, 30 minutos de ejercicio diario es el mejor antídoto contra la tristeza y el estrés.

2) *Desayune*: algunas personas se saltan el desayuno porque no tienen tiempo o porque no quieren engordar. Estudios demuestran que desayunar ayuda a tener energía, a pensar y desempeñar exitosamente las actividades.

3) *Agradecer a la vida todo lo bueno que se posee*: escriba en un papel 10 cosas que posee en su vida que le dan felicidad. Cuando hacemos una lista de gratitud nos obligamos a enfocarnos en cosas buenas.

4) *Sea asertivo*: pida lo que quiera y diga lo que piensa. Está demostrado que ser asertivo ayuda a mejorar la autoestima. Ser dejado y aguantar en silencio todo lo que le digan y hagan, genera tristeza y desesperanza.

5) *Invierta su dinero en experiencias no en cosas*: un estudio descubrió que el 75% de personas se sentían más felices cuando invertían su dinero en viajes, cursos y clases; mientras que sólo el 34% dijo sentirse más feliz cuando compraba cosas.

232

6) *Enfrente sus retos*: No deje para mañana lo que pueda hacer hoy. Estudios demuestran que cuanto más se posterga algo que sabemos que tenemos que hacer, más ansiedad y tensión generamos. Es muy útil escribir pequeñas listas semanales de tareas a cumplir... ¡y cumplirlas!

7) *Siempre salude y sea amable con otras personas*: numerosas investigaciones, como lo detallamos en nuestro libro sobre la risa, afirman que sólo sonreír cambia el estado de ánimo.

8) *Cuidar la postura física*: caminar derecho con los hombros ligeramente hacia atrás y la vista hacia enfrente ayuda a mantener un buen estado de ánimo.

9) *Escuchar música que nos resulte estimulante*, según nuestras preferencias.

10) *Lo que comemos* tiene un impacto importante en el estado de ánimo. Comer algo ligero cada 3-4 horas mantiene los niveles de glucosa estables. Evitar el exceso de harinas blancas, los lácteos, el azúcar y las carnes rojas. Variar la alimentación.

11) *Cuidar la estética personal*. El 41% de la gente dice que se sienten más felices cuando observan que se ven bien "externamente".

12) *Renunciar a la necesidad de tener siempre la razón*. Hay tantos de nosotros que no pueden soportar la idea de estar equivocados --quieren tener siempre la razón-- aun corriendo el riesgo de acabar con grandes relaciones o causar estrés y dolor, para nosotros y para los demás. Y no vale la pena.

13) *Renuncie a la necesidad de control*. Está muy relacionado con el ítem anterior. Dejar que todo y todos sean exactamente lo que son o lo que desean ser.

14) *Terminar con la proyección de las responsabilidades* y desistir del hecho de culpar a otras personas por lo que nos ocurre en la vida.

15) *Abandonar las conversaciones autodestructivas*. No aceptar todo lo que la mente nos "dice", especialmente si es algo pesimista, preocupante o depresivo.

16) *Anular definitivamente la queja y la protesta*, y en especial, ocuparse en **resolver** aquello que no nos gusta o nos molesta.

17) *Olvidarse del lujo de criticar*. Todos somos diferentes y sin embargo, todos somos iguales. Todos queremos ser felices, queremos amar y ser amados y siempre ser entendidos. Todos queremos algo y algo es deseado siempre por todos nosotros.

18) *Renuncie a la engañosa necesidad de impresionar a los demás*, intentando tanto ser algo que usted no es o disimulando lo que realmente es, solo para agradar a los demás.

19) *Abra la resistencia al cambio*. Adaptación y Cambio son estímulos concentrados a incrementar la inteligencia y la percepción. Por lo tanto, el cambio es bueno.

20) *Abandonar los miedos*. Estamos encarnados en este plano para aprender de nuestras experiencias y de nuestras vicisitudes, para ser alegres y para amar verdaderamente.

21) *Terminar con las excusas justificativas*. A menudo nos limitamos a causa de las muchas excusas que utilizamos. En lugar de trabajar para crecer y mejorar a nosotros mismos y nuestras vidas, nos quedamos atascados, mintiéndonos, utilizando todo tipo de excusas, disculpas que el 99.9 % de las veces ni son reales.

22) *Lo pasado, pasado*. El pasado que uno añora o aquél de quién aún se teme, fue ignorado o mal resuelto cuando era "presente". Es muy necesario dejar de engañarse, solo es válido y útil el momento actual.

23) *Dejar de vivir de acuerdo a las expectativas de los demás*. Hay demasiadas personas viviendo una vida que no es la suya. Viven sus vidas de acuerdo a lo que otros piensan que es mejor para ellos, viven sus vidas de acuerdo a lo que sus padres piensan que es mejor para ellos, o sus amigos, enemigos, maestros, los gobiernos e incluso según lo que los medios de comunicación creen que es mejor para ellos. Ignoran a sus voces interiores, sus intuiciones. Están tan ocupados complaciendo a todo mundo, que pierden el control de sus propias vidas. Esto hace que se olviden de lo que les hace feliz, lo que quieren y lo que necesitan... y un día también se olvidan de sí mismos.

Un antiguo proverbio dice:

Si quieres ser feliz por una hora: sal de compras con dinero;
si quieres ser feliz por un día: pasa un día en el campo;
si quieres ser feliz por una semana: tómate unas vacaciones en un hotel "all inclusive";
si quieres ser feliz por un mes: cásate;
si quieres ser feliz por un año: hereda una fortuna;
si quieres ser feliz toda la vida: aprende a amar lo que haces.

Desiderata

Es el título de un poema muy conocido, habla sobre la búsqueda de la felicidad en la vida. Del latín *desiderata* ("cosas deseadas"), plural de *desideratum* ("verdad oculta"). En general, ya que no existe evidencia contundente sobre quien fue su autor, las discusiones se hallan en torno de tres probables orígenes:

1. Encontrado en un papel en la vieja iglesia de Saint Paul, Baltimore. Fechado en 1692.
2. El oficial y más reconocido: escrito por Max Ehrmann en 1927 y hecho el depósito de propiedad intelectual en 1948 por su viuda.
3. Escrito en latín en la pared de piedra de la torre de la campana de la iglesia de St. Paul.

La contribución de Ehrmann fue la de traducirlo al inglés y publicar el material. Y así quedó:

Camina plácido en medio del ruido y de la prisa
y piensa en la paz que se puede encontrar en el silencio.
En tanto sea posible y sin transigir
mantén buenas relaciones con todas las personas.
Enuncia tu verdad de una manera serena y clara;
y escucha a los demás,
incluso al torpe y al ignorante;
también ellos tienen su propia historia.
Esquiva a las personas ruidosas y agresivas,
pues son un fastidio para el espíritu.
Si te comparas con los demás, te volverás vano y amargado,
pues siempre habrá personas más grandes y más pequeñas que tú.
Disfruta de tus éxitos lo mismo que de tus planes.
Mantén el interés en tu propia carrera, por humilde que sea;
ella es un verdadero tesoro en el fortuito cambiar de los tiempos.
Sé cauto en tus negocios, pues el mundo está lleno de engaños,
mas no dejes que esto te vuelva ciego para la virtud que existe.
Hay muchas personas que se esfuerzan por alcanzar nobles ideales.
La vida está llena de heroísmo.
Sé sincero contigo mismo,
en especial no finjas el afecto y no seas cínico en el Amor,
pues en medio de todas las arideces y desengaños,
es perenne como la hierba.
Acata dócilmente el consejo de los años,
abandonando con donaire las cosas de la juventud.
Cultiva la firmeza del espíritu para que te proteja
en las adversidades repentinas.
Muchos temores nacen de la fatiga y la soledad;
sobre una sana disciplina, sé benigno contigo mismo.
Tú eres una criatura del Universo, no menos que

las plantas y las estrellas;
tienes derecho a existir, y sea que te resulte claro o no,
indudablemente el Universo marcha como debiera.
Por eso debes estar en paz con Dios, cualquiera que sea tu idea de Él,
y sean cualesquiera tus trabajos y aspiraciones,
conserva la Paz en tu alma en la bulliciosa confusión de la vida;
aún con toda su farsa, monotonía y sueños fallidos,
el mundo es todavía hermoso.
Sé cuidadoso.
Mantén la Alegría. Esfuérzate por ser Feliz.

50. Diferencias y aproximaciones

Buda Gautama dice: "Existe el placer y existe la dicha. Renuncia a lo primero para poseer lo segundo".

El **placer** es algo **físico**, fisiológico. El placer es lo superficial de la vida, la excitación. Puede ser sexual o de otros sentidos; puede convertirse en obsesión con la comida, pero está arraigado en el cuerpo. El cuerpo es la periferia, la circunferencia, no el centro. Y vivir en la circunferencia significa vivir a merced de toda clase de cosas que suceden a nuestro alrededor. Quien busque el placer quedará a merced de la casualidad.

El placer y el dolor vienen de cosas externas. Cualquier cosa externa que da placer, cuando no está, se traduce en dolor, el dolor de no tenerla. La misma cosa da placer y dolor. Lo mismo que para lo que da dolor, cuando no está, da placer.

La alegría excluye el dolor. La felicidad incluye todas las emociones, incluso el dolor, la rabia, el miedo… Pero la felicidad va y viene. Y la mayoría de las veces es la respuesta a un evento que nuestra mente-cuerpo califica como agradable o placentero. Es por esto que los budistas han estado los últimos 2.500 años diciendo que la búsqueda del placer no conduce a la felicidad, si no a la insatisfacción. La felicidad es un derivado del placer. Pero es una emoción y como tal va a desaparecer. "Trata de aprender algo nuevo cuando estás estresado, y no podrás", se afirma. Pero cuando estás alegre, lo emanas. Las personas quieren estar contigo, y te sientes más realizado, más resuelto.

La **felicidad** es algo **psicológico**. La felicidad es un poco mejor, algo un poco más refinado, un poco más elevado… pero no muy distinto del placer.

Podría decirse que el placer es una clase más baja de felicidad y que la felicidad es una clase más elevada de placer: dos caras de la misma moneda.

236

El placer es un poco primitivo, animal; la felicidad es un poco más refinada, un poco más humana, pero es el mismo juego que se juega en el mundo de la mente.

Sócrates argumentaba que la mayoría de las personas buscan la felicidad, pero que todas la buscan de distintas maneras. Algunas la conciben como placer, aunque la búsqueda del placer puede llevarlas a convertirse en esclavas de las pasiones, y por ende a la infelicidad; otras creen que tiene que ver con el honor y la posición; otras más creen que la felicidad equivale a la búsqueda del conocimiento y a "volver el alma lo más buena posible".

Se podría decir que no se es feliz debido a ciertas condiciones, sino que ciertas condiciones se dieron debido a que se es feliz. La felicidad no es algo que nos espera al final del camino personal de desarrollo espiritual o psicológico, sino que ésta es "la actitud" con la cual lo recorremos.

El doctor Norman Doidge, psiquiatra, y autor de *"El cerebro que se transforma a sí mismo"*, dice que los científicos saben qué aspecto tiene un cerebro infeliz: hay nueve regiones del cerebro, por ejemplo, que suelen estar activas en presencia del dolor crónico.

De igual manera, los científicos también saben que ciertas regiones de actividad cerebral se encienden cuando la persona va en busca de diferentes formas de felicidad. Así que, ¿puede una persona modificar su comportamiento para cambiar la estructura de su cerebro de manera que se convierta en un cerebro "más feliz"? La respuesta breve parece ser "sí".

El amor, la risa, el compartir, el entusiasmo, el optimismo, la liviandad del corazón...éstas son cosas que hacen feliz a una persona. Elija ser estas cosas y será feliz.

La **alegría** es algo **espiritual**. Eclesiastés no vacila en concebirla como un regalo de Dios: "Porque a quien le agrada da Él sabiduría, ciencia y alegría".

Es algo distinto, completamente distinto del placer y la felicidad. No tiene nada que ver con lo externo, con el otro; es un fenómeno interno. La alegría no depende de las circunstancias. No es una excitación producida por las cosas; se trata de un estado de paz, de silencio, un estado meditativo.

La alegría real viene de adentro, del Ser. La alegría nunca deja de ser alegría. No es afectada por cosas externas. Nunca se detuvo y nunca se detendrá, pero se puede estar ciego a eso y no ver ni sentir la alegría.

La naturaleza esencial de la Vida es el Amor y la Alegría.

La alegría es de lo que está hecha la Vida y viceversa. Es el estado natural de todos los seres. Cualquier cosa con vida (y todo tiene vida) tiene alegría como su estado natural. Es de la forma en que nacemos como niños,

237

con una habilidad natural para vivir la vida con descuidado abandono y alegría.

Otra palabra para el alma es alegría: Alma = Alegría. La falta de alegría es la falta de expresión del alma. La alegría es el sonido del alma.

Dolor compartido, mitad del dolor. Alegría compartida, doble alegría. Muchas personas se pierden las pequeñas alegrías esperando la gran felicidad.

La alegría está en el corazón de aquel que conoce el Amor.

La salud del medio ambiente influye en nuestra salud, la cual influye en la alegría de nuestro Ser. La belleza y comodidad del entorno también influye en la alegría. La alegría y la armonía en todas las cosas que componen nuestro entorno influyen en la alegría y armonía de nuestro ser. Todo está conectado.

Santiago Kovladoff aclara que "nos fue dada la alegría, no la felicidad. La felicidad nos sorprende y es nuestro huésped momentáneo, así como nosotros no somos sino sus anfitriones y habitantes esporádicos. La alegría es ofrenda de otra índole. Su estatuto, al menos en primera instancia, es el de la revelación. Nada se logra yendo tras ella; nos descoloca, nos asalta, irrumpe donde nunca se la espera. Ocurre que en la alegría, irrumpimos, por el contrario, como los ofertados; como los que han sido puestos a disposición de una fuerza tierna y desconocida, en manos de una emoción superlativa de la que no somos propiciadores ni, menos aún, propietarios".

Dice Emile Cioran: "Contrariamente a lo que se nos ha dicho con frecuencia, el enemigo más grande de la felicidad no es simplemente la desdicha, o los tabúes, o las prohibiciones, sino la misma felicidad. Una vez que ella se realiza, se va diluyendo en la vida cotidiana, se disuelve y vuelve insulsa. Hay una relación, me parece, entre la felicidad y el tedio".

Volviendo a Buda, este Maestro dice que existe otra cosa que va más allá de la alegría. Él lo llama *dicha* y solo emplea dos palabras en la frase que citamos al comienzo de este apartado: la primera es el **placer** (que incluye la **felicidad**), la segunda es la **dicha** (que incluye la **alegría**). Podríamos reemplazar el término "dicha" por el de **gozo** (recuerde lo del capítulo seis).

El **gozo** es algo **absoluto**. No es algo fisiológico, ni psicológico ni espiritual. No sabe de divisiones; es indivisible. Es absoluto en un sentido y trascendente en otro. El **gozo** significa alcanzar el núcleo más profundo del Ser, donde ni siquiera el Ego existe, donde reina el silencio: uno ha desaparecido. En la alegría se existe un poco, pero en la dicha se deja de existir. Se ha disuelto el Ego. El **gozo** es algo que ancla más al ser humano en la experiencia de saber que, en último término, el hombre está creado para el gozo y que la alegría es simplemente un anticipo provisorio y relacional,
238

que quizás en un momento dado de nuestra existencia --después de la muerte, por ejemplo-- desaparezca como emoción, para instalarse en el gozo del encuentro cara a cara con amistad divina.

Ahora bien, ¿qué diferencias puede señalar entre el gozo, la alegría y la felicidad?

Coincidiendo con Saraydarian (recuerde el gráfico de la "tríada espiritual"), este autor considera, al igual que muchas religiones, que el **gozo** es *espiritual*, la **alegría** es, en cambio, la "corriente por la cual se expresa" el gozo, y la **felicidad** es la "experiencia física" de la alegría. Y concluye: "Si multiplicas la alegría unas diez millones de veces tal vez tengas una ligera idea de lo que es el gozo. La **felicidad** es *físico-emocional*; la **alegría** es *mental-espiritual*; el **gozo** es *divino*. Aquél que por lo menos permanezca alegre, entenderá *qué es* Dios".

Frecuentemente se cree que cuantos más momentos alegres se experimenten más felices seremos. Y no siempre es así, uno puede ser infeliz y estar alegre frecuentemente. La alegría es una emoción que genera un estado de satisfacción mientras que la felicidad es un sentimiento que genera un estado de armonía. Un camino no conduce al otro.

La felicidad es totalmente subjetiva, la alegría es objetiva.

La alegría es distinta a la felicidad, pues cuando somos felices es por algo, y la alegría, en cambio, nos posee, tiene su propia combustión y nace del corazón.

La felicidad es un estado transitorio, donde somos felices porque un acto, un momento, una persona o un deseo nos proporciona algo que queríamos; pero la alegría es otra cosa, pues se puede ser muy pobre y ser alegre o tener una enfermedad y estar siempre riendo, o tener un gran pesar en la vida por algún motivo determinado pero la alegría (justamente la de nuestra alma) no resulta empañada.

Sir George King nos hace observar la estrecha relación que existe entre alegría, felicidad, risa y alma, es decir *espiritualidad*, cuando dijo: "la **felicidad** es la *risa de la mente* y la **alegría** es la *risa del alma*".

Buscamos el *placer sin la felicidad*, la *felicidad sin la alegría*, la *alegría sin la risa*, basando todas las soluciones en la ciencia, pero en una *ciencia sin espiritualidad*.

¿Cree que sería bueno hacer un inventario de los bienes que ha recibido, para así vivir con mayor alegría y felicidad? Conozca esto.

En su cuerpo hay 800 mil millones de células que trabajan de forma

239

constante y obrando todas en su favor y en perfecta armonía. Cada día mueren 2 millones de sus células y son reemplazadas por 2 millones más, en una resurrección que ha continuado desde el día que nació.

En su cerebro tiene 13 mil millones de neuronas trabajando sabiamente a su favor, que si la quisiera reemplazar por la computadora más perfecta del mundo, esa máquina electrónica ocuparía el sitio de un edificio de setenta pisos de alto. También hay en el cerebro 4 millones de estructuras sensibles al dolor, 500 mil detectores táctiles, y 200 mil detectores de temperatura.

Tiene un corazón que es una maravilla de la naturaleza. Bombea hora tras hora, 36 millones de latidos al año, año tras año, despierto o dormido, impulsando la sangre a través de 100 mil kilómetros de venas y arterias, que llevan... ¡más de 2 millones de litros de sangre al año! Su sangre es un formidable tesoro. Son apenas 4 litros pero allí hay 22 millones de células sanguíneas, y en cada célula hay muchas moléculas y en cada molécula hay un átomo que oscila más de 10 millones de veces por segundo.

En sus oídos hay 24 mil millones de filamentos que vibran con el viento, con el reír de los niños, con la suave música de las orquestas, con el trepidar de las aguas espumantes y al escuchar las palabras amables de las personas que estima.

Puede pasear, correr, bailar y hacer deporte. Para ello tiene 500 músculos, 200 huesos y 7.000 nervios, sincronizados para obedecerle y llevarle a donde quiera.

Sus pulmones son los mejores filtros del mundo. A través de 600 millones de alvéolos purifican el aire que reciben y libran a su cuerpo de desperdicios dañinos.

En sus ojos existen 100 millones de receptores que le permiten gozar de la magia de los colores, de la luz, de la simpatía de las personas y de la majestad de la naturaleza.

Su riñón está formado por 1 a 3 millones de unidades funcionales, que reciben el nombre de nefronas (donde están los glomérulos y los túbulos), que abarcarían más de 80 km. si se extendieran uno a continuación del otro. Sus riñones filtran alrededor de 180 litros de líquidos cada día, de los que sólo se eliminan 1,5 litros en forma de orina. Purifican toda la sangre cada 50 minutos, lo que significa que al final del día han pasado por los riñones 1.700 litros de sangre.

¿Cree que vale la **Alegría** su VIDA?

Vamos terminando este libro con dos composiciones: una adaptación, muy libre, del inicio del Evangelio según Juan (1:18); y un poema titulado *"Defensa de la Alegría"* del gran escritor uruguayo Mario Benedetti.

Evangelio Según San Juan	Mario Benedetti
En el principio era la Alegría, y la Alegría estaba en Dios, y la Alegría era Dios. Y todo se hizo por ella, y sin ella no se hizo nada de cuanto existe. En ella estaba la vida y era la luz de los hombres. La Alegría brilla en medio de las penas, y las penas no la vencieron. La Alegría era la luz verdadera que ilumina a todo hombre que viene a este mundo. En el mundo estaba, y el mundo no la conoció. Vino a los suyos, pero los suyos no la recibieron. Pero a todos los que la recibieron les dió el poder de hacerse hijos de Dios porque la Alegría nació de Dios y se hizo hombre y puso su morada entre nosotros, y hemos contemplado su fulgor. De su plenitud todos hemos recibido. A Dios nadie le ha visto jamás, pero su Alegría ha llegado a nosotros. Y nosotros somos sus testigos.	*Defender la alegría como una trinchera*, defenderla del escándalo y la rutina, de la miseria y los miserables, de las ausencias transitorias y las definitivas. *Defender la alegría como un principio*, defenderla del pasmo y la pesadilla, de los neutrales y de los neutrones, de las dulces infamias y los graves diagnósticos. *Defender la alegría como una bandera*, defenderla del rayo y la melancolía, de los ingenuos y de los canallas, de la retórica y los paros cardiacos, de las endemias y las academias. *Defender la alegría como un destino*, defenderla del fuego y de los bomberos, de los suicidas y los homicidas, de las vacaciones y del agobio, de la obligación de estar alegres. *Defender la alegría como una certeza*, defenderla del óxido y la roña, de la famosa pátina del tiempo, del relente y del oportunismo, de los proxenetas de la risa. *Defender la alegría como un derecho*, defenderla de Dios y del invierno, de las mayúsculas y de la muerte, de los apellidos y las lástimas del azar… y también de la alegría…

Estas reflexiones sobre la alegría, que hemos intentado resumir aquí, remiten a un adjetivo: la **imprescindible** alegría. Imprescindible quiere decir, fundamentalmente, que no puede ser obviada, la que debe ser oída porque siempre está presente.

A continuación, un dibujo nuestro (anticipado en la pág. 207): el *Ángel de La Risa y la Salud*, complementado con algunos elementos de conceptos

241

que se transmiten desde nuestro **Método RH (risa holística)**: la espada que corta, el color azul de la protección y el poder, la glándula Timo, el tercer ojo, la sonrisa, las endorfinas, la abundancia, la frase...

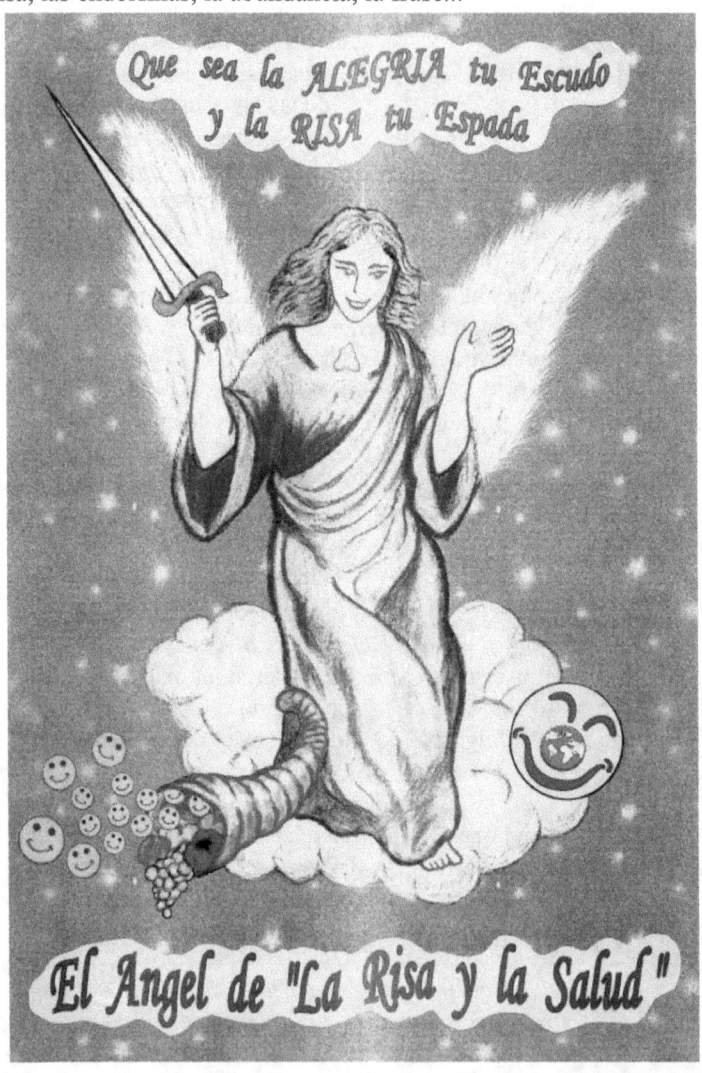

De Lucio Anneo Séneca (4 a.C.-65 d.C.), hemos seleccionado esta frase: *"No es porque las cosas son difíciles que no nos atrevemos, es porque no nos atrevemos que son difíciles"*.

¿Que queremos decir con esto?...que si realmente deseamos instalar en nuestra vida la alegría y la felicidad no debemos posponer, se hace casi necesario *atrevernos a comenzar* y, especialmente, a **recomenzar**.

Al respecto, transcribimos a continuación algunos pensamientos que entregamos a nuestros alumnos regulares cuando terminan su cursada.

PERDISTE un juguete que te acompañó en tu infancia. . . pero . . .
GANASTE el recuerdo del amor de quien te hizo ese regalo.

PERDISTE tus privilegios y fantasías de niño. . . pero . . .
GANASTE la oportunidad de crecer y vivir libremente.

PERDISTE a mucha gente que quisiste y que amas todavía. . . pero . . .
GANASTE el cariño y el ejemplo de sus vidas.

PERDISTE momentos únicos de tu vida porque llorabas en vez de SONREIR...pero
DESCUBRISTE que es sembrando Amor como se cosecha Amor.

PERDISTE muchas veces y muchas cosas en la vida. . . pero . .
DESCUBRISTE el valor de GANAR porque siempre es posible luchar por lo amado.

¿Sufriste (o sufres) mucho en el momento de la pérdida? Es Aprendizaje.
¿Lloraste (o lloras) mucho? Es Limpieza en el Alma.
¿Sentiste (o sientes) rencor? Es para poder Perdonar.
¿Sentiste (o sientes) mucha soledad? Es porque cerraste la puerta.
        Mira a tu alrededor y encontrarás mucha gente esperando
        tu SONRISA para poder acercarse a ti.
SIEMPRE hay tiempo para empezar de nuevo.
        No importa en que momento de la vida te cansaste.
RECOMENZAR es darse una nueva oportunidad;
        es renovar la fe en el proceso de la vida;
        es creer en Ti.
¿Dónde quieres llegar? si piensas pequeño, lo pequeño vendrá...
        si piensas firme en lo mejor, lo mejor también vendrá.
ARROJA todo lo que te encadena al pasado negativo que te hace daño.
La VIDA siempre invita a RECOMENZAR.
MIRA Y SUEÑA ALTO.

HOY es el día de la gran limpieza mental y emocional
HOY y AHORA es el momento de RECOMENZAR.

HOY comienza un nuevo viaje, un nuevo desafío. . . ¡ VÍVELO !

Nos despedimos con nuestra mejor sonrisa, deseando que el *conocimiento* transmitido hasta aquí le haya servido para *cambiar para mejor el rumbo de su vida.*

Que la Alegría y la Salud
se manifiesten en usted.

BIBLIOGRAFIA GENERAL PARA CONSULTA

1. ANTILOGUS, Pierre y FESTJENS, Jean Louis. "Guía de la joven pareja", Ed. Atlántida, Bs.As., 1991.
2. ANTOGNAZZA, E. Jorge. "Parejas tormentosas", Sudamericana, Bs. As., 1997.
3. BARTHE, Emma. "Cáncer. Enfrentarse al reto", Robin Book, Barcelona, 1997.
4. BOSMANS, Phil. "La alegría de vivir", Ediciones 29, Barcelona, 1984.
5. CALLEJA, Matías S. y AGUILAR, Susana N. "Cómo crear sus propios ejercicios mentales", Ed. Kier, Bs.As., 1992.
6. CARNEGIE, Dale. "Cómo ganar amigos e influir sobre las personas", Ed. Sudamericana Bs.As., 1995.
7. CARRINGTON, Hereward. "Los poderes de la mente", Edicomunicación S.A., Barcelona, 1990.
8. CHÍA, Mantak. "Sistemas taoístas para transformar el estres en vitalidad", Ed. Sirio S.A., Málaga, 1992.
9. CHOA KOK SUI. "La ciencia y el arte antiguo de psicoterapia pránica", Ed. Kier, Bs.As., 1993.
10. DEEP, Sam y SUSMAN, Lyle. "Claves para ejecutivos en acción", Ed. Atlántida, Bs.As., 1997.
11. DELAURO, Rubén y MANNO, Mirtha. "La Risa y la Salud", Nueva Risa, Bs.As, 2016.
12. DENNING, Melita y PHILLIPS, Osborne. "Atraer el dinero y ganarlo con creatividad", Luis Cárcano, Madrid, 1993.
13. DOSSEY, Larry. "Oraciones que curan", Editorial Planeta, Bs.As., 1996.
14. DYER, Wayne W. "Tus zonas erróneas", Grijalbo Mondadori, Barcelona, 1996.
15. ESQUIVEL, Laura. "El libro de las emociones", Plaza & Janés, España, 2000.
16. FEETING, Art. "Cómo meterse al público en el bolsillo", EDAF, Madrid, 1982.
17. FOUGEREAU, Michel. "La inmunología", FCE, Biblioteca Actual, México, 1989.
18. FOX, Emmet. "Dale valor a tu vida", Ed. Solar, Colombia, 1993.
19. FUNDACION PARA LA PAZ INTERIOR, "Un Curso de Milagros", Miami (USA), 1992.
20. GAMBINI, Amadeo, "Humor con humor se paga", Ed. Galerna, Bs.As., 1989.
21. GAWAIN, Shakti. "Visualización Creativa", Ed. Selector, México, 1995.
22. GOLEMAN, Daniel. "La inteligencia emocional en la empresa", J.V.E.,Bs.As, 1999.
23. HAMER, Dean y COPELAND, Peter. "El misterio de los genes", Vergara, Bs. As. 1998.
24. HAY, Louise L. "El poder está dentro de tí " (con Linda Carwin Tomchin), Ed. Urano, Barcelona, 1991.
25. HAY, Louise L. "Usted puede sanar su vida", Ed. Urano, Barcelona, 1991.
26. HILL, Napoleón y STONE, W. Clement. "La actitud mental positiva", Grijalbo Mondadori, Barcelona, 1996.
27. HILL, Napoleón. "La clave de la riqueza", Ed. Bruguera, Barcelona, 1972.
28. JEFFERS, Susan. "Gozar de la vida en tiempos de crisis", R. Book, Barcelona, 1996.
29. KLEIN, Allen. "Reír es sano", Grijalbo Mondadori S.A., Barcelona, 2000.
30. LARRAÑAGA, Ignacio. "Del sufrimiento a la paz", Ediciones Paulinas, Bs.As.
31. LARROY, Cristina y de la PUENTE, María Luisa. "El niño desobediente", Ed. Pirámide, Barcelona, 1997.
32. LAUT, Phil. "El dinero es mi amigo". Ed. Obelisco, Barcelona, 1994.
33. LEVINE, Stuart y CROM, Michael A. "Descúbrase como líder", Sudamericana, Bs.As., 1994.
34. LÓPEZ FERNÁNDEZ, Tiberio. "366 Maravillosas Motivaciones", San Pablo, Bogotá, 1998.
35. MANDINO, Og. "El secreto más grande del mundo", Diana, México, 1996.
36. MANNO, Mirtha. "Telepatía entre Planos-Mensajes de los Guias Espirituales", Bs.As, 2018
37. MATHEWS, Andrew. "El libro de los amigos", Selector, México, 1996.
38. MATHEWS, Andrew. "Por favor sea feliz", Selector, México, 1995.

39. McGINNIS, Alan Loy. "El poder del optimismo", Javier Vergara Editor, Bs.As., 1993.
40. MILAGRO, Alfonso. "Meditando la vida", Ed. Claretiana, Bs.As., 1990.
41. MURPHY, Joseph. "El poder de la mente subconsciente", Ed. Diana, México, 1999.
42. OBEDMAN, Carlos. "El enfermo, la enfermedad, el médico, la medicina", Ed. Kier,
          Bs. As. , 1957.
43. OSHO. "Zarathustra, el profeta que ríe", Ed. Luz de Luna, Bs.As., 2000.
44. POLLOCK, Jonathan. "¿Qué es el humor?", Paidós, Bs. As., 2003.
45. PROPHET, Mark L. y Elizabeth Clare. " La ciencia de la palabra hablada", Ed.
          Barath, Madrid, 1988.
46. ROBBINS, Anthony. "Poder sin límites", Ed. Grijalbo, Barcelona, 1987.
47. RODRÍGUEZ, Ricardo y ASHKAR, Edmundo. "Fisiología humana", López Libreros
          Editores, Bs.As., 1983.
48. ROMERO, Eduard (comp.). "Valores para vivir", Ed. CCS, Madrid, 1997.
49. RUSSIANOFF, Penélope. "Para vivir felíz", Ed. Altaya, Barcelona, 1994.
50. SAMSÓ, Raimon. "Reencontrar la alegría", Ed. Obelisco, Barcelona, 1996.
51. SARAYDARIAN, Torkom. "Alegría y curación". Ed. Kier, Bs.As., 1997.
52. SCHOECK, Helmut. "La envidia", Club de Lectores, Bs. As., 1969.
53. SCOVEL SHINN, Florence. "El juego de la vida", Ed. Obelisco, Barcelona, 1993.
54. SELIGMAN, Martín E.P. (y col.). "Niños optimistas", Grijalbo, Barcelona, 1999.
55. SERTE, Salvador. "El arte de agradar", Ed. Leo, Bs.As., 1961.
56. SHOENBERG, Fred. "¿Viejo yo?", Atlántida, Bs. As., 1992.
57. SILVA, José y STONE, Robert B. "El método Silva para aprovechar la capacidad de
          la mente", Javier Vergara Ed., Bs. As., 1990.
58. SIMON, Sidney B. y Suzanne. "Saber perdonar", Ed. Atlántida, Bs.As., 1990.
59. THOMPSON, Gerry. "Astrología Sexual-Zen a la hora del té", Errepar, Bs.As, 1996.
60. TREVISAN, Lauro. " La fé que mueve montañas", Distrib. Cristal, Bs.As., 1995.
61. TREVISAN, Lauro. " La vida es una fiesta", Distribuidora Cristal, Bs. As., 1994.
62. TREVISAN, Lauro. "Puede quien piensa que puede", Distrib. Cristal, Bs. As. 1995.
63. VALSECIA, Horacio. "Curso de prosperidad", Libro Latino S.A., Bs.As., 1998.
64. VALSECIA, Horacio. "Los 7 principios de la felicidad", Libro Latino SA. Bs.As., 1999
65. WILLIAMSON, Marianne. "Regreso al amor", Ed. Planeta, Bs.As., 1993.

INDICE

OTROS TÍTULOS

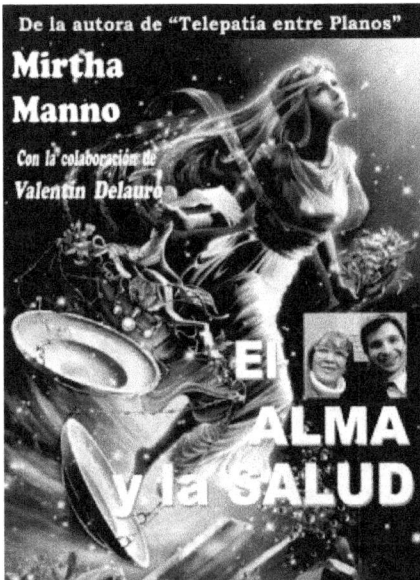

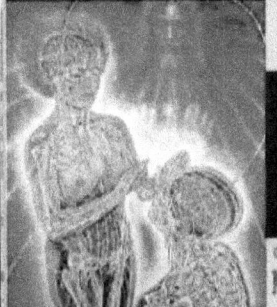

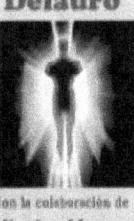

De la autora de "Telepatía entre Planos"

Mirtha Manno

Con la colaboración de **Valentín Delauro**

El ALMA y la SALUD

EXPERIENCIAS DE VIDA Y DE MUERTE DE LA AUTORA

Colección Nueva Salud

Continuación de "El Alma y la Salud"

Rubén Delauro

Con la colaboración de **Mirtha Manno**

La ENERGÍA y la SALUD

¿ESTÁ EN NOSOTROS EL PODER DE CURAR?

Colección NUEVA SALUD

Una recopilación desde los más antiguos escritos sobre los conceptos que se han vertido y discutido sobre esa sustancia inmaterial que conforma nuestro ser interior y que parece sobrevivir en una continua transmigración a través de los tiempos. En este libro se vierten conceptos amorosos y otros muy profundos sobre la conducta del **Alma** después de desencarnar y sobre la supuesta existencia de otros seres que habitan los distintos planos. Y un análisis de cómo debiéramos tener más presente en nuestra vida cotidiana al Alma que en esta encarnación habita nuestro cuerpo físico y solemos "ahogarla" con nuestra personalidad, regida por nuestro **Ego**.	Este libro, continuación de **"El Alma y la Salud"**, del mismo autor, nos introduce en el fenómeno de la energía. Los seres humanos somos "energía caminando". Nos mantiene vivos una milenariamente llamada **energía vital**, la cual, al mismo tiempo, nos permite "trasladarla" fuera de nosotros (a objetos, plantas, animales y por supuesto a otros seres humanos). Intentar darle una explicación científica a un tema que ha sido desde siempre comprobable empírica pero muy subjetivamente (como la antigua "imposición de manos" o el más actual "reiki"), es hoy la ocupación de muchos autores y estudiosos. Este libro contempla los criterios milenarios y actuales.

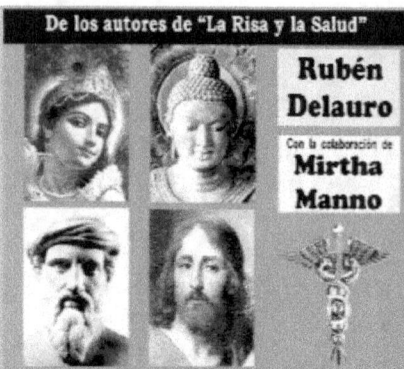

De los autores de "La Risa y la Salud"

Rubén Delauro

Con la colaboración de **Mirtha Manno**

Los MAESTROS y la SALUD

LA CURACIÓN ES MÉDICA   LA SANACIÓN ES ESPIRITUAL

Colección NUEVA SALUD

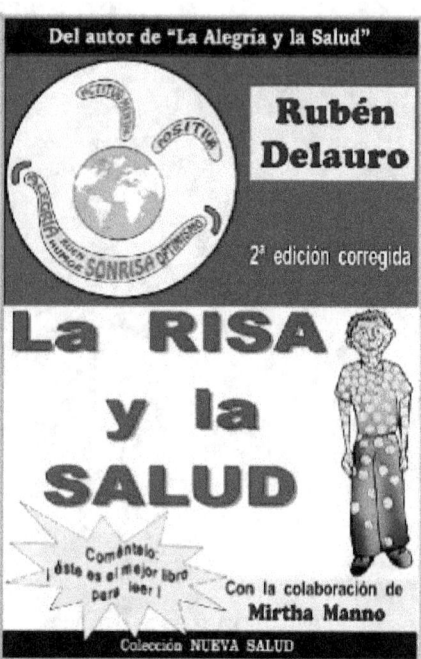

Del autor de "La Alegría y la Salud"

Rubén Delauro

2ª edición corregida

La RISA y la SALUD

Coméntalo: ¡ éste es el mejor libro para leer !

Con la colaboración de **Mirtha Manno**

Colección NUEVA SALUD

Una nutrida recopilación sobre el paso y la enseñanza de los principales Maestros a lo largo de la **historia** de la humanidad, desde la Teoría de las Razas-Raíz, Lemuria, Atlántida, etc. ¿Conoce que relación existe entre Rama, Krishna, Zoroastro, Hermes Trismegisto, Pitágoras y Jesucristo? ¿Existieron estos seres humanos tan especiales: Osiris, Orfeo, Apolo, Moisés? ¿Las Escrituras que hablan muy poco de ellos, son fidedignas? ¿Los antiquísimos Principios de Hermes nos hablan de la hoy conocida Ley de la Atracción?
¿Dejaron, además, enseñanzas sobre la salud psicofísica-espiritual? Un libro que es, además, casi un tratado de **religiones** comparadas combinadas con historia de la **medicina**.

Este libro contiene la mayor información reunida sobre las respuestas fisiológicas de nuestro organismo ante el poder sanador de la sonrisa y la risa.
Incluye un exhaustivo estudio sobre la glándula **Timo** y su estimulación. Una detallada reseña sobre la enseñanza del hombre que se curó con la **primera terapia de la risa** que se conoce, y originales enfoques sobre los "laberintos" de la risa y sobre el sentido del humor.
También se sorprenderá con un singular fundamento fisiológico. Se sabe que "la risa ES salud", pero...¿por qué? ...y sobre todo... ¿cómo acceder a sus beneficios de manera consciente? ¿y recuperar la risa y la sonrisa?

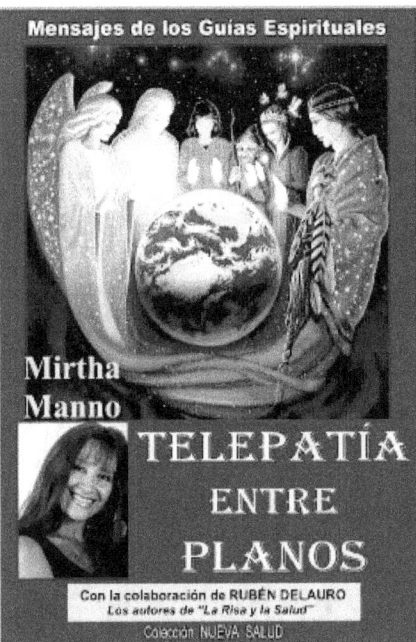

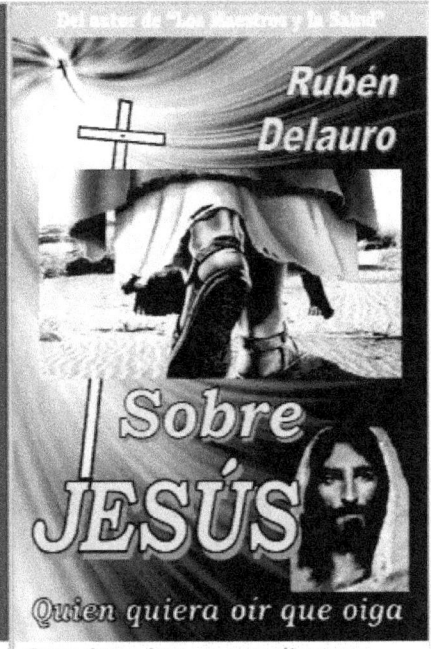

¿Usted cree o conoce sobre las llamadas **canalizaciones**?

En cualquier forma de expresión --y una canalización es una de esas formas-- existen varios tipos de discursos. En el caso de este libro los mensajes son discursos descriptivos y razonados.

La **autora** transmite imágenes a través de palabras y de sentimientos. Es como si todas las palabras estuvieran más cargadas de significados. Inicialmente fueron mensajes canalizados de manera personalizada para los alumnos que en ese momento estaban cursando y los recibían.

Por momentos pareciera como si la mayoría de los mensajes **fueran para cada uno que los lee**. Es evidente un canal de comunicación entre **Guías**: hay todo un equipo comunicador.

Cuando se lee, se estudia o se escribe sobre Jesús, aparecen inevitablemente, las dos grandes preguntas: ¿Existió Jesús, llamado por muchos El Cristo? ¿Fue el Mesías anunciado? Y luego, se desencadenan otros interrogantes: ¿si el hombre Jesús existió históricamente, fue una encarnación "especial" o "divina"? ¿realmente tenía "capacidades" más allá de las del común de las personas? ¿era un alma muy evolucionada? ¿vino a dejar una enseñanza de tipo universal que, además, perdure en el tiempo? ¿O fue solo un judío predicador más, de tantos que hubo, sin mayores o especiales connotaciones?

Este libro --como la gran mayoría de los que se han escrito sobre el tema-- intenta responder a tantos interrogantes.

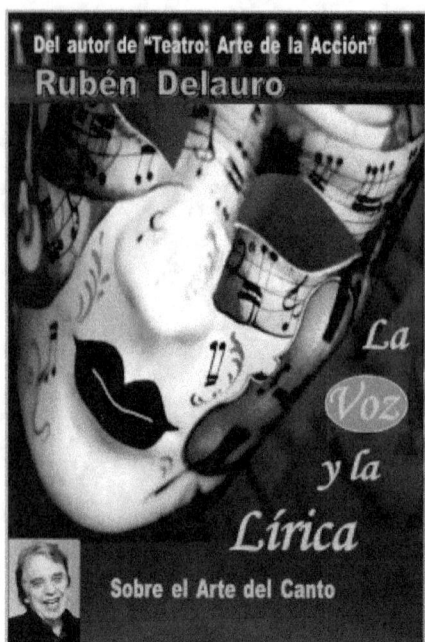

Rubén Delauro

La Voz y la Lírica

Sobre el Arte del Canto

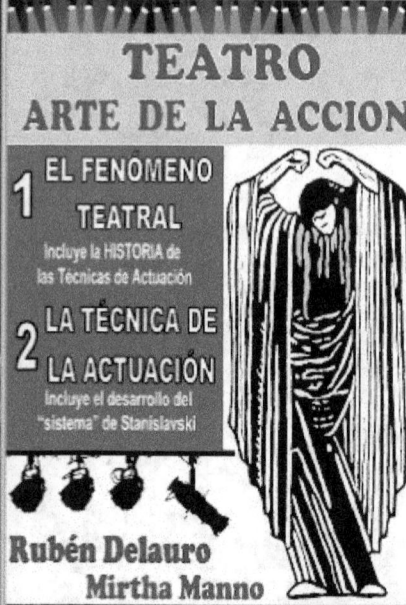

TEATRO
ARTE DE LA ACCION

1 EL FENOMENO TEATRAL
Incluye la HISTORIA de las Técnicas de Actuación

2 LA TÉCNICA DE LA ACTUACIÓN
Incluye el desarrollo del "sistema" de Stanislavski

Rubén Delauro
Mirtha Manno

El conocimiento del autor, adquirido por su profesión de fonoaudiólogo, su especialización en foniatría y su experiencia de muchos años como actor, director y profesor de teatro, lo llevó a intentar contemporizar la existencia de criterios tan disímiles respecto de la teoría --y fundamentalmente de la práctica-- de un Arte tan bello pero al mismo tiempo tan exigente por la precisión que requiere en lo vocal.

Así, ha logrado completar los criterios siguiendo lineamientos de ese discutido pero respetado crítico español que es Arturo Reverter, y, por supuesto, de otros excelentes autores de la línea médico-académica, todo lo cual, aunado a su práctica juvenil con otro gran maestro y cantante (bajo profundo): el vasco Eloy Iriondo, culminó en el presente, libro, un completo **ensayo** teórico-práctico.

Mucho y desde muy atrás en el tiempo, se ha publicado sobre el Arte Teatral y sobre quienes lo practican: los Actores. Esto dio como resultado que durante años, los libros de texto han inundado el mercado en número importante, pero si bien la teatrología ha avanzado mucho en lo que va del siglo (especialmente desde las publicaciones de hombres de teatro), o se contemplan definiciones muy particulares del hecho teatral o se imponen preceptos subjetivos de lo que debería ser un nuevo teatro.

Por otra parte, la evolución del arte teatral ha provocado que florezcan numerosas experiencias y especulaciones teóricas, dentro de un panorama a veces confuso.
Y esto tiene, tal vez, su explicación: en el teatro, y particularmente en la actuación, el hecho muere con su creador. Cada nueva generación debe descubrir todo el tiempo por sí misma, verdades descubiertas antes, pero siempre perdidas.